U0314907

神经内科
诊断与治疗学

主 编 王璇 胡兰 陈峰 仝德章 金雪红

SHENJING NEIKE
ZHENDUAN YU ZHILIAOXUE

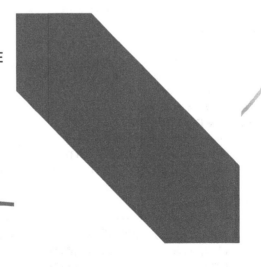

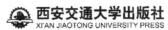
西安交通大学出版社
XI'AN JIAOTONG UNIVERSITY PRESS

图书在版编目（CIP）数据

神经内科诊断与治疗学/王璇等主编. —西安：西安
交通大学出版社，2018.4
ISBN 978 - 7 - 5693 - 0584 - 5

Ⅰ. ①神⋯　Ⅱ. ①王⋯　Ⅲ. ①神经系统疾病–诊疗
Ⅳ. ①R741

中国版本图书馆 CIP 数据核字（2018）第 085734 号

书　　名	神经内科诊断与治疗学
主　　编	王　璇　胡　兰　陈　峰　仝德章　金雪红
责任编辑	黄　璐

出版发行	西安交通大学出版社
	（西安市兴庆南路 10 号　邮政编码 710049）
网　　址	http：//www.xjtupress.com
电　　话	（029）82668357　82667874（发行中心）
	（029）82668315（总编办）
传　　真	（029）82668280
印　　刷	西安日报社印务中心

开　　本	787mm×1092mm　1/16　印张　15.75　字数　333 千字
版次印次	2018 年 9 月第 1 版　　2018 年 9 月第 1 次印刷
书　　号	ISBN 978 - 7 - 5693 - 0584 - 5
定　　价	48.00 元

读者购书、书店添货、如发现印装质量问题，请与本社发行中心联系、调换。
订购热线：（029）82665248　　（029）82665249
投稿热线：（029）82668803　　（029）82668804
读者信箱：med_xjup@163.com

编写委员会

主　编　王　璇　胡　兰　陈　峰　仝德章　金雪红

副主编　李芬林　刘春林　康　哲　贺海霞　黄佳滨

　　　　　王昌铭　刘　军　金　鑫

编　者（按姓氏笔画排序）

　　　　　王　璇　佳木斯大学附属第一医院

　　　　　王昌铭　中国人民解放军第一五〇中心医院

　　　　　仝德章　安徽省宿州市立医院

　　　　　刘　军　中国人民解放军白求恩国际和平医院

　　　　　刘春林　包头市中心医院

　　　　　李芬林　青岛市城阳区人民医院

　　　　　陈　峰　江苏大学附属宜兴医院

　　　　　金　鑫　长春中医药大学附属医院

　　　　　金雪红　苏州市立医院

　　　　　胡　兰　苏州市吴江区第一人民医院

　　　　　贺海霞　湖南中医药大学第一附属医院

　　　　　黄佳滨　佳木斯大学附属第一医院

　　　　　常丽娟　长春中医药大学附属医院

　　　　　康　哲　定西市人民医院

前　言

　　近年来，随着医学科学，特别是分子生物学、转化医学和电子信息科学在医学领域中的应用和发展，神经内科疾病的诊断、治疗，以及对神经内科疾病的认识和理解，都有了许多更新，新的概念、理论和技术不断出现，日新月异。为了及时、准确地诊断疾病，神经内科医师不仅需要全面掌握神经内科学的基础知识和临床技能，还需要掌握现代化的辅助诊疗监测技术。鉴于此，我们组织了长期工作在临床一线的专家、教授及精英骨干倾力编写此书。

　　本书首先介绍了神经内科疾病的诊断方法、检查方法及现代诊疗的新技术和新方法，然后重点阐述了神经内科临床常见病、多发病的临床表现、诊断思路和治疗原则，针对神经系统疾病的康复也做了相关介绍。本书在编写过程中，以临床实践经验为基础，充分结合学科发展现状，内容丰富，资料新颖，针对性与实用性强，有助于神经内科临床医师及相关科室医务人员对疾病做出正确的诊断和恰当的处理。

　　本书编者均是高学历、高年资、精干的专业医务工作者，对各位同道的辛勤笔耕和认真校对深表感谢。鉴于本书编写人员较多，编写风格不尽一致，且时间有限，书中可能存在不当之处，望读者提出宝贵意见，以便再版时修正，谢谢。

编　者
2018 年 4 月

目　　录

第一章　神经系统疾病诊断概论

第一节　采集病史

一、意义和要求

（一）意义

诊断疾病的基础是准确而完整的采集病史。起病情况、首发症状、病程经过和目前患者的临床状况等全面、完整的病情资料配合神经系统检查，基本上能初步判定病变性质和部位。进一步结合相关的辅助检查，运用学习的神经内科学知识能做出正确的诊断，并制订出有效的治疗方案。

（二）要求

遵循实事求是的原则，不能主观臆断、妄自揣度，要耐心和蔼、避免暗示、注重启发。医师善于描述某些症状，分析其真正含义，如疼痛是否有麻木等，患者如因精神症状、意识障碍等不能叙述病史，需知情者客观地提供详尽的病史。

二、现病史及重点询问内容

现病史是病史中最重要的部分，是对疾病进行临床分析和诊断的最重要途径。

（一）现病史

1. 发病情况

发病情况如发病时间、起病急缓、病前明显致病因素和诱发因素。

2. 疾病过程

疾病过程即疾病进展和演变情况，如各种症状自出现到加重、恶化、复发或缓解甚至消失的经过。症状加重或缓解的原因，症状出现的时间顺序、方式、性质，既往的诊治经过及疗效。

3. 起病急缓

起病急缓为病因诊断提供基本的信息，是定性诊断的重要线索，如急骤起病常提示血液循环障碍、急性中毒、急性炎症和外伤等；缓慢起病多为慢性炎症变性、肿瘤和发育异常性疾病等。

4. 疾病首发症状

疾病首发症状常提示病变的主要部位，为定位诊断提供了依据。

5. 疾病进展和演变情况

疾病进展和演变情况提供正确的治疗依据和判断预后。

（二）重点加以询问

1. 头痛

头痛是指额部、顶部、颞部和枕部的疼痛，询问病史应注意。

（1）部位：全头痛或局部头痛。

（2）性质：如胀痛、隐痛、刺痛、跳痛、紧箍痛和割裂痛等。

（3）规律：发作性或持续性。

（4）持续时间及发作频率。

（5）发作诱因及缓解因素：与季节、气候、头位、体位、情绪、饮食、睡眠、疲劳及脑脊液压力暂时性增高（咳嗽、喷嚏、用力、排便、屏气）等的关系。

（6）有无先兆：恶心、呕吐等。

（7）有无伴发症状：如头晕、恶心、呕吐、面色潮红、苍白、视物不清、闪光、复视、畏光、耳鸣、失语、嗜睡、瘫痪、晕厥和昏迷等。

2. 疼痛

问询与头痛类似内容，注意疼痛与神经系统定位的关系，如放射性疼痛（如根痛）、局部性疼痛，或扩散性疼痛（如牵涉痛）等。

3. 抽搐

问询患者的全部病程或询问了解抽搐发作全过程的目睹发作者。

（1）先兆或首发症状：发作前是否有如感觉异常、躯体麻木、视物模糊、闪光幻觉、耳鸣和怪味等，目击者是否确定患者有失神、瞪视、无意识言语或动作等。

（2）发作过程：局部性或全身性，阵挛性、强直性或不规则性，意识有无丧失，有无舌咬伤、口吐白沫及尿失禁等。

（3）发作后症状：有无失眠、头痛、情感变化、精神异常、全身酸痛和肢体瘫痪等，发作经过能否回忆。

（4）病程经过：如发病年龄，有无颅脑损伤、脑炎、脑膜炎、高热惊厥和寄生虫等病史；发作频率如何，发作前有无明显诱因，与饮食、情绪、疲劳、睡眠和月经等的关系；既往治疗经过及疗效等。

4. 瘫痪

（1）发生的急缓。

（2）瘫痪部位（单瘫、偏瘫、截瘫、四肢瘫或某些肌群）。

（3）性质（痉挛性或弛缓性）。

（4）进展情况（是否进展、速度及过程）。

（5）伴发症状（发热、疼痛、失语、感觉障碍、肌萎缩、抽搐或不自主运动）等。

5. 感觉障碍

（1）性质：痛觉、温度觉、触觉或深感觉缺失，完全性或分离性感觉缺失，感觉过敏，感觉过度等。

（2）范围：末梢性、后根性、脊髓横贯性、脊髓半离断性。

（3）发作过程。

（4）感觉异常：麻木、痒感、沉重感、针刺感、冷或热感、蚁走感、肿胀感、电击感和束带感等，其范围具有定位诊断价值。

6. 视力障碍

（1）视力减退程度或失明。

（2）视物不清是否有视野缺损、复视或眼球震颤；应询问复视的方向、实像与虚像的位置关系和距离。

7. 语言障碍

语言障碍如发音障碍，言语表达、理解、阅读和书写能力降低或丧失等。

8. 睡眠障碍

睡眠障碍如嗜睡、失眠（入睡困难、早醒、睡眠不实）和梦游等。

9. 脑神经障碍

脑神经障碍如口眼歪斜、耳鸣、耳聋、眼震、眩晕、饮水呛咳、构音障碍等。

10. 精神障碍

精神障碍如焦虑、抑郁、惊恐、紧张等神经症，偏执及其他精神异常等。

三、既往史

既往史指患者既往的健康状况和曾患过的疾病、外伤、手术、预防接种及过敏史等，神经系统疾病着重询问如下内容。

（一）感染

是否患过流行病、地方病或传染病，如脑膜炎、脑脓肿、脑炎、寄生虫病和上呼吸道感染、麻疹、腮腺炎或水痘等。

（二）外伤及手术

头部或脊柱有无外伤、手术史，有无骨折、抽搐、昏迷或瘫痪，有无后遗症状等。

（三）过敏及中毒

有无食物、药物过敏及中毒史，金属或化学毒物如汞、苯、砷、锰、有机磷等接触和中毒史，有无放射性物质、工业粉尘接触和中毒史。

（四）内科疾病

有无高血压、糖尿病、动脉硬化、血液病、癌症、心脏病、心肌梗死、心律不齐、大动脉炎和周围血管栓塞等病史。

四、个人史

详细了解患者的社会经历，职业及工作性质，个人的生长发育情况，母亲妊娠时的健康状况，生活习惯与嗜好（烟酒嗜好及用量、毒麻药的滥用情况等），婚姻史及治疗史，饮食、睡眠的规律和质量，右利、左利或双利手，等；妇女需询问月经史和生育史。

五、家族史

询问家族成员有无患同样疾病，如进行性肌营养不良症、癫痫、橄榄核脑桥小脑萎缩、遗传性共济失调症、周期性瘫痪、肿瘤、偏头痛等。

第二节　神经系统疾病诊断原则

临床医师通过周详的病史采集、细致的全身和神经系统检查以及有关的辅助检查后，根据收集来的资料，进行全面的综合分析，方可对疾病做出初步诊断。神经系统疾病的诊断原则应当包括：确定诊断方向（定向诊断），明确病变部位（定位诊断），弄清病变性质和原因（定性诊断）。只有完成了这一过程，才能制订出全面、妥善的治疗措施。

一、定向诊断

确定某种疾病是否为神经系统疾病或病变是否主要累及神经系统是神经科医师首先需要解决的问题。及时进行定向诊断，有利于患者尽快得到恰当的处理。因为许多神经系统症状是由其他系统疾病所引起的，例如，头痛可能为眼科或耳鼻喉科疾病所诱发，短暂的意识障碍可能为肝性脑病的表现，等。另外，神经系统的疾病也可能以其他系统或器官的症状作为主诉，如吉兰－巴雷综合征常以四肢乏力为首发症状到内科就诊，重症肌无力的复视常到眼科就诊，等。实际上，心血管、呼吸、内分泌等内、外、妇、儿科疾病常合并有神经系统损害；还有些疾病，如骨、关节、周围血管、结缔组织等疾病，其症状也可类似神经系统疾病。因此，临床医师确定神经系统疾病诊断时，要强调整体观念，避免只重视局部而忽视整体的片面观点，要全面了解病情和病损可能累及的器官和系统，确定诊断方向，这样才能做出正确的诊断，才能够抓住主要矛盾，进行及时处理。

二、定位诊断

根据临床上所表现的神经症状和体征，结合神经解剖、生理和病理等方面的知识，常可确定神经病变所在的部位。神经系统的病变部位根据其病损范围可分为局灶性、多灶性、弥漫性及系统性病变四类。局灶性病变指只累及神经系统的一个局限部位，如面神经炎、尺神经麻痹、脊髓肿瘤等。多灶性（播散性）病变系指神经损害分布在两个或两个以上的部位或系统，如多发性硬化常常在视神经、脊髓、脑部等部位有多发病灶，急性播散性脑脊髓炎可在脑及脊髓出现多处分散的病灶。弥漫性病变常比较弥漫或对称性分布，其临床表现多种多样，受侵部位的次序也无规律，因此诊断时可根据较广泛的症状和体征，做出弥漫性病变的定位，如病毒性脑炎、中毒性脑病等。系统性病变是指某些传导束或神经功能系统（锥体束、后索、脊髓丘脑束等）的细胞或纤维的变性，如肌萎缩性侧索硬化，其病变有选择性地累及脊髓前角细胞、脑神经的运动神经核及锥体束等。

在分析病变的分布和范围之后，还需进一步明确其具体部位，如病变是在中枢（脑、脊髓）还是在周围神经；病变在脑部或脊髓哪一个节段上；对于颅内病变，应分析病灶在脑膜，还是脑实质；在脑内还应进一步判断在哪一个部位。对于椎管内的病变，在定位诊断时应力求确定病灶的上界、下界、髓内、髓外、硬膜内、硬膜外。如为脑神经损伤，应确定是核上病变、核性病变抑或核下病变；周围神经病变则应判明是根性病变、神经丛病变还是神经干病变等。现将大脑、脑干、小脑、脊髓以及周围神经病变的主要特点分述于下。

（一）大脑病变

临床主要表现有意识和精神活动障碍、失语症、失认症、偏瘫、癫痫发作、偏身感觉障碍、偏盲等。各脑叶病变亦有各自不同的特点，如额叶损害主要表现为随意运动障碍、局限性癫痫、运动性失语、智能障碍等症状，顶叶损害主要为皮质型感觉障碍，颞叶损害主要表现为精神症状、精神运动性癫痫、感觉性失语等，枕叶损害主要表现为视野缺损及皮质盲。此外，还可出现各种锥体外系症状。

（二）脑干病变

一侧脑干病变多表现有交叉性运动障碍或交叉性感觉障碍，其病变的具体部位是根据受累脑神经临床表现来判断的。脑干两侧或弥漫性损害时常引起双侧多数脑神经和双侧长束症状。

（三）小脑病变

小脑蚓部损害主要引起躯干的共济失调，小脑半球损害则引起同侧肢体的共济失调。

（四）脊髓病变

一般以横贯性损害较多见，表现为双侧运动障碍（截瘫或四肢瘫）、传导束型感觉障碍和自主神经功能障碍症状（二便障碍）。

（五）周围神经病变

由于脊神经是混合神经，受损时在其支配区有运动、感觉和自主神经障碍的症状和体征。运动障碍为下运动神经元性瘫痪。

（六）肌肉病变

病变损害肌肉（如进行性肌营养不良症）或神经－肌肉连接点时，可出现运动障碍，表现为下运动神经元瘫痪，无感觉障碍。

三、定性诊断

定性诊断是建立在定位诊断基础上的，将年龄、性别、病史特点、体征以及各种辅助检查结果结合在一起，进行分析。病史中特别要重视起病情况和病程特点这两方面的资料。一般而言，当急性发病，迅速达到疾病的高峰，应考虑血管病变、急性炎症、外伤及中毒等。当发病缓慢，逐渐恶化，病程中无明显缓解现象，则多为肿瘤或变性疾病；呈间歇发作性发病形式，则多为癫痫、偏头痛或周期性瘫痪等。当病程中出现缓解与复发交替发病，常为多发性硬化的表现。现将神经系统几类主要疾病的临床特点列述于下。

（一）脑血管病

脑血管病起病急骤，症状可在几秒、几分、几小时或几天内达到高峰，多见于中老年人，既往常有高血压、动脉粥样硬化、心脏病、糖尿病及高脂血症等病史者。神经症状中以偏瘫较多见。如年轻患者突然头痛、出现脑膜刺激症状者，多为脑动脉瘤或血管畸形破裂引起的蛛网膜下腔出血。

（二）感染性疾病

感染性疾病起病呈急性或亚急性，病情多于数日、少数于数周内达高峰。神经系统症状较广泛弥散，常伴有全身感染中毒的症状。有针对性地进行微生物学、血清学、寄生虫学及脑脊液等有关检查可进一步明确感染的性质和原因。

（三）外伤

外伤多有明显外伤史，呈急性起病。但也有外伤较轻、经过一段时间以后发病的，如慢性硬膜下血肿。要详细询问外伤经过，以区别其是否先发病而后受伤，如癫痫发作后或脑卒中后的头部外伤。X 线及 CT（计算机体层摄影）检查有助于诊断。

（四）肿瘤

肿瘤起病缓慢，病情呈进行性加重。但某些恶性肿瘤或转移瘤发展迅速，病程较短。颅内肿瘤除常有的局部定位症状外，尚有颅内压增高的征象。脊髓肿瘤时，可出现逐渐进展的脊髓压迫症状和脑脊液蛋白增高。X 线、同位素扫描、超声波检查等有助于发现转移瘤原发病灶。

（五）变性

变性起病及病程经过缓慢，呈进行性加重，有好发的年龄段，其病理改变有系统性，如肌萎缩性侧索硬化、遗传性共济失调等。过去曾将多种原因不明的慢性进行性神经系统疾病归为变性病，由于检测手段的进展，已将其中的一些疾病逐渐确定与代谢障碍、遗传、慢性病毒感染以及免疫异常等有关。

（六）其他

其他有中毒、代谢和营养障碍、遗传性疾病等。神经系统中毒性疾病可呈急性或慢性发病，其原因有化学品、毒气、生物毒素、食物及药物中毒等，诊断中毒时必须结合病史调查及必要的实验室检查方能确定。代谢和营养障碍发病缓慢，病程较长，在全身症状的基础上出现神经症状。某些代谢和营养障碍常引起较固定的神经症状，如维生素 B_1 缺乏常发生多发性神经炎、Wernicke 脑病，维生素 B_{12} 缺乏发生亚急性联合变性，糖尿病引起多发性神经病，等。神经系统遗传病多于儿童及青年期发病，家族中可有同样疾病，其症状和体征繁多，部分具有特征性症状，如先天性肌强直症出现的肌强直、肝豆状核变性出现的角膜色素环等，为这些疾病的诊断提供了重要依据。

四、临床思维方法

神经科领域是整个医学领域的重要组成部分，其本身也必然符合医学科学发展的一般规律，同时神经科又有其发展的特殊性而使之有别于其他医学学科，因此，建立符合神经科本身特点的临床思维方法对神经科疾病的诊断治疗至关重要。所以神经科医师应有意识地锻炼自己的临床思维过程，使之科学合理，更加符合神经科的内在规律。

具体来讲，神经科医师宜按如下几个步骤进行临床思维的培养锻炼：①进行详细的问诊、查体以及实验室检查，获取可靠的翔实的临床资料，为进一步临床工作打下基础。②利用所学的神经科基础知识，明确患者的症状与体征，如"三偏征""脑膜刺激征""失语"等，首先进行症状诊断的临床思维。③将上述症状汇总分析，利用神经解剖学、生理学的基础知识，尽可能合理地解释出病变的部位，例如："三偏征"常定位于内囊病变，"脑膜刺激征"常定位于脑膜病变，"失语"常定位于皮质语言中枢病变，等等，进行定位诊断的临床思维。④根据病变的部位、临床的病史与体征以及相关的实验室检查结果，最终分析判断疾病的病因，即为定性诊断的思维过程。⑤明确疾病性质后，可根据疾病的性质、部位、患者的综合状态等等因素进而评估疾病对患者本身生理功能、心理状况、社会适应能力等方面的影响，评定患者的预后，这一过程就是功能诊断的思维过程。

上述培养神经科临床思维的过程绝不是一成不变的教条，要始终把握"具体问题具体分析"的总原则。

在临床中，神经科医师要善于抓住疾病的主要矛盾，透过现象抓住其本质特征，这也是一个需要长期锻炼的过程。有些神经系统综合征是由于本系统疾病造成的，而有时相同的综合征则可能由于系统以外的疾病因素造成。例如，昏迷的患者，查 MRI（磁共振成像）有时仅见底节区的个别腔隙性脑梗死，再加上一侧锥体束征，即不假思索地按血管病处理，这种做法是不可取的。而有的医师善于使用矛盾分析的方法，抓住主要矛盾。对昏迷患者的神经影像学检查是完全必要的，但必须要客观判定检查结果：个别的腔隙性脑梗死灶能否成为昏迷的病因？一侧锥体束征是否可用腔隙性脑梗死解释？昏迷是否还有别的原因？因此，这位医师在分析病情之后，急查血糖、渗透压、胸片等，发现患者高渗、血糖增高，即按糖尿病高渗昏迷处理，患者很快痊愈。从本质上讲，临床思维的过程就是认识矛盾的过程，也是抓主要矛盾的过程，总的来说就是矛盾分析。

对疾病的认识还是一个实践过程，同时疾病也是一个不断发展变化的过程，医师的检查技巧、患者的状态、疾病所处的不同时期等因素均影响着医师对病情的判定，所以，一次或几次体格检查、实验室检查的结果不是一成不变的，因此临床医师对疾病的掌握应通过"实践—认识—再实践—再认识"的过程获得。有效的治疗依赖于正确的诊断，而正确的诊断来自于对症候的识别和分析。例如，真性眩晕和假性眩晕，部分性癫痫持续状态的异常运动与锥体外系疾病的运动异常，Horner's 征与动眼神经不全麻痹，等，任何两者间的混淆均可导致完全不同的诊疗结果。因此，仔细观察病情变化，反复查体以明确疾病症候是十分必要的。有人甚至说：再次体格检查是对神经系统疑难病症的一种最可靠的诊断方法。

第二章　神经系统特殊检查方法

第一节　失语症检查法

失语症（aphasia）是指大脑言语功能区、补充区及其联系纤维的局部损伤，导致出现口语和（或）书面语的理解、表达过程的信号处理受损的一类言语障碍。临床上表现为获得性言语功能减退甚至丧失。95%以上的右利手及多数左利手其大脑优势半球位于左侧。优势半球外侧裂周围病变通常会引起言语（speech）及语言（language）障碍。远离该半球言语中枢的病变引起言语、语言障碍的可能性不大。因此，左侧外侧裂周围动脉分支血供障碍引起的脑盖及脑岛区损伤所致的语言功能（包括发音、阅读及书写）失常称为失语（aphasia）。失语诊断需与精神病、意识障碍、注意力减退及记忆障碍引起的言语障碍及非失语性言语障碍，如构音不良、先天性言语障碍、发音性失用及痴呆性言语不能相鉴别。

一、失语的分类

根据大脑白质往皮质的传入及传出系统病变将失语分为运动性失语（motor aphasia，MA，与额叶病变有关）、感觉性失语（sensory aphasia，SA，与外侧裂后部病变有关）、传导性失语（conductive aphasia，CA，介于额叶与外侧裂后部之间的病变）。

除了病变部位以外，失语的分类还与患者的言语表达、理解及复述功能有关。以下为国际上病变部位和临床特点的分类。

（1）外侧裂周围失语综合征：包括运动性失语、感觉性失语、传导性失语。

（2）经皮质性失语（或称分水岭带失语综合征）：包括经皮质运动性失语、经皮质感觉性失语、经皮质混合性失语。

（3）皮质下失语综合征：包括丘脑性失语、基底核性失语、Merie 四方空间失语。

（4）命名性失语。

（5）完全性失语。

（6）失读。

（7）失写。

二、失语的检查

失语检查的目的是通过系统、全面的语言评定来发现患者是否具有失语症并评定其程度，对区分失语类型、判断失语转归，进一步确定失语治疗方案意义重大。在临床上，需耐心反复练习方能熟练；在做失语诊断时需慎重，因与检查技巧等诸因素有关。失语检查时应注意以下方面。

（一）评定注意事项

（1）安静的环境，避免干扰。

（2）保持谈话主题，避免话题转换。

（3）言语简练、准确，避免表达含糊、简单。

（4）容许患者停顿、思考（给其充分的时间）；当患者出现理解困难时，应该：①换一种表达方式。②改变回答形式（如将回答问题改为仅以"是"或"不是"回答）。③交谈中经常辅以非言语方式，如表情、手势。④给自己时间，以正确理解患者言语及非言语信息。⑤检查者出现理解不清时，重复问患者。⑥当患者出现与话题完全无关的表达（奇语、自语）时打断患者。

（二）评定内容

各类失语症的测查主要针对听、说、读、写四个方面做出评价，包括表达、理解、复述、命名、阅读及书写六项基本内容。口语表达和听理解是语言最重要的两个方面，应视为评定的重点。

1. 表达

传统的失语检查法应该均从谈话开始，如要求患者讲发病经过，在谈话过程中，注意患者说话是否费力、音调和构音是否正常、说话句子长短、说出的话是多还是少、能否表达其意。这对失语诊断十分重要。因此，要求对其做录音记录。需描述的内容有：

（1）音韵障碍：如语调、发音速度、重音改变等，仔细描述音韵，将有助于错语的判断。

（2）语句重复：如赘语（perseveration）、回声现象（echolalia），对特定内容语句重复的描述将有助于失语诊断及预后的判断。

（3）错语：需说明患者的错语形式，语音性错语（如桥、聊）或语义性错语（如桌子、椅子），是否存在新语或奇语。

（4）找词困难：为失语患者最常出现的症状，其结果是患者出现语义性错语（semantic paraphasia），如以近义词替代目标词（如桌子、椅子），称为近义性语义错语；或以不相干性词代替目标词（如桌子、花），称为远义性语义错语；其他找词困难的表现为语句中断、语句转换（如"您知道我说的意思……"）、语句重复或持续现象；过多错语的后果为奇语（jargon）。

（5）失文法现象：在语句层面出现的语法错误称为失文法（agrammatism），如"电报性言语"（患者省略功能词——副词、助词等，而仅以名词、动词表达，如"头痛、医生……"）；或文法错用（paragrammatism），即语句中功能词过多或错用。

2. 理解

理解包括对词、句朗读的理解，典型的检查方法是患者对口头指令的反应，让患者从图中选择检查者发音的意思，可从简单地指一物开始，继而指不相关的几件物，还可说某一物的功能让患者指出该物。行动无困难者还可让患者做一系列动作，也可采用是（否）问题。在临床上检查失语时，需注意避免常用命令词"将眼睛闭上""将口张开"或"将舌头伸出来"，因为患者可以完成指令的正确性会因检查者无意识的暗示动作而具偶然性。

检验患者对句子的句法结构的理解程度需通过专项测试（Achener Aphasie test）。

3. 复述

检查复述能力对于急性期语量减少的患者特别重要，因为复述能力保留较好者一般其预后较好。复述可在床边检查，且容易判断其功能是否正常。检查者可从简单词开始，如数字、常用名词，逐渐过渡到不常用名词、一串词、简单句、复杂句等，无关系的几个词和文法结构复杂的句子。很多患者准确重复有困难，甚至单个词也不能重复。不能重复可能因患者说话有困难，或者是对口语理解有困难。但有些患者的复述困难比其口语表达或理解困难要严重得多。复述困难提示病变在优势半球外侧裂周围，如 Broca 区、Wernicke 区及二区之间的联系纤维。有些患者尽管自发谈话或口语理解有困难，但复述非常好。一种强制性的重复检查者说的话称模仿语言。完全的模仿语言包括多个短语、全句，以致检查者说出的不正确句子、无意义的字、汉语均可模仿。模仿语言可以是患者只能说的话，有些患者在模仿语言后又随着说出一串难以理解的话。显然，患者自己也不知自己在说什么。大多数模仿语言患者有完成现象，如检查者说一个未完成的短语或句子，患者可继续完成，或一首诗、儿歌由检查者开始后，患者可自动接续完成。有些患者重复检查者说的词或短语时变成问话的调，表明他不懂这个词或短语。模仿语言最常见于听理解有困难的患者。以复述好为特点的失语提示病变在优势半球边缘带区。

4. 命名

命名检查包括八个方面。

（1）听患者谈话，从谈话中看有无命名问题。

（2）判断患者对看见的物品命名的能力，以现有环境中患者熟悉的物品为主要对象，如表、窗户、被子等。

（3）判断患者摸物品命名的能力，患者存在视觉失认时可给予语句选择，如"草是什么颜色""用什么点烟"等。

（4）检查通过听刺激命名的能力，如用钥匙撞击出现的响声。

（5）判断患者对躯体部位的命名能力，如大拇指、肩、手腕等。

（6）检查者口头描述物品功能让患者说出其名称；患者出现命名困难时可给予提示如命名"手表"，将口形做成"手"的发音状，如"这是 sh……"，也可将音头拼出如"这是手……"。

（7）列出某一类别的名称的能力（列名）。

（8）检查命名能力注意除常用名称外，还应查不常说的物品一部分或身体一部分，如表带、肘、耳垂等的命名。单纯命名性失语定位困难，必须结合其他语言功能检查及神经系统体征。

命名不能有三种情况及不同病灶部位：

（1）表达性命名不能：患者知道应叫什么名称，但不能说出正确词，可接受语音提示。病灶大多在优势半球前部，即 Broca 区，引起启动发音困难，或累及 Broca 区纤维，产生过多语音代替。

（2）选字性命名不能：患者忘记了名称，但可描述该物功能，语音提示无帮助。但可从检查者提供的名称中选出正确者，此种命名不能的病变可能在优势半球颞中回后部或颞枕结合区。

（3）词义性命名不能：命名不能且不接受提示，亦不能从检查者列出的名称中选出正确者。实际上患者失去词的符号意义，词不再代表事物，其病变部位不精确。但最常提出的部位为优势半球角回，角回与产生选字性命名不能的皮质区接近，临床上两种命名不可能混合出现，但纯粹型亦分别可见。

5. 阅读

阅读障碍称失读，由于脑损害导致对文字（书写语言）的理解能力丧失或有障碍，要注意读出声与理解文字是不同的功能。失读指对文字的理解力受损害或丧失。有说话障碍者不能读出声，但能理解。阅读检查较容易，让患者读卡片上的字或句，并指出其物或照句子做，如此水平可完成则让患者读一段落，并解释。不完全阅读障碍可表现为常用字保留较好，名词保留较好，不常用字不能理解。临床上鉴别失语较为简单的方法为 Token 检测。

6. 书写

书写检查为专项检查，对患者做听写检查时主要会出现四方面的表现。

（1）结构性失认：患者对字空间结构失认，故此为结构性失用，而非失语。

（2）音韵障碍：患者将音韵写错。

（3）词错写：患者将词写错。

（4）严重病例：常会出现书写中断或音节持续书写或自动症的表现。

（三）评定工具

失语症的评估国内外有很多不同的工具，主要分为床边筛选测查和综合性成套测查。此外，还有一些评定交流功能的测查及针对性的失语测查，如针对听理解的 Token 测查、针对双语患者的双语失语测验等。以下介绍几种国内外常用的失语评定方法：

1. 波士顿诊断性失语检查

波士顿诊断性失语检查（Bosten diagnostic aphasia examination，BDAE）是由美国波士顿退伍军人管理局医院、波士顿大学失语症研究中心、波士顿大学医学院的 Harold Gooldglass 和 Edith Kaplan 在 1972 年编制发表的，是目前英语国家普遍采用的标准失语症检查法，许多国家都据此修改应用或作为蓝本制定本国的诊断试验。此检查由 27 个分测验组成，分为对话和自发言语、听觉理解、言语表达、书面语理解、书写等五大项。还附加一组评价顶叶功能的非言语分测验，包括计算、手指辨认、左右辨认、时间辨认和三维木块图测查等。

2. 汉语标准失语症测查

汉语标准失语症测查（China rehabilitation research center aphasia examination, CRRCAE）是中国康复研究中心以日本的标准失语症检查为基础，按照汉语的语言特点和中国人的文化习惯编制而成的。检查法于 1990 年编制完成。检查内容包括两部分：第一部分是通过患者回答 12 个问题以了解其言语的一般情况；第二部分由 30 个分测验组成，分为 9 个大项，包括听理解、复述、说、出声、阅读理解、抄写、描写、听写和计算。

3. 汉语失语症成套测验

汉语失语症成套测验（aphasia battery of China, ABC）是由北京大学医学部神经心理教研室参考波士顿诊断性失语检查和西方失语症成套测验，结合我国国情及临床修改编制而成的。1988 年开始用于临床，已进行了信度和效度检验。

4. Token 测验

Token 测验由 Renzi 及 Vignolo 在 1962 年提出，DeRenzi 和 Faglioni 于 1978 年将原始检查缩减一半，设立了 36 个条目的短版 Token 测验，是一项专门针对失语症患者理解障碍的较为常用及有效的评定方法。

第二节 智能、失认、失用检查法

一、智能检查

智能是人们运用以往的知识和经验进行智慧活动，解决实际问题的能力。智能的高低与年龄、文化水平及生活经历有关。对患者智能的检查需从患者的理解、记忆、逻辑思维以及对日常生活常识的掌握上来评价，常需要家属提供病史和描述患者的活动，并结合神经系统检查和选择性特殊检查等结果。

（一）智能检查项目

1. 一般常识

应根据受教育情况和生活经历及工作性质进行提问。例如：现在我们国家主席和总理是谁？国庆节和劳动节是哪一天？和我们最近的东邻和北邻是哪个国家？一年有几季、有几个月、有多少天？农民种麦、割麦是什么时间？苹果熟了为什么掉在地上？等等。

2. 理解判断能力

通过提问的方式了解患者的理解、判断、分析、综合和抽象概括能力。如问：愚公移山是什么意思？黄鼠狼给鸡拜年是什么意思？鸟语花香是什么意思？牛和羊有何相同和不同？轮船为何能在江海里行驶？等等。

3. 计算力

计算力的检查可用笔算，但主要是心算。心算不但可以测定其计算力，还能较好地反映其思维的灵活性、记忆的保存能力和注意力是否集中。可用"100 – 7"的方法递减下去，直到剩 2 为止。也可用其他方法测定计算力，如 15 + 17 = ？1 元 2 角 5 分买一尺布，10 元钱能买几尺布？等等。检测时应注意计算的速度和错误。

4. 记忆力

记忆力包括以下几个方面。

（1）即刻回忆：在短时间内完全准确地保存少量信息的能力称即刻回忆，常以测数字广度来评定。

（2）记住新材料的能力：亦称近事记忆或短时记忆。一个简单的方法是将自己的名字告诉患者，几分钟后让患者回忆此名字，亦可提出三或四个不相关的词，如"紫红色、大白菜、图书馆、足球场"，让患者复述出来，然后在进行其他检查 5 ~ 10 分钟后，要求患者回忆这些词。

（3）回忆过去记住过的知识的能力：即远事记忆或长期记忆，此功能对于不同文化层次的患者难以判断，因为检查者不知道患者过去已熟悉的知识有哪些。可以问一些常识性的问题，如涉及政治、个人历史等的问题。

（4）名称。

（5）虚构：患者对普通问题给予古怪的或不正确的回答称虚构，如对星期几或日期回答不正确、对方向问题回答错，或说出最近并未发生过的个人活动。

（6）健忘：是启动回忆的问题，而不是记住新知识的问题，每个人都有健忘趋势，且随正常年龄增长而加重。

通过以上检查发现患者有智力缺陷时，有条件的单位还可以利用各种智力测验，如 Wechsler 成人智力量表（WAIS）等，具体测定患者的智力水平。

（二）智能检测注意事项

1. 意识状态

智能检查首先需判断患者的精神状态，第一步就是要仔细检查患者在被检查时的意识水平，这包括与脑干网状激动系统有关的醒觉状态和大脑皮质功能有关的意识内容两部分，其次是记录检查时患者意识水平的状态及其波动。一般观察通常就能够确定醒觉异常，但对醒觉意识错乱状态定量则需要正规测验。数字广度是最常用的检查方法：检查者按每秒钟一个字的速度说出几个数字，立即让患者重复，如能复述数字达 7 个 ±2 个则认为正常，不能重复 5 个或 5 个以下数字的患者即有明显注意力问题。另一个方法是"A 测验"，这是一种简单的持续进行的试验。检查者慢慢地无规律地说英文字母，要求患者在每说到"A"时作表示。30 秒内有一个以上的遗漏即表明有注意力不集中。

2. 精神状况与情绪

描述当时患者的精神状况及情绪情况有助于对智能评定结果的判定，常需要通过直接与患者接触和询问家属及护理人员，来了解患者如何度过一天，以及吃和睡的情况，患者的一般行动和精神状态如何（如患者是整洁的还是很肮脏的，对待他人的行为如何，患者对周围事情的反应是否正常，有无大小便失禁，等）。情绪状况包括患者内在情感和主观情感，也可反映患者的人格特点。可以问患者"你内心感受如何"，或者"你现在感觉怎么样"。提问包括患者现在或过去产生过的自杀念头及实施的行为方式，抑郁是常见的心境障碍，可用"症状自评量表（SCL-90）"来检测。

3. 言语功能

见失语检查部分。

4. 视空间功能

此为脑的非口语功能之一。最基本的测验是临摹图画的能力，平面图和立体图都要画，也可让患者画较复杂的图画，判断患者是否存在"疏忽"（neglect）。

二、失认检查

失认症是患者不能认识物体的本质，主要包括视觉失认、听觉失认、触觉失认、空间失认及体象障碍等。

1. 视觉失认

视觉失认有以下几种情况。

（1）对常用物件的失认：让患者辨认室内常用物件，看能否讲出这类常用物件的名称、性质和用途。

（2）对各种符号的失认：患者能否认出标点符号、英文字母、数字符号、音乐符号等。

（3）颜色的失认：患者能否说出室内各种物件的颜色，可让患者将各种颜色进行同色归类；亦可展示连续排列的各种颜色，让其指名并写出各种颜色的名称。

（4）对人的失认：让患者辨认家人或医护人员，也可让患者从照片中认出他所熟悉的人。

（5）对情景的失认：给患者看一段幻灯或连环画，让其讲出某些内容和情景。

2. 听觉失认

听觉失认包括对一般声音的失认和对音乐的失认。

（1）对一般声音的失认：让患者闭目，观察患者能否分辨各种非语言性声音，如茶杯的碰撞声、铃声、敲桌声、脚步声等。

（2）对音乐的失认：对有一定音乐知识的患者，唱一支歌或放一段音乐，让患者说出是什么音乐或歌曲、是什么乐器的声音等。

3. 触觉失认

检查触觉失认时，让患者闭目，然后将一些常用的物品，如钢笔、钥匙、手表、硬币等，分别置于患者手中，让患者辨别手中物品的名称。

4. 空间失认

空间失认又称视觉性空间定向障碍，主要表现为患者不能正确认识他与环境中其他事物在空间的位置关系。不能正确估计两物之间的距离。如在不同位置放两个茶杯，让患者估计何者离其近。可以让患者绘出住室内家具摆设的方位是否正确，也可让患者讲述住室方位定向与邻居住房之间的位置关系。通过观察患者对病室、床铺、厕所等定向情况检查其有无空间失认。

5. 体象障碍

体象障碍是指患者对身体的认识，对身体各个部位及在一定时间内对各部位置之间关系的认知发生障碍。

（1）身体空间的失认：检查时让患者指出自己身体的部位或医师相应的部位，以观察是否有自体部位的失认症。亦可令患者画一人像或将画有人体的硬纸片肢解开后拼凑成一个完整的人形，了解他对身体各部位的概念。

（2）左-右定向的失认：检查时患者可指出身体的左右部分，如让患者伸出右手、用左手摸其右耳。观察患者能否指出医师的左右手，或指出位于其身体左右的物体，等，以了解有无左右定向障碍。

（3）手指失认症：检查时让患者指出并称呼自己或他人伸出的手指的名称。

（4）半侧身体失认症和一侧躯体忽略症：通过观察梳头、穿衣、脱鞋或洗澡等日常生活动作，观察患者是否忽略了其身体的一半，了解患者是否否认一侧肢体是自己的。

（5）病感缺失：询问偏盲或偏瘫的患者是否有偏盲或偏瘫，以了解患者是否有偏瘫否认症或病感缺失。截肢患者是否有幻肢症状的出现。

三、失用检查

失用（apraxia）为患者在运动、感觉及反射正常时出现不能完成病前能完成的熟悉动作的表现。

1. 结构性失用检查

优势半球顶、枕交界处病变时，患者不能描绘或拼搭简单的图形，常用 Benton 三维检查。

2. 运动性失用

运动性失用发生于优势半球顶、枕交界处病变时，常用 Goodglass 失用评定法。

（1）面颊：吹火柴、用吸管吸饮料。

（2）上肢：刷牙、锤钉子。

（3）下肢：踢球。

（4）全身：正步走、拳击姿势。

评定：正常——不用实物也能完成；阳性——必须有实物方能完成大部分动作；严重——给予实物也不能完成动作。

3. 意念性失用

优势半球缘上回、顶下回病变时，患者对精细动作的逻辑顺序失去正确判断。检查时让患者按顺序操作，如"将信纸叠好，放入信封，封上"，患者表现为不知将信与信封如何处置。

4. 穿衣失用

右顶叶病变时，患者对衣服各部位辨认不清楚，不能穿衣，或穿衣困难。必须确定患者是否有过分的穿衣或脱衣困难，特别是要注意患者有无趋向身体一侧穿衣和修饰，而忽视另一侧（一侧忽视）；在穿衣时完全弄乱，胳膊或腿伸错地方，不能正确确定衣服方位（视空间定向障碍）；或者有次序问题，为视空间失认的一种表现。

5. 意念运动性失用

意念运动性失用因缘上回、运动前区及胼胝体病变所致，患者不能执行口头指令，但能下意识做一些熟悉的动作，检查时可让患者做模仿动作，如检查者做刷牙动作，让患者模仿，或让患者"将手放在背后，并握拳"。不能完成者为阳性。

6. 额叶功能

额叶功能检查包括以下两个方面。

（1）连续动作：当额叶病变时，运动失去有效的抑制，患者用手做连续动作的能力下降，不能顺利、流畅地完成"拍、握拳、切"等动作。亦可让患者敲简单节律，看患者重复的能力，完成做 – 不做测验（当检查者敲一下时，患者敲二下；检查者敲二下时，患者不敲）。

（2）一笔画曲线：当额叶病变时，运动失去有效的抑制，患者一笔画会出现偏差。

四、临床上常用的痴呆评定量表

痴呆是一个复杂的综合征，是获得性的大脑皮质高级功能的全面障碍。早期痴呆患者，标准的智力测验和记忆测验仍是首选。而在中重度痴呆患者评定时，由于病情的进展无法完成复杂的成套测验，或在初步筛选时为了减少临床工作的压力，应考虑选用短小、简便的测验。以下介绍几个国内外最广泛应用的测验。

1. 简易精神状况检查法

1975 年，简易精神状况检查法（MMSE）由 Folstein 等编制，有良好的信度和效度，简单易行，主要使用对象为老年人，国外已广泛采用。测验包括 20 题、30 项，答对 1 项计 1 分，不答或答错计 0 分。修订后内容如下：

（1）定向力：共 10 项。

现在是哪一年？

现在是什么季节？

现在是几月份？

今天是几号？

今天是星期几？

你能告诉我现在我们在哪个省、市吗？

你住在什么区（县）？

你住在什么街道？

这儿是什么地方？

这里是几层楼？

（2）记忆力：包括 3 项。现在我要说三样东西的名称，在我讲完之后，请你好好记住这三样东西，因为等一下我要再问你：皮球、国旗、树木。请你把这三样东西说一遍（检查者只说一遍，受试者无须按顺序回忆，回答出一个算一项）。

（3）注意力和计算力：包括5项。现在请用从100减去7，然后用所得的数目再减去7，如此一直计算下去，把每一个答案都告诉我，直到我说"停"为止（连减5次，每减一次算一项，上一答案错误，而下一答案正确，算正确）。

（4）回忆：包括3项。请你说出刚才告诉你的三样东西，每样计1分。

（5）语言：包括9项。

（出示手表）请问这是什么？

（出示铅笔）请问这是什么？

现在我要说一句话，请你清楚地重复一遍，这句是"四十四只石狮子"（检查者只说一遍，受试者需正确复述，吐字准确方算对）。请你照着这张卡片所写的去做（出示写了"闭上你的眼睛"的纸）。

我给你一张纸，请你按我说的去做，"用你的右手拿这张纸，用双手把纸对折起来，放在你的左腿上"（每个动作算一项，共3项）。

请你说一句完整的句子（要求有意义、有主语和谓语）。

（出示两个等边五角形交叉的图案）这是一张图，请你在同一张纸上照样把它画出来。

本测验的划界分，原作者提出为≤24分。我国张明园等发现，测验成绩与文化程度密切相关，提出根据文化水平来划分：文盲≤17分；小学≤20分；初中及以上≤24分。

2. 修订的长谷川痴呆量表

1974年，修订的长谷川痴呆量表（HDS-R）由日本学者长谷川（HASEGAWA）编制。该量表评分简单，不受文化程度影响，有较高的敏感性和特异性，是筛选老年性痴呆较理想的工具。总分30分，划界分为22分，见表2-1。

表2-1　HDS-R项目及评分

项目内容	评分
（1）您多大年龄？（±2岁）	0　1
（2）现在是哪年？	0　1
哪月？	0　1
哪日？	0　1
星期几？	0　1
（3）这是什么地方？（5秒内回答正确给2分）	0　2
"医院""办公室"正确选择给1分	0　1
（4）即刻回忆3个单词，每个1分	
A. a. 樱花　b. 猫　c. 无轨电车	0　1　2　3
B. a. 梅花　b. 狗　c. 汽车	
（每次测验用上述一种形式）	

项目内容	评分
（5）100 减 7 等于多少？	0　1
再减 7 等于多少？	0　1
（6）倒说数字 6－8－2，3－5－2－9（各1分）	0　1　2
（7）回忆问题（4）中的3个单词	a.0　1　2
每一个正确回答给2分	b.0　1　2
提示后正确回答给1分	c.0　1　2
（8）出示5种物品（烟、火柴、钥匙、手表、钢笔）	
然后收起，要求患者回忆，每个1分	0　1　2　3　4　5
（9）说出尽可能多的蔬菜品种，如超过10秒钟	
不能说出下一个，即终止	
在说出5种后，每说一种给1分	0　1　2　3　4　5

3. 日常生活活动能力

日常生活活动能力（ADL）是国外常用评定躯体功能状况的指标，特别在老年医学中应用广泛，具有实际意义和可行性，反映病变的严重程度，可以作为诊断及疗效观察的指标之一。评定条目包括基本生活能力（吃饭、穿衣、洗漱、上下床、室内走动、上厕所、大小便控制及洗澡等）和操作性能力（如购物、做饭、一般轻家务、较重家务、洗衣、剪脚趾甲、服药、管理个人钱财、使用电话、乘公共汽车、在住地附近活动、独自在家等）。评定方法是每项活动完全自理为 0 分、有困难需帮助为 1 分和需人完全照顾为 2 分。

4. Hachinski 缺血指数量表

血管性痴呆起病迅速，呈阶梯性变化，并有明显的局灶性神经系统体征，常与Alzheimer病混合发生。两者有时鉴别十分困难。临床上常用 Hachinski 缺血指数量表做鉴别筛查。

第三节　前庭功能检查法

前庭功能检查是根据前庭系统病变时所产生的一系列症状，或以某些方法刺激前庭系统，观察其诱发的眼震、倾倒、眩晕和自主神经系统反应，以查明病变性质、程度和部位，亦用以协助诊断颅内的病变，也用于特殊从业者的选择或锻炼前的参考。常用检查方法如下。

一、自发现象检查

1. 自发性眼球震颤

在无诱发因素的情况下眼球出现的一种持续的、不随意的、节律性的往返运动，称自发性眼球震颤（spontaneous nystagmus），简称眼震，是前庭功能紊乱的主要体征之一，一般属病理性，可出现于前庭系周围性病变、中枢性病变以及某些眼病。前庭性眼震由慢相和快相组成。慢相为前庭受刺激引起的转向一侧的较慢的眼球运动。快相为继慢相之后发生的中枢矫正性眼球运动，使眼球迅速返回其原始位置。由于快相便于观察，故以其快相作为眼震方向。

Frenzel 眼镜试验：为诊断自发性眼球震颤的方法。在双颞部置一个光源，将双侧眼球置于光源下，通过放大镜使得自发性震颤能被观察到，检查在暗室中进行。

2. 误指试验（Barany's 指误试验）

患者被要求用手指指向固定的目标（如将检查者手指置于患者肩胛骨高度，让其睁眼指准后，闭眼重复）。检查可在站立时进行，也可在平卧时进行；单臂及双臂均可。

3. 自发性偏倒

自发性偏倒包括以下三个试验。

（1）闭目直立试验：又称昂白试验（Romberg's test）。受检者直立，两脚并拢，双上肢下垂，闭目直立，维持 30 秒，亦可两手于胸前互扣，并向两侧牵拉，观察受检者有无站立不稳或倾倒。前庭周围性病变时，躯干倾倒方向朝向前庭破坏的一侧，与眼震慢相方向一致；中枢性病变时，躯干倾倒方向与眼震慢相不一致。

（2）Unterberger – Tret 试验：将患者置于暗室中，嘱其闭眼。双臂平举，原地踏步。杂音及一侧的光线可影响试验。下肢应尽量抬高（大腿约抬至水平），试验持续时间不应少于半分钟。患者旋转走动，无位置偏移。

（3）手臂固定试验：嘱患者闭眼，将双臂前伸站立，异常时患者的手臂均向同一侧偏向。

二、诱发现象检查

1. 旋转试验

旋转试验（rotatory test）的机制和方法如下。

（1）机制：使半规管的内淋巴液发生流动以刺激壶腹嵴诱发前庭反应，这是半规管功能检查的基本原理。一般以诱发性眼震的特点作为判断的标准。

（2）方法：患者坐于旋转椅上，头固定于前倾30°位，使外半规管呈水平位置，以每2秒一圈的速度做向右（顺时针）或向左（逆时针）方向旋转10圈后突然停止，嘱患者两眼向前凝视，观察眼震。在顺时针方向旋转后，发生向左的眼震；而逆时针旋转后则为向右的眼震，两次检查至少间隔5分钟。正常者眼震持续时间平均为30秒（15～45秒），两侧相差不超过5秒。由于上（后）半规管检查后可引起严重反应，故临床少用。

2. 冷热水试验

冷热水试验（变温试验，caloric test）是通过温度刺激半规管来诱发和观察前庭反应的检查方法。

（1）微量冰水法：方法简便易行。受检者仰卧，头倾向一侧，受试耳向上。向外耳道内注水 0.2ml，20 秒后将冰水倾出，头恢复正中位，并抬起 30°，使外半规管位于垂直位，观察眼震，出现反应后，休息 3～5 分钟后以同样方法检查对侧。如无眼震则用 0.4ml，仍无眼震用 0.8ml，再无眼震可用冰水 2ml。正常人 70% 对 0.2ml 冰水即有反应，0.4ml 冰水则全部正常人都可引出向对侧的水平性眼震。如果需要 0.8ml 或 2ml 才能引出眼震，则提示前庭功能减退。2ml 以上无反应，则为前庭功能丧失。

（2）交替冷热试验（alternate bithermal caloric test，Hallpike caloric test）：此法反应小，无痛苦，较准确，并能指出眼震的优势偏向。仰卧，头抬高 30°，吊桶悬挂于患者头部上 60cm 处，内盛 30℃ 冷水，桶下接皮管和特制橄榄头。橄榄头内径为 4mm，其外壳有回水槽，将橄榄头放入外耳道，并将冷水灌注外耳道后 40 秒即停止（注水量为 250～500ml），同时嘱患者注视正前上方，观察眼震方向和反应时间。反应时间计算为自灌注开始起到眼震停止为止。休息 5～10 分钟再检查对侧。然后用 44℃ 热水如上法测试两耳。

1）正常反应：冷水和热水试验，两侧外半规管，其每侧的眼震持续时间相等。方向相同的眼震（如右耳热水试验与左耳冷水试验均为向右的眼震），其持续时间相等。正常眼震持续时间冷水试验约 2 分钟，热水约 1 分 40 秒。

2）半规管轻瘫（canal paresis，CP）：即一侧冷、热水两种试验的眼震持续时间之和低于另一侧，表示半规管功能低下甚或消失。其相差值须在 20% 以上（大于 40 秒）始有诊断价值。

3. 眼震电图描记

利用皮肤电极和电子技术记录眼球运动的描记称眼震电图描记（electronystagmography，ENC），所得的图形称眼震电图。它是目前研究眼球运动的一种比较精确的方法，利用它可对前庭功能检查方法（如位置性眼震试验、旋转试验和冷热试验等）进行记录和分析，以鉴别受检者前庭功能正常或异常，确定病变的部位。它的原理是利用角膜（正电位）与视网膜（负电位）之间存在的电位差在眼球周围形成的电场。眼球运动时周围的电场随之发生变化，置于眼球周围的皮肤电极就能导出这种电场的变化，通过放大器传给记录装置，即可记录到眼震电图。分析眼震电图的主要参数是眼震的慢相角速度和持续时间。

三、各种检查的意义

1. 周围性眩晕表现

有以下几种情况。

（1）眼震出现时常限于一种头位，且多患耳向下，持续时间短（一般 10 秒左右），眼震多为水平性，伴有的眩晕和眼震强度相一致。

（2）Romberg 征倾倒，行走偏向病灶侧。

（3）Unterberger – Tret 试验偏向病灶侧（50 步后至少偏向 45°）。

（4）手臂固定试验偏向病灶侧。

（5）Barany 示指试验手臂偏向病灶侧（手臂高的一侧指向目标，在闭眼时自上而下缓慢垂直指向目标）。

（6）Caloric 试验反应性减低或消失。

2. 中枢性眩晕

与周围性眩晕表现不同，其症状常常分离，如双臂向相反方向偏向，或快速眼球震颤成分伴旋转性眼球震颤。诊断标准如下：

（1）多种头位均可出现眼震，持续时间较长（30 秒以上）。

（2）特殊情况下可见垂直性眼球震颤。

（3）特殊情况下可见旋转性眼球震颤。

（4）特殊情况下可见分离性眼球震颤。

（5）反向性前庭综合征，即表现与迷路综合征相悖的症状。

（6）可以发现脑干病变的症状，如眼肌麻痹。

一般冷热水试验或旋转试验是由耳鼻喉科医师进行检查的。若神经科医师欲做快速检查，可以将患者平卧，躯体（包括头部）抬高 30°；或让患者取直立坐位，头部向后仰 60°，将室温 100～200ml 的水或 5～10ml 冰水灌注左耳，通常可诱发慢相向左、快相向有的水平性眼球震颤。患者向左倾倒，并出现恶心和眩晕。若此反应缺如，则说明前庭反应性差，脑干与迷路间的通路中断。

第四节　昏迷患者神经系统检查法

昏迷患者由于意识丧失，不能合作，因而不能进行满意的体格检查，包括神经系统检查，对诊断和处理增加了困难，下面我们介绍昏迷患者特殊的检查方法和临床意义。

一、眼部体征

（一）眼睑

昏迷患者肌肉松弛，常呈半睁半闭状，与癔症性假性昏迷患者的双眼睑紧闭有本质上的区别，后者是一种有意识的随意肌活动。

（二）眼球位置和运动

（1）两眼球向上或向下凝视，常提示中脑四叠体附近的病变，如丘脑出血。

（2）分离性眼球运动，一侧眼球向上而另一侧眼球向下，常见于小脑病变引起的昏迷。

（3）双眼球固定偏向一侧，常提示该侧额中回后端或另一侧脑桥有破坏性病变。

（4）双眼球呈钟摆样活动，常由脑干病变所致，如脑桥肿瘤或出血。

（5）两眼球浮动，当浅昏迷时可见眼球水平或垂直性自发性浮动，以水平浮动多见，说明昏迷尚未达到中脑功能受抑制的深度，少数情况下见于脑桥病变。

（6）一侧眼球固定、瞳孔扩大，又伴球结膜水肿、高热者，则为海绵窦血栓静脉炎。

（7）反射性眼球运动，昏迷患者由于眼球自发性侧向运动消失或受限时，可利用反射性眼球运动的检查来测定侧视及垂直运动的范围。转头试验：将昏迷患者的头水平地分别向两侧转动，注意观察两眼球运动，可见两眼球很快地协同转向对侧。此反射由迷路、前庭、侧视中枢、内侧纵束、眼球运动神经与眼肌参与。正常人此反射受大脑皮质的适应性抑制而无反应或反应不明显；当皮质功能低下（昏迷）、两侧额叶或弥漫性大脑半球病变时可出现，随着昏迷的加重此反射又消失。头仰试验：正常人在头屈向前时眼球向上仰视，头向后仰时眼球向下，这一反射由颈肌本体感觉、前庭系统及脑干的垂直凝视中枢（丘脑底部的后连合）来完成。此反应障碍主要病损见于丘脑及丘脑底部，如出血、肿瘤。

（三）瞳孔

观察昏迷患者的瞳孔大小、形态和位置的两侧对称性及对光反射都是很重要的，这些对确定神经系统损害的部位、程度及性质很有帮助。

（四）角膜反射

角膜反射是判断昏迷深浅的重要标志之一，如果角膜反射消失，那么说明昏迷较深。

二、脑膜刺激征

昏迷患者都必须检查脑膜刺激征，这有助于昏迷病因的诊断。

（1）脑膜刺激征阳性，包括颈项强直、Kerning 征和 Brudzinski 征阳性，见于脑膜炎、蛛网膜下腔出血和脑出血。

（2）颈项强直明显，而 Kerning 征和 Brudzinski 征不明显或为阴性，提示有枕骨大孔疝的可能性。

（3）急性脑血管意外的患者，偏瘫侧 Kerning 征可不明显。

（4）婴幼儿患者的脑膜刺激征判断困难，前囟膨出可资参考。

（5）深度昏迷时，脑膜刺激征往往可以消失。

三、面瘫

一侧面瘫时，可见面瘫侧鼻唇沟变浅、口角低垂、眼裂增宽，在呼气时面颊鼓起，吸气时面颊陷塌。如果压迫眼眶，正常侧出现面肌收缩，则体征更为明确。检查者欲掰开患者眼睑时，麻痹侧无阻力，正常侧可有阻力。根据上述检查，属周围性面神经麻痹，则要考虑小脑脑桥角或脑桥病变，中枢性面神经麻痹则为脑桥以上的锥体束损害，可见于脑血管病变和颅内占位性病变。

四、肢体瘫痪

昏迷患者运动功能的检查方法：

（1）压迫患者的眶上切迹，若发现有面神经麻痹，则可能有偏瘫，并观察患者能否以手来反抗，瘫痪上肢则无此反应。

（2）用针或棉签刺激患者的足心或手心，瘫痪肢体不能躲避。

（3）瘫痪的肢体在病变的早期肌张力减低，随后肌张力增高。

（4）瘫痪的下肢呈外旋位。

（5）抬高肢体后瘫痪的肢体呈软鞭样下落。

（6）将肢体放于不自然位置，正常肢体可逐渐移至自然位置，瘫痪肢体则无此反应。

（7）将两下肢被动屈膝呈90°竖立位，放手后瘫侧下肢很快落下，且倒向外侧。

（8）偏瘫侧肢体早期腱反射减低，随后腱反射增高，而深昏迷时腱反射都消失。

（9）偏瘫侧肢体可能引出病理反射；随着昏迷加深，健侧也可引出；而深昏迷时双侧均不能引出病理反射。昏迷患者的肢体瘫痪，如果为偏瘫，多系急性脑血管病，如内囊出血。交叉性瘫痪，即一侧脑神经麻痹和对侧肢体偏瘫，为脑干病变，如脑干肿瘤等。四肢痉挛性瘫痪，见于高颈段脊髓病和颅脊部病变。双下肢截瘫见于急性播散性脑脊髓炎、上矢状窦血栓形成和恶性肿瘤向脑与脊髓转移。

第三章　神经电生理检查

第一节　脑电图、定量脑电图、动态脑电图与视频脑电图

脑电图记录的是由大脑皮质锥体细胞产生的突触前和突触后动作电位，并由丘脑中线部位的非特异性神经核起调节作用。脑电图检查常规用于某些脑部疾病的诊断，如癫痫、炎症、昏迷、脑死亡及颅内占位性病变等，对一些代谢异常所导致的昏迷，如肝性脑病、肾衰竭等疾病做出判断，同时用于正常及异常睡眠过程的评价。

根据诊断需要，选用不同的脑电图检查记录方式。脑电图检查可分为常规脑电图、动态脑电图、视频脑电图，所有脑电图记录分析方法都以常规脑电图为基础，只是在记录环境和时间上有所不同。

一、常规脑电图

脑电图记录通常采用国际脑电图学会建议使用的 10～20 系统标准电极放置法。电极的排列与头颅大小及形状成比例，电极名称与脑解剖分区相符。

正常成人在清醒、安静、闭眼、血糖及血压正常情况下脑电图相同。通常分析脑电图的频率、波幅、调节与调幅、位相及波形。

（一）频率

脑波周期是指从波峰至下一个波峰的时间，其单位为毫秒。频率是 1 秒内包括的周期数，即周期/秒，其单位为赫兹（Hz），根据频率不同将脑波分为 4 个频段：

1. α 频段

α 频段位于枕叶、颞叶和顶叶后部的 8～13Hz 节律性活动，波幅在 20μV 以上，通常在 50μV 左右，睁眼时消失，闭眼后再现，称之为 α 节律。如果在额部出现 8～13Hz 的电活动则不能称为 α 节律，只能称为频率性电活动。α 节律除每个波呈正弦波外，同时每组波幅由小到大，再由大到小的纺锤形式反复出现，称为调幅。α 节律除了睁眼注视时可消失外，任何外界刺激，如声音、触觉、思维活动等都可使它消失，但重复刺激几次后 α 节律就不再消失了。对成年人而言，在同样条件下，只有一种频率，一般两侧对称，若频率相差 1Hz 以上时，通常慢的一侧可能有异常，在右侧者左侧大脑半球波幅可低于右侧，如果两侧相差超过 2/3 时则为异常。

2. β 频段

β 频段为 13～30Hz 出现在两半球前部，波幅 5～20μV 的快波，正常情况下在两枕

部也存在，但常与 α 波重叠而被掩盖，当 α 节律受到抑制时才显现出来。但由于其波幅较低，即使 α 节律受到抑制时也不太明显。

3. θ 频段

正常成人在两半球前部可见到少量 4～7Hz 的电活动，称为 θ 波。在瞌睡时 α 节律可突然减少或消失，θ 波增多。

4. δ 频段

δ 频段的频率在 4Hz 以下，正常人在清醒状态下并不存在，多出现在入睡时，并随着睡眠由浅入深而逐渐增多，时程延长，两侧出现的 δ 活动应对称，否则为异常。

5. 仅节律变异

α 节律变异属特殊节律状态。在清醒状态时，两半球后部出现持续性 3.5～6Hz 的 θ 活动，或与少量 α 节律间隔出现，频率为 α 节律的一半，反应性又和 α 节律一样时就称为慢 α 节律。慢 α 节律比较少见，属于正常范围。相反，若在后部见到 α 节律频率倍数，反应性和 α 节律相同，则称为快 α 节律。

（二）波幅

脑电图波幅代表脑电位的强度，以微伏（μV）表示。正常成人脑电图波幅范围一般为 10～100μV。调节是指脑波基本节律的规律性和稳定性，调幅是指具有基本频率脑波波幅有规律地由低逐渐增大以后又逐渐变小的过程，持续的时间可达数秒。

（三）位相

位相或称为时相，是指两侧大脑半球对称部位或一侧半球不同部位用同一速度记录的脑波在某一瞬间出现的早晚、极性和周期的关系。

（四）波形

波形由位相、波幅、频率组成，可分为正弦波、类正弦波、半弧状波、锯齿状波、复合波或多形波、双相或多相波，不同波形具有不同的生理或病理意义。

（五）睡眠脑电图

睡眠时的脑电图与正常清醒时有所不同。正常成人睡眠脑电图记录结合眼球运动和肌电图等多种参数，将睡眠过程分为非快速眼动期（nREM）和快速动期（REM），两者反复交替周期性出现。

1. 非快速眼动期睡眠

非快速眼动期睡眠一般分为 4 期。

第 1 期：瞌睡期。脑电图表现为 α 节律突然消失，出现 2～7Hz 慢波。部分正常人在 α 节律消失后有中等波幅慢波活动。随着瞌睡加深，慢波波幅可增加至中等幅度，并呈现不规则发放形式，同时出现双侧对称的高幅负相波，称之为 ν 波，常不规则反复出现。在 1 期睡眠末期，可出现正尖波，在枕部出现单相三角形波，一般每隔 1 秒发生 1 次，有时可在 1 秒内出现 4～6 次，应与局灶性尖波区别。

第 2 期：浅睡眠期。脑电图出现睡眠纺锤波及 K 综合波。纺锤波为 11～15Hz，持续约半秒钟，可在两半球同步出现，在中央区最明显。

第 3 期：深睡眠期。出现中等量的高幅慢波，并伴有 K 综合波，睡眠纺锤波可不出现。

第 4 期：睡眠波比 3 期更慢，多为波幅在 75μV 以上，频率在 2Hz 以下的慢波。可见有与慢波混合的 K 综合波。

2. 快速眼动期睡眠

表现为低电压、去同步、快波型脑电活动，眼球运动速度加快，肌电活动减少，此期脑电及眼球活动加快、部分躯体抽动、血压和心率升高等变化似乎表现为浅睡眠，但对听觉刺激引起的觉醒反应阈值提高，表明睡眠较深，因此，称为"反常睡眠"或"异相睡眠"。正常人入睡后从 1 期逐渐加深到 4 期，并开始进入快速眼动期睡眠，最终进入慢波相。每晚睡眠中出现 5~7 个周期，每个周期为 80~100 分钟。

（六）脑电图诱发试验

采用一些特殊诱发方式，使异常脑电活动反映出来的方法，称为诱发试验。临床经常采用的诱发试验如下。

1. 过度换气

过度换气是临床脑电图记录过程中常规应用的诱发方式，一般在描记过程中，让患者以 20~25 次/分的速度进行深呼吸，持续 3 分钟，必要时可延长至 4~5 分钟。在一些大脑半球占位性病变者，可诱发出局灶性 δ 波，或使不明显的局灶性病变更明显。癫痫患者可诱发出痫性放电，尤其是典型失神发作可诱发出 3Hz/s 的棘 – 慢波发放，但深呼吸停止后并不持续。

2. 睡眠诱发

癫痫患者在睡眠过程中常有痫样放电，特别是颞叶癫痫极易出现。检查前给患者服用作用较快的安眠药物，如水合氯醛、司可巴比妥等，让患者进入睡眠状态。

3. 剥夺睡眠

让患者在 24 小时内不睡觉，然后进行脑电图记录，可使痫样放电阳性率提高。

4. 闪光刺激

在脑电图记录过程中，采用节律性闪光刺激，可使一些正常人枕部产生与闪光频率相同的电活动，称为节律性同化作用。在大脑半球后部病变时，节律性同步化作用可表现为部位对称，病变一侧不出现或出现慢波。部分癫痫患者可诱发出痫性放电，尤其是失神发作和光敏性癫痫。其他类型癫痫发作对闪光刺激并不敏感。

5. 药物诱发

静脉注射戊四氮或贝美格可诱发部分癫痫患者异常放电。在少数正常人也可出现类似反应。因此，目前大多在癫痫病灶切除手术前，采用药物诱发来确定局部痫样放电病灶，而对其他类型的癫痫发作诊断应慎重采用。

（七）癫痫脑电图

约 50% 癫痫患者在临床发作间歇期可见到异常电活动，称之为痫样放电。其特点为在基本背景活动基础上，突然出现高波幅的电活动，容易与正常基本电活动相鉴别。

1. 痫样放电的类型

（1）棘波：从开始到结束时程为 20～70 毫秒的放电活动，可为单相、双相或三相，以双相波为多见，主波为负相。

（2）尖波：时程为 70～300 毫秒的异常放电，也以双相波为多见，负相为主，上升相陡直，下降相较缓慢。

（3）棘－慢波或尖－慢波：在棘波或尖波之后紧随一个慢波，成为棘波和慢波或尖波和慢波的综合波，称为棘－慢波或尖－慢波。

（4）3Hz 棘－慢波：以每秒 3 次重复出现的棘－慢波，一般两侧同步对称，可在各个部位同时突然发放，持续 3～20 秒后突然全部消失。频率开始时稍快，临近消失时频率减慢。常见于癫痫失神发作，深呼吸易诱发出现。

（5）2.5Hz 以下的尖－慢波：其尖波或慢棘波波宽 100～200 毫秒，多见于非典型小发作，患者常有智能障碍。

（6）多棘波及多棘－慢波：连续出现两个以上的棘波称为多棘波，如多棘波后紧跟一个慢波称之为多棘－慢波。

（7）高峰节律紊乱：在脑电活动为慢波的基础上，时程和部位不断改变的高幅棘波和慢波，有时呈局灶性或弥漫性，并持续存在，觉醒和睡眠几乎一致，称之为高峰节律紊乱或高峰失律。

（8）其他：除上述几种常见痫性放电形式，任何频率的突发高幅放电均可能为痫性放电。

2. 癫痫发作脑电图

（1）局灶性发作：在发作间歇期可见到局限性痫样放电，以棘波、尖波、棘－慢波或尖－慢波为主。若以 δ 波为主，应考虑是否有占位性病变或其他破坏性病灶。

（2）复杂部分性发作：以颞叶前部棘波、尖波及其与慢波复合波多见。

（3）失神小发作：发作时脑电图表现为 3Hz 棘－慢波，有时发作时间仅持续 2～3 秒，若超过 5 秒，一般常有临床失神发作。

（4）全身强直－阵挛性发作：为 4～5Hz/s 棘－慢或尖－慢复合波，在临床发作期可见由低幅高频逐渐变为高幅低频发放。在发作间歇期为阵发性双侧同步的棘波、尖波、棘－慢波或尖－慢波。

（5）儿童良性局灶性癫痫：为一种预后良好的儿童期发生的癫痫，为局灶性发作，但可发展为全身性发作。脑电图可在一侧中央区或中央区－颞部出现尖波、棘波，尖波后常为正相慢波。有时两侧半球均出现，但往往不同步。

（八）颅脑损伤的脑电图

1. 轻度颅脑损伤

只有数秒钟至几分钟意识不清的脑震荡，大部分患者在 24 小时内记录的脑电图正常，只有少数有弥漫性 θ 波或 δ 波，但很快消失。

2. 重度颅脑损伤

少数患者在受伤短时间内，甚至在昏迷状态下，脑电图记录基本节律仍为正常，

但 α 频域的节律分布在额部最明显。如果完全和持久的电活动减少，则预后不佳。少数患者在受伤后很快出现持续 12～15Hz 的电活动，一般预后较差。在中度颅脑损伤患者，脑电图基本节律为 7～8Hz，数天后恢复到正常。重度颅脑损伤时，脑电图基本节律可以慢至 4～6Hz。慢节律出现的早晚对预后判断具有临床意义，如在 48 小时内出现，临床预后较差。出现较晚，则预后较好。脑电图频率变化最初较快，然后逐渐减慢，一般需要数周至 3 个月，有时则需要数年才能恢复正常。通常弥漫性变化要比局灶性变化消失快。早期临床症状与脑电图改善基本平行。3 个月后，50% 患者的脑电图已恢复正常，但临床症状仍可存在。

3. 颅脑损伤后并发症的脑电图

颅脑损伤后若有颅内血肿或硬膜下血肿及开放性损伤引起脑脓肿时，脑电图变化相似于颅内占位性病变，主要表现为 δ 波在一侧或局部占位性活动。

（九）脑血管疾病的脑电图

在脑血管不同性质病变时，其脑电图变化有所不同。

1. 弥漫性脑出血

急性期脑电图变化主要为两侧弥漫性 δ 波，受损侧半球有多形性 δ 波，在颞叶和中央区最明显，很少伴有棘波和尖波。随着病情好转，弥漫性异常逐渐减轻，局灶性改变显得突出，但在数周或数月后可完全消失，而临床仍可遗有偏瘫。

2. 脑内血肿

当在颅内出现血肿时，血肿侧的 α 节律明显减少，与占位性病变相似，有局灶性 δ 波出现。若血肿引起颅内压增高，则双侧额部间歇性单形性（节律性）δ 波将逐渐出现。血肿在基底部或近中线结构，则双侧投射性额 – 颞部 δ 波较明显，一侧性改变可能不明显。

3. 蛛网膜下腔出血

其脑电图变化视病情轻重而定。可以为正常或弥漫性异常，后者随着病情和意识好转而改善。如果出现局灶性异常，则可提示有血肿及脑出血部位或出血后继发性动脉痉挛等情况。

4. 颈内动脉血栓形成

颈内动脉部分阻塞而无症状或体征时，脑电图往往正常。当有一过性症状出现时，患侧半球基本节律波幅降低，在颞部和顶 – 颞部出现低波幅多形性 δ 波。短程节律性 δ 波可能出现于一侧或双侧额部。脑电图改变随临床变化而异。

5. 大脑半球梗死性中风

若起病缓慢，意识障碍较轻，则可有局灶性 δ 波或 θ 波。δ 波往往在发作后几小时内产生。当梗死加重时，脑电图变化可出现在临床症状加重之前。在发病初期，由于梗死病灶水肿，局灶性异常电活动波幅可能增加，而后逐渐降低。如果以血管痉挛为主，则局灶性慢波很快减少，若有脑梗死所导致的组织坏死，则局灶性慢波消失较慢，可持续数周、数月或数年。与皮质下梗死相比，皮质梗死所引起的慢波灶较为显著持久。散在的皮质下血管损害，如腔隙性梗死，通常没有脑电图改变。约有 50% 脑梗死患者的脑电图基本正常，而临床神经系统损害症状仍可持续存在。

6. 脑干血管性病变

根据病变程度不同，脑电图呈现各异的弥漫性慢波变化。慢波的多少，在一定程度上与昏迷程度相关。

（十）脑部感染性疾病的脑电图

细菌或病毒性脑炎、脑膜炎及脑膜脑炎的脑电图变化以弥漫性异常为主，可有不同程度的 α 节律变慢甚至消失，出现 δ 波或 θ 波。弥漫性慢波改变程度与意识状态相关，随临床症状改善，脑电图节律逐渐加快。在单纯疱疹病毒性脑炎，早期脑电图为弥漫性慢活动，并局限于一侧或局部，尤其常见于病变侧的颞叶，并在发病后 2 ~ 15 天，以一侧或双侧颞部为主，间隔 1 ~ 4 秒出现周期性尖波或尖 - 慢复合波，以后周期性复合波逐渐消失，代之局灶性慢波。慢病毒引起的亚急性硬化性全脑炎和亚急性海绵状脑病，其脑电图表现为具有特征性的周期性复合波。在亚急性硬化性全脑炎，脑电图显示每隔 4 ~ 14 秒周期性出现时程长达 3 秒的慢波复合波，在亚急性海绵状脑病患者的脑电图，则出现时程为 0.5 秒的简短三相复合慢波，以 1 秒左右的间歇性发放，这种周期性发放一般出现在病程中期。

（十一）其他疾病的脑电图改变

垂体功能减退时，基本节律可变慢，严重者出现规则的 4 ~ 6Hz θ 波，在半球后部波幅较高，可有些低幅 δ 波，较轻患者其 θ 波较不规则或基本正常。

肢端肥大症早期 β 波较多，当垂体窝增大或有视野变化时可有不规则 θ 波和 δ 波。肾上腺病变与垂体损害相似。肾上腺皮质功能减退可看到 5 ~ 6Hz 的 θ 波，α 节律受抑制，偶有 δ 波。肾上腺皮质功能亢进有低幅 β 波，但不如肢端肥大症多见。甲状腺功能亢进时 α 节律有增快趋势，但不超出正常范围。黏液水肿时基本节律变慢，或有 7Hz θ 波。

甲状腺功能低下时，脑电图可有明显异常，α 节律减少，出现 θ 波和 δ 波、棘波、发作性棘波与慢波。

高血糖时脑电图频率可有轻度增加，但高渗性非酮症高血糖可有弥漫性双侧同步慢波，弥漫性痫样放电亦常见。低血糖时则慢波增多，偶呈发作性，有时甚至可为高度弥漫性 δ 波，当给予口服或静脉注射葡萄糖后，脑电图可转变为正常。

维生素缺乏可导致脑电图异常。亚急性联合变性和恶性贫血时，60% 脑电图为异常，θ 波和 δ 波增多，在治疗后大多可转为正常。Wernicke 脑病可有 α 节律减少，弥漫性同步或不同步。苯酮酸尿症常有不同程度异常，可为局灶性改变、阵发性慢波、棘波甚至高峰节律紊乱的表现。

血卟啉病急性发作伴惊厥时，脑电图呈现弥漫性慢波、θ 波及 δ 波，临床症状好转时，脑电图逐渐恢复正常。但如果反复多次发作后，脑电图可永久异常。

肝性脑病由于肝脏代谢异常所导致昏迷时，轻者出现 4 ~ 7Hz θ 波；昏迷程度加深时，可出现双侧弥漫性同步三相波，一般额叶明显；当深昏迷时，三相波消失而变为不同步的δ波，给予静脉滴注谷氨酸后三相波可减少或消失。

严重心、肺疾病导致的脑缺氧可见轻度弥漫性θ波，严重者出现双侧δ波发放。出现弥漫性异常提示弥漫性脑功能障碍，一般慢活动分为三种状态：背景性慢活动、间断性慢活动和一般性慢活动。

（1）背景性慢活动：颅脑后部的背景活动与年龄相关，通常在8岁时脑电图为正常低限8Hz，在1、3、5、8岁时，分别为5、6、7、8Hz。

（2）间断性慢活动：包括无规律的慢波爆发，通常为多形性δ波，间断性θ频率爆发比较少见，而多形性θ节律发放偶见。当额部出现节律性δ活动时，为对外部刺激的反应，如睡眠或瞌睡时的周期性变化。出现间歇性δ活动，通常是由大脑深部神经核与大脑皮质之间的神经传导障碍所导致的。脑电图除了提示病变的部位，同时也显示脑功能受损的状态。额叶与枕叶的间歇性慢波在诊断上没有特别差异，但额部间歇性慢波常见于深部灰质的功能障碍。而枕叶的间歇性发作常见于儿童癫痫的失神发作，也可见于大脑中线的肿瘤、代谢性脑病、变性性疾病及一些感染性疾病。额叶间歇性慢波与多形性δ活动的区别在于后者与刺激密切相关，并持续出现。在枕部出现慢活动一般为正常。

（3）连续性慢活动：正常背景活动通常消失，多形性δ活动超过80%。

三种脑电图慢活动，反映了弥漫性脑病的不同程度，即轻度、中度及重度。一般反映非特异性病变，比较多见于代谢及中毒性脑病，也可见于脑部结构弥漫性损害和变性过程。在一些慢性进行性神经变性疾病（如阿尔茨海默病等），脑电图可能仍为正常。这些脑电图变化的严重程度对于病因学并没有特异性，但反映了弥漫性脑病的严重程度。镇静剂也可以导致或加重脑电图弥漫性异常，因此，应尽量排除药物影响因素。

周期性发放包括爆发抑制状态，多见于缺氧所导致的脑功能障碍，也可由巴比妥类、异丙酚等镇静剂过多应用所致。在临床实际工作中爆发抑制状态可作为癫痫持续状态下应用麻醉剂治疗的判断方法。在一定程度上，周期性节律活动提示或支持克-雅脑病（Creutzfeldt-Jakob disease，CJD）和亚急性硬化性全脑炎（SSEP）的诊断。这种周期性活动在CJD持续1~2秒，而对于SSEP为4~10秒。

成人脑电图亚临床节律性发放（SREDA）主要出现在50岁以上老年人休息及瞌睡时，在正常年轻人并不出现，如果出现则提示异常。SREDA与异常脑电图发放很相像，形态为高尖的θ节律，一般典型频率为5~6Hz，广泛存在于中央顶及后枕部，与临床没有明确相关性。而典型脑电图的异常发放表现为突然开始及终止，持续时程从20秒到几分钟（平均40~80秒），有助于鉴别诊断。出现这种节律，常提示患脑血管病的危险因素增加。

中线θ节律可见于清醒或瞌睡时，频率为4~7Hz，形态为节律性光滑的正弦波及尖波。这些正常的变异需与癫痫波发放相鉴别（棘波、尖波及棘-慢复合波），通常病理状态下的痫性发放为高波幅，发放后波幅降低或抑制。三相波常见在额部，标准的三相波以低幅负相尖波起始，后随一个高波幅正相尖波，以小低幅负相波结束，波幅通常大于 70mV，第一个负相波的波幅较最后一个负相波高。为双侧同步 1~3Hz 的重复爆发。三相波是一种具有特征性但无特异性的脑电图波形，因为最早见于肝性脑病患者，因此在某种意义上，脑电图的三相波又成了肝性脑病的同义词。

近来发现，三相波除见于肝性脑病以外，也见于中毒、代谢及结构异常的脑部疾病。三相波与意识损害密切相关，出现在不同疾病所导致的昏迷，但在肝性脑病昏迷时所出现的三相波，其背景活动较其他原因所导致昏迷而出现的三相波背景为慢。三相波产生的原因，一般认为是结构性改变或代谢所致丘脑皮质中介神经元功能障碍。谷氨酸代谢异常是产生三相波的主要机制，大约 25% 的肝性脑病患者可记录到三相波，而超过 10% 中毒性脑病也可记录到三相波。

三相波的出现及预后与致病因素密切相关，缺氧性损害及锂中毒患者预后较差，生存者神经功能恢复较差。

三相波可见于 1 个月至 85 岁，60 岁以上比较多见，30 岁以下年轻人较少见，无性别差异。在肝功能障碍时出现三相波，同时可伴有其他症状或慢性智能障碍。在肾衰竭患者，出现三相波与患者失代偿有关。在缺氧性昏迷后最初几天也可以出现三相波，但常伴有肌阵挛。部分 α 昏迷也可出现三相波。代谢异常（如高钠血症、低钠血症及低血糖）、甲状腺疾病（甲状腺功能亢进或低下）、脑炎、中风、CJD、阿尔茨海默病、癫痫发作后、脑脓肿、造影剂中毒、消炎镇痛类药物过量、头部外伤、硬膜下血肿、脑脂质沉积、脑膜癌病、糖尿病等，都可出现三相波。

二、脑电图定量分析

随着计算机技术的普及应用，采用实时的模拟 – 数字信号转换分析技术，考虑和权衡各种数据和因素，使分析得到的结果比传统的目测分析方法增加了可信性，极大地提高了神经电生理检查的阳性率。但由于对一些灵敏数据不能很好控制，因此对于脑电图的定量分析在临床上应有选择性的应用，并不能完全取代传统的分析方法。

（一）尖波的确定

对于常规脑电图的记录的读图一般是每张记录、每个片段的分析阅读。而对于长程监测脑电图则不可能采用常规脑电图的分析方法。因此，需要选用更快、更方便的分析方法用于超过一天以上的记录结果。在这种情况下，可应用分析软件确定发作间歇期和尖波的分离发放。

（二）脑电图功率谱分析

脑电图功率显示了具有临床意义的各导联脑电图活动的频带，如 δ、θ、α、σ（或 β_1）和 β（或 β_2），有时又称为脑电图频率分析。

1. 正常脑电功率谱

正常年轻人脑电图的 α 节律为 10.32Hz，平均年龄为 75 岁的正常老年人则为 9.39Hz。有 24% 老年人的脑电图有不同程度异常，通常频率降低超过正常参照值的 54%，80 岁以上老年人，脑电图快活动逐渐减少，主要与脑血流和脑代谢降低有关。

2. 认知功能障碍的脑电功率谱

脑电功率谱分析对诊断认知功能障碍有一定的意义。脑电图 δ 活动与智力减退密切相关，老年认知功能障碍患者脑电功率谱表现为 δ 和 θ 频段增加、α 和 β 频段平行性降低。对怀疑老年认知功能障碍者记录其睁眼与闭眼时的脑电功率谱，对照两者之间差异，发现患有认知功能障碍者的脑电功率谱可以分为三种类型：

A 型功率谱：特征为主频 6.5 ~ 12Hz 带宽的单个频率或多频率，主要反映了皮质丘脑和皮质下的功能状态。当皮质丘脑或皮质下的功能降低时，脑电功率谱变慢。所有血管性认知功能障碍者的脑电功率谱为 A 型，而老年性认知功能障碍者仅有 44% 的脑电功率谱为 A 型。

B 型功率谱：这一类型特点为主频 6.5 ~ 12Hz 带宽的频率消失，相应 6.5 ~ 12Hz 以下的频率增多。B 型功率谱主要见于老年性认知功能障碍，在血管性认知功能障碍比较少见。但与疾病严重程度并没有相关性。

C 型功率谱：表现为所有频率的能量均降低，仅有少数老年性认知功能障碍表现为 C 型脑电功率谱。在老年性认知功能障碍者，B 型脑电功率谱为 1 ~ 6.5Hz 和 23 ~ 28.5Hz 的能量平均分布，主要位于大脑后部和前部。老年性认知功能障碍者脑电功率谱不同，主要取决于两个方面：一是患病前的脑电图形态特征，如在正常情况下，大脑在没有疾病驱使慢频率增加时，表现为 A 型功率谱的脑电图为低平或低幅的 α 节律；另一方面是，老年性认知功能障碍的脑部病理变化并不相同，病因机制各异，因此，α 频带主频率消失与智能衰退并无相关性，而与神经病理变化的类型有一定关系。

3. 中风后的脑电图功率谱

临床采用 Barthel 评分（脑中风患者的功能评分）分析中风患者 6 个月后，评分大于 60 时，定量脑电图在半球损害后第 3 和第 6 个月 δ 频带明显减少，而 θ 和 α 频带明显增加，病后第 3 个月与第 6 个月之间没有明显差异，健侧半球的脑电功率谱并不发生变化。当 Barthel 评分小于 60 时（日常生活能力受到严重损害），在病后第 3 个月，受损侧 δ 频带活动平均降低 19%，6 个月后减少 21%；而相应 θ 频带活动分别增加 48% 和 53%；α 频带分别增加 60% 和 69%，中风后患者脑电图慢活动降低和 α 频带增加主要在中风后的前 3 个月。

三、动态脑电图

传统的常规脑电图记录过程中，由于患者的活动基于控制条件下，即使在轻度睡眠中也不能满意地描记电生理的异常发作。动态脑电图是不同于常规脑电图的记录，尤其适用于无先兆的癫痫大发作患者的临床观察，特别是具有电生理上的发作而无任何临床表现的癫痫患者，并可检测出亚临床发作，对抗癫痫药物的选用具有指导作用。

近年来，随着计算机技术的发展，动态脑电图的记录分析能力有了很大的加强，但对记录结果的回放分析，仍然依靠视觉判断分析。这是由于动态脑电图比常规脑电图检查产生更多的伪差，主要是患者在记录过程中的运动及无法避免的各种干扰源所产生的伪差，如当患者在记录过程中习惯性地在手中旋转笔时，可以在枕部产生周期性节律性慢波。

动态脑电图记录电极安放通常根据检查需要设计排列，电极用火棉胶粘贴固定。脑电图记录一般为 8 个通道，如果需要可以增加通道记录其他生理功能的信号监测。早期的动态脑电图应用磁带记录，目前采用的为闪光卡或硬盘，一般记录 24 小时，对个别患者如果记录过程中没有异常发作，可以重新更换电池、电极及闪光卡继续进行记录。

当对记录结果进行分析时，可以采用记录速度的 20～60 倍进行回放，对可疑的地方应用正常速度进行回放分析，特别在有发作标志的前后部位应尤其予以关注。

动态脑电图的伪差较多，因此数字化分析对动态脑电图帮助不大，视觉分析仍然是动态脑电图的基本分析方法。

四、视频脑电图

视频脑电图又称为遥感脑电图监测系统，与动态脑电图不同的是避免了各种环境因素的影响，减少了各种伪差，是一种高质量的长程脑电图记录方法。

采用视频监控脑电图技术可定时进行超长时间的脑电图记录。检查时，将患者安置在检查室或一特定的房间内，同时记录患者的行为和相应的脑电图变化，并进行同步性结果分析。

第二节　诱发电位

脑诱发电位是根据检查需要，设计和应用各类刺激作用于神经系统，经平均、叠加后记录的诱发电位波，是同一神经动作电位在容积传导中由上肢向躯干的电流发放。脑诱发电位与刺激脉冲具有锁时关系。临床常规的诱发电位检查根据采用刺激方式的不同，分为躯体感觉诱发电位、脑干听觉诱发电位及视觉诱发电位。

一、躯体感觉诱发电位

躯体感觉诱发电位是神经系统对电刺激的特殊反应，与常规记录感觉和运动神经传导速度相似，可以在周围和中枢神经多个部位记录，通过刺激较大的混合神经及肌皮神经，应用平均叠加技术，记录波幅为 1～50μV 的周围神经、神经丛、脊髓和皮质诱发电位，并可重复记录。

（一）上肢躯体感觉诱发电位

在刺激正中神经时，它反映的是 $C_6 \sim T_1$ 节段的脊髓功能状态；当刺激尺神经时，记录的 N_{11} 电位反映的为 C_8 获得的神经反应电位。在颈部最常用的方法是在 C_5 或 C_7 安放记录电极来记录脊髓和脑干动作电位。一般可以记录到三个负相波 N_{11}、N_{13} 和 N_{14}。N_{11} 是产生于神经后根进入脊髓后角的突触前电位。刺激上肢正中神经及尺神经后，可以在肘部、Erb's 点、颈部、颅顶记录到神经动作电位。应用双极电极在肘部记录的为 N_5 波，可测定周围混合神经传导速度。在 Erb's 点（锁骨中点上 2cm）记录的 N_9 波，是顺向传导的感觉纤维和逆向传导的运动纤维经过臂丛的电活动，而在颈 5 记录的 N_{13} 电位反映相应节段感觉上行纤维在脊髓后角的突触电位。当电极位于兴奋点后方时，记录的波形为负相，记录点在兴奋点前方时，记录的波形为正相。病理状态下 N_{13} 波幅可能降低，但由于在颈段的信号放大效应，仍可记录到正常的脑干和皮质电位。N_{14} 电位是在颈延连接部位内侧纵束或楔束核记录的动作电位。从颈前记录，可以使 N_{13} 和 N_{14} 清晰分开，在颅顶采用非头皮参考电极记录远场电位时，波形反转为 P_{13} 和 P_{14}。颅顶记录的远场电位 N_{19}/P_{25} 是产生于皮质躯体感觉神经元与传入丘脑－皮质束的同步突触后电位，分别产生于皮质的顶叶和额叶。当怀疑皮质病变时，采用非头皮参考电极，在 C_3'、C_4' 记录，在额叶可以记录到一个阳性波 P_{22}，随后是一个大的负相波 N_{30}。

（二）下肢躯体感觉诱发电位

刺激胫神经后，在腘窝、L_1 脊椎、头皮分别记录到体感诱发电位 N_8、N_{18}、N_{22}、P_{31}、N_{34} 及 P_{37} 波。N_8 是产生于周围神经的动作电位，N_{18} 是通过在腰骶部马尾和后柱的传导反应波；另一个重要的波形成分是 N_{22}，为脊髓后角的突触电活动，类似于颈段的 N_{13}；在颈段记录的 N_{33} 电位则反映了脊髓小脑通路和薄束核的电活动。正常情况下，由于后柱上行性传导冲动的分散和肌肉伪差，记录 P_{31} 比较困难。下肢体感诱发电位的皮质投射点位于大脑内侧裂深部感觉皮质区，采用 Cz－Fz 连接首先记录到 N_{34}，随后是 P_{37}。在踝部刺激腓神经后，可以记录到类似于腰髓的短潜伏期电位 N_{11}、脊髓 N_{19} 电位及皮质的 P_{37} 电位。

（三）诱发电位的临床应用

随着电子计算机技术的发展，诱发电位技术得到了广泛普及和应用。

（1）用于周围及中枢神经系统疾病或损伤的鉴别诊断，如脱髓鞘疾病、脊髓或颅内占位性疾病、外伤导致神经损伤的部位。

（2）对一些先天性及退行性疾病进行神经功能评价及预后判断。

（3）日常能力的客观评价，如听力、视力及躯体感觉，也用于功能性与器质性病变的鉴别诊断。

（4）用于神经外科、骨科、心脏外科及麻醉深度的术中监护。

（5）用于术后及危重患者的监护及脑死亡的判定。

（6）特殊诱发电位检查：事件相关电位，用于高级心理功能的研究。

体感诱发电位的波幅因个体差异变化较大，临床主要根据潜伏期变化来分析检查结果。

根据国际脑电图协会制定的诱发电位波形分析标准，上肢体感诱发电位必须记录 N_9、N_{13}、P_{14}、N_{18} 和 N_{20} 波，测量 N_9-N_{20}、N_9-P_{14} 及 $P_{14}-N_{20}$ 波间潜伏期。N_9-P_{14} 波间潜伏期反映了从臂丛到下脑干的神经传导功能，$P_{14}-N_{20}$ 反映了从下脑干及皮质主要感觉区的神经传导功能，N_9-N_{20} 反映的是从臂丛到皮质主要感觉区传导功能，N_{13} 波反映的是颈髓下段的活动状态。与波间潜伏期比较，由于 N_9 潜伏期受到手臂长度影响，绝对潜伏期缺少实际应用的价值。对于刺激胫后神经记录体感诱发电位，国际脑电图协会规定至少应记录腰部固有电位和皮质主要感觉区的波形成分 P_{37}，测量各波潜伏期和腰部固有波到 P_{37} 的波间潜伏期。后者接近于腰髓至皮质主要感觉区的传导时间。因此，应测量 P_{31} 和腰固有波至 P_{31} 及 $P_{31}-P_{37}$ 波间潜伏期，分别评价从腰髓至脑干及从脑干至皮质主要感觉区的传导时间。对于下肢体感诱发电位的周围和脊髓传入通路因个体高度不同而各异，有些实验室依据身体高度来调节腰部记录的体感诱发电位结果分析正常值。患者身高与 P_{37} 绝对潜伏期的相关性意义，要远远大于与 $SLP-P_{37}$ 波间潜伏期的相关性。判断体感诱发电位异常的主要指标是波形成分的消失和波间潜伏期延长。通常限定波间潜伏期大于 2SD。上肢体感诱发电位 N_9-N_{13} 波间潜伏期延长，提示神经根或颈髓损害。当 $N_{13}-N_{20}$ 波间潜伏期延长时，提示损害在颈髓与大脑皮质之间。N_{13} 波幅降低或消失，则提示病变部位在颈髓。下肢体感诱发电位记录时，如果 N_8 正常，而腰部电位消失，提示病变的部位在腰部脊髓或马尾。$N_{22}-P_{37}$ 或 $N_{22}-P_{31}$ 波间潜伏期延长，提示病变在腰髓或胸腰髓。体感诱发电位是一种客观的神经功能评定方法，反应的仅是本体感觉神经传导通路的生理功能状态。当体感诱发电位异常时，应注意强调提示病变的部位。由于病变的性质并没有特异性，报告描述应避免采用病理性判断用语。

（四）神经系统疾病的体感诱发电位改变

1. 周围神经病变

周围神经病变时，在周围和中枢记录的体感诱发电位波幅均降低，绝对潜伏期延长，而波间潜伏期正常。在脊髓小脑变性、脑白质营养不良、感染性神经病、维生素 B_{12} 缺乏所导致的亚急性联合变性，周围感觉神经动作电位消失。此时，体感诱发电位由于中枢放大作用，可见残余电位，利用其来测定周围感觉神经传导速度，帮助明确诊断。在一些遗传性神经病时，用体感诱发电位测定周围神经近端节段传导速度，有助于疾病的诊断。另外，在周围神经外伤后，体感诱发电位可以先于感觉神经动作电位出现来判断神经轴索的再生。

2. 臂丛神经损伤

体感诱发电位与常规肌电图、神经传导速度的测定，可以确定臂丛损伤的部位和判断预后。体感诱发电位的异常包括 N_9 波幅降低或消失，肘部、鹰嘴的所有反应波减低，N_9-N_{13} 波间潜伏期的延长。皮质体感诱发电位波形的存在，并见有异常的感觉神经传导速度，提示在周围和中枢神经系统之间有部分联系。相反，感觉神经传导速度和体感诱发电位的 Erb's 点电位正常，而颈部和头皮电位消失，提示神经根完全撕脱。由于外伤后，同时伴有神经丛节前和节后几个节段的损伤，所以很难做出精确的定位判断。当仅有一或两个神经根损伤时，进入到脊髓的混合神经是经过多个神经根传入的，因此刺激正中神经或尺神经记录的诱发电位可以正常。虽然通过单个节段刺激可以解决上述问题，但必须与对侧记录的结果相对照，同时正常人有时记录 N_9 和 N_{13} 电位也比较困难。

3. 神经根病变

在诊断颈神经根病变方面，刺激正中神经、尺神经、桡神经记录体感诱发电位的灵敏性低于肌电图检查。采用指端刺激记录体感诱发电位具有高灵敏性、低特异性。在患有脊椎病所导致的颈神经根病及脊髓病变者，80%~90%刺激胫神经和尺神经记录体感诱发电位异常。表现为刺激胫神经记录的N_{22}、P_{38}波幅降低，波间潜伏期延长；刺激尺神经记录的N_{13}消失，N_{20}波幅降低及$N_9 - N_{13}$、$N_9 - N_{20}$波间潜伏期延长。在患有胸腔出口综合征的患者，临床检查、肌电图和神经传导速度测定可以是正常的，体感诱发电位检查有异常发现。一般表现为低波幅的N_9电位，伴有$N_9 - N_{13}$波间潜伏期延长；也可以是N_9波幅正常，N_{13}波幅降低，同时$N_9 - N_{13}$波间潜伏期延长。刺激尺神经时记录的异常结果多于正中神经。由于体感诱发电位是由多个混合神经所产生的，采用肌皮神经刺激记录的脊髓和皮质诱发电位对诊断神经根病变较肌电图更为灵敏。

4. 中枢神经系统疾病

许多中枢神经系统的疾病可以导致体感诱发电位异常。脊髓病变时，表现为潜伏期的异常变化；轴索损害时，首先表现为中枢波幅的变化。由于神经重叠支配，体感诱发电位的结果并不能明确提示病理状态，具有一定局限性。但在各种外科手术中，仍可作为监测脊髓、脑干及大脑皮质功能状态的方法。

5. 脱髓鞘疾病

体感诱发电位可以帮助确定临床怀疑而无症状的多发性硬化。大约2/3的多发性硬化患者刺激正中神经记录的体感诱发电位为异常，而这些患者的一半临床无症状或感觉受累的体征。在下肢白质传导通路较长，体感诱发电位对多发性硬化的诊断灵敏性高于上肢，对患有脑白质不良患者，体感诱发电位异常主要表现为中枢传导时间延长。

6. 压迫性病变

由于脊椎病变导致的颈段脊髓压迫，采用刺激尺神经和胫神经记录体感诱发电位较刺激正中神经敏感。在临床检查缺少客观体征时，体感诱发电位表现异常，通常N_{13}波幅降低或消失。而在枕大孔病变（Arnold - Chiari 畸形或肿瘤）时，体感诱发电位N_{13}存在，$N_{13} - N_{20}$波间潜伏期延长。在脊髓外伤后早期，诱发电位的变化可以帮助判断临床预后。

7. 脊髓内病变

在脊髓内缓慢生长的肿瘤不影响到感觉神经传导通路，体感诱发电位可以正常。在动静脉畸形时，体感诱发电位可以帮助确定重要的侧支循环来选择栓塞和手术切入点。在脊髓空洞症患者，胫神经体感诱发电位常为异常。

二、视觉诱发电位

视觉诱发电位是由视觉刺激后在枕部记录的诱发反应电位。视觉诱发电位可有闪光刺激、半视野图形翻转及全视野图形翻转。闪光刺激用于患者不能配合固定注视全视野图形翻转刺激者。由于闪光刺激的潜伏期变异较大，因此，仅作为视觉传导通路的评价。由于全视野刺激是采用单眼分开刺激，适用于前视路病变检测，半视野刺激适用于视交叉旁病变的定位诊断。

闪光刺激应用常规脑电图的光刺激器放置在患者前面，让患者闭上眼睛，使强光通过眼睑作用于视网膜。完整闪光刺激记录的视觉诱发电位反映了从视网膜到外侧膝状体的神经传导通路。如果采用图形翻转可重复记录到视觉诱发电位，并不采用闪光刺激。图形翻转刺激是让患者坐在黑白翻转的中等大小的棋盘格刺激器前，在枕部记录诱发电位。但诱发电位反应受到下列因素影响：棋盘格大小影响视觉诱发电位潜伏期；刺激视野大小影响诱发反应灵敏度；棋盘格翻转的频率影响诱发电位主波潜伏期；刺激器的亮度降低可导致诱发电位波幅降低；刺激器的对比度过低将导致 P_{100} 波幅降低，潜伏期延长；患者视点固定不好，也可导致波幅降低。

（一）正常视觉诱发电位波形

正常视觉诱发电位检查一般显示 3 个稳定波形：N_{75}、P_{100} 和 N_{145}。临床常规分析大约在 100 毫秒出现的正相波，而 N_{75}、N_{140} 并不作为常规分析指标。

（二）波形变异

在视觉诱发电位有两种常见波形变异，即波形分裂和波形翻转。两种变异产生的原因，都是由于视觉皮质及视放射的解剖变异。如果波形分裂较窄，而潜伏期正常，则视觉诱发电位为正常。视觉诱发电位主要用于评价视觉通路前部的功能状态，当单眼视觉诱发电位的 P_{100} 潜伏期延长时，一般提示为视交叉前病变。如果双侧 P_{100} 潜伏期均延长，则提示病变可为视神经或视交叉及广泛性视交叉后病变，采用半视野刺激，可以对这些不同部位的病变进行鉴别。当 P_{100} 绝对潜伏期超过 117 毫秒时，则考虑 P_{100} 潜伏期延长。两眼间的潜伏期差对临床诊断的意义比绝对潜伏期更大。如果两眼之间的差值超过 13 毫秒，尽管绝对潜伏期值正常，仍考虑为异常。

（三）视觉诱发电位异常的临床意义

1. 视神经炎

视神经炎的视觉诱发电位典型异常变化是 P_{100} 潜伏期延长，单侧视神经炎仅表现为单眼 P_{100} 潜伏期延长，如果在无症状的眼睛记录到 P_{100} 潜伏期延长，提示存在亚临床视神经炎。视神经炎急性期后视觉诱发电位转为正常的较少。

2. 多发性硬化

大约有 15% 视神经炎患者最终出现其他多发性硬化的症状。对患有视神经炎的患者，进行体感诱发电位检查，可以发现亚临床病灶。当临床出现中枢神经系统其他部位损害，提示多发性硬化诊断时，应进行视觉诱发电位的检查，以检测出亚临床性损害病灶。约 40% 多发性硬化患者视觉诱发电位 P_{100} 潜伏期延长，但并没有视神经炎的病史。事实上所有患视神经炎的患者，其患侧的 P_{100} 潜伏期均延长，即使绝对潜伏期正常，两侧波间潜伏期差也是异常的。

3. 肿瘤

影响到视觉通路的肿瘤通常是由于对视神经和视交叉的压迫。视野障碍在各眼之间可以不同，但视觉诱发电位始终是异常的，视敏度与视觉诱发电位之间没有相关性。

视觉诱发电位的异常可以是绝对潜伏期或相对潜伏期延长，也可以表现为波形或波幅变化。潜伏期的变化较波形和波幅的变化更可靠。肿瘤影响到后视路时，很少出现视觉诱发电位异常。在患有偏盲的患者，全视野棋盘格翻转刺激通常是正常的。

4. 假性脑瘤

假性脑瘤患者可出现颅内压增高，但脑结构并没有受到损害。如肿块或阻塞性脑积水，如果高颅压没有得到及时有效治疗，可造成视神经损害；如果治疗有效，视觉缺失症状可以得到改善；如果颅内压持续增高，可导致视神经持续性损害。大多数患有假性脑瘤患者的视觉诱发电位正常，少数在视觉损害早期出现诱发电位异常。但诱发电位并不作为颅内压的监测手段。

5. 功能性疾病

在怀疑功能性视觉缺失时，可以用视觉诱发电位做出评价。正常视觉诱发电位可以反映视觉通路的完整性，闪光刺激的正常视觉诱发电位仅提示到外侧膝状体的视觉传导通路正常，但并不能排除皮质盲，应采用半视野刺激来确定功能性视觉障碍。

6. 眼球和视网膜病变

许多眼球和视网膜病变可以导致视觉诱发电位异常，但不作为这些疾病的诊断手段。在青光眼患者，视觉诱发电位可出现潜伏期延长及波幅降低，但视觉诱发电位正常并不表明眼压正常。

7. 皮质性失明

在一些优势半球病变导致的皮质盲，视觉诱发电位检查可以为正常。采用小棋盘格刺激，可检测出异常的视觉诱发电位，但并不作为临床常规应用。

三、脑干听觉诱发电位

脑干听觉诱发电位是由脑和听神经对声音刺激后产生的复合性电位，波形主要成分起始于脑干。脑干听觉诱发电位主要用于评价患者患有听力降低或怀疑脑干病变时，尤其对听神经瘤检测，是一种灵敏和经济的检查方法。

（一）脑干听觉诱发电位临床应用

在听觉诱发电位，主要分析Ⅰ～Ⅴ波的波形及潜伏期、波间期。因此，应首先确定Ⅰ波和Ⅴ波。Ⅰ波是由听神经远端部分所产生的，一般在刺激后2毫秒左右出现。Ⅲ波是由上橄榄核至外侧膝状体的投射纤维所产生的。Ⅴ波是产生于脑桥至中脑的投射纤维，一般出现在刺激后6毫秒左右，随着刺激强度降低，Ⅴ波最后消失。各波潜伏期较波幅更为重要，主要测量Ⅰ波、Ⅲ波、Ⅴ波潜伏期及Ⅰ～Ⅲ波和Ⅲ～Ⅴ波的波间潜伏期。Ⅰ波潜伏期延长多见于听神经远端损害，但并不多见于听神经瘤。Ⅲ波潜伏期延长提示听神经近端至脑桥内侧受累，病变可能为听神经或脑干病变，但常见于听神经瘤。Ⅲ～Ⅴ波间潜伏期延长，提示病变位于脑桥至中脑之间。

Ⅰ～Ⅲ波和Ⅲ～Ⅴ波间潜伏期延长，提示病变影响到双侧脑干、脑桥末端以上或脑桥末端及听神经，多见于脑桥病变。

Ⅰ波消失，Ⅲ波、Ⅴ波正常，提示周围听力损害，不作为脑桥末端听力传导损害的评价。Ⅰ波消失，伴有Ⅲ波、Ⅴ波潜伏期延长或波形消失，提示病变部位在听神经至脑桥末端的传导性损害，但是由于缺少Ⅰ～Ⅲ波间潜伏期，对客观听力评价比较困难。

如果Ⅲ波消失，Ⅰ波、Ⅴ波正常，Ⅰ～Ⅴ波间潜伏期延长，损害可存在于从听神经至中脑的任何部位。

Ⅴ波消失，Ⅰ波、Ⅲ波正常的情况并不常见，但如果出现，则提示病变位于脑桥以上的听觉传导通路，同时应伴有Ⅲ～Ⅴ波间潜伏期延长。

（二）特殊疾病的听觉诱发电位的改变

1. 听神经瘤

脑干听觉诱发电位对大多数听神经瘤诊断是非常敏感的。在早期，听觉诱发电位可以正常，当肿瘤较大时，Ⅰ波后的各波形可完全消失。

2. 脑干肿瘤和中风

大多数脑干内肿瘤患者的脑干听觉诱发电位均为异常，特别是当脑桥受累时，通常为Ⅲ波、Ⅴ波消失和Ⅰ～Ⅴ波及Ⅲ～Ⅴ波间潜伏期延长。

在脑干梗死时，大多脑干听觉诱发电位异常，少数病例的脑干听觉诱发电位可正常，但诱发电位波幅降低。50%影响到后循环的短暂性脑缺血，脑干听觉诱发电位潜伏期可以正常，约50%脑干血供恢复后，听觉诱发电位可恢复正常。

3. 多发性硬化

对临床怀疑患有多发性硬化的患者，脑干听觉诱发电位没有视觉诱发电位和体感诱发电位敏感，脑干听觉诱发电位的异常表现为Ⅴ波波幅降低及Ⅲ～Ⅴ波间潜伏期延长。大多异常为单侧。脑干听觉诱发电位不能区别脱髓鞘疾病与肿瘤及脑梗死。

4. 昏迷和脑死亡

如果脑干听觉诱发电位Ⅰ波后的波形完全消失，则可判断为脑死亡。大约10%的脑死亡患者可记录到完整的Ⅱ波，因为Ⅱ波是由听神经颅内段所产生的，当Ⅱ波存在时，评价脑死亡应结合临床其他体征及脑干诱发电位其他波形的变化。

5. 其他各种疾病

在患有脑膜炎、维生素 B_{12} 缺乏、癫痫、酒精中毒及糖尿病时，脑干听觉诱发电位可以出现各自不同的异常改变。

第四章　神经系统疾病的治疗新技术和新方法

第一节　颈动脉内膜切除术

颈动脉内膜切除术（carotid endarterectomy，CEA）是通过外科手段在直观下将堵塞在颈动脉内的粥样硬化斑块去除，预防由于狭窄或斑块脱落引起脑卒中的一种方法。

1954年，医生进行了第一次颈动脉内膜切除术。在随后的几十年里，大量的CEA得以开展；到1985年，手术的数量已经达到10万余例。但是，没有大规模的临床试验验证CEA是否优于内科非手术治疗。北美症状性颈内动脉狭窄内膜剥脱研究（North American Symptomatic Endarterectomy Trial，NASCET）和欧洲颈动脉外科研究（The European Carotid Surgery Trial，ECST）先后在20世纪进行了CEA与内科非手术治疗（主要使用阿司匹林）的疗效对比，两研究均证明对于狭窄程度在70%～99%的症状性颈内动脉狭窄的患者，CEA组严重卒中的危险和所有卒中的危险均明显下降，CEA明显优于内科非手术治疗。无症状性颈动脉粥样硬化研究（Asymptomatic Carotid Atherosclerosis Study，ACAS）入选1 662例颈动脉狭窄>60%的无症状患者，进行手术和药物治疗的对比，在平均随访2.7年后，同侧卒中、围术期卒中或死亡的风险在外科手术组患者为5.1%，药物治疗组患者为11.0%，提示对于无症状狭窄的患者CEA治疗可以使之获益。欧美的研究结论推动了CEA在治疗此类疾病中的应用，一度曾经为治疗此类疾病的标准术式。

随着颈内动脉支架手术（CAS）在颈内动脉狭窄患者治疗中的开展，特别是发明保护装置之后，使得CAS的安全性得以明显改善，CEA的地位受到了挑战。对于CAS与CEA孰优孰劣的争论已经进行了十余年，为证明两者的优劣，国际上也进行了大量研究。CREST（颈动脉血运重建内膜剥脱术对比支架置入术的随机临床试验）研究国际多中心随机对照研究，比较了CEA与CAS的安全性与疗效，结果提示症状性患者主要终点事件（30天死亡、卒中、心肌梗死及4年的同侧卒中）发病率两种治疗方法没有区别，并且提示CEA、CAS分别更适合年龄>70岁和<70岁的患者；SAPPHIRE（支架置入术与血管成形术在高危患者中的应用）研究提示对于CEA高危患者CAS在有保护装置协助下其围术期的死亡、卒中、心肌梗死的总发病率低于CEA组（分别为4.4%和9.9%），主要终点事件（死亡、卒中、心肌梗死等）发生率明显低于CEA（分别为12.0%和20.1%）。

近些年由于药物治疗飞速发展，治疗更加规范，有学者认为其疗效较CEA并不差，目前缺乏对CEA与最好的内科非手术治疗的比较。

一、手术适应证

（1）在过去的 6 个月内症状性同侧严重颈动脉狭窄（70%～99%）的患者。

（2）在过去的 6 个月内症状性同侧中度颈动脉狭窄（50%～69%）的患者，要根据患者的具体情况（年龄、性别、肥胖、伴发疾病）决定是否手术。

（3）无症状的颈动脉狭窄患者（脑血管造影 >60%，多普勒超声造影 >70%）。

二、手术禁忌证

（1）难控制的高血压：血压高于 24/15kPa（180/110mmHg）时不宜手术。

（2）6 个月以内发生过心肌梗死、心绞痛、充血性心力衰竭。

（3）慢性肾衰竭、严重肺功能不全、肝功能不全。

（4）特别肥胖、颈强直者。

（5）责任血管侧大面积脑梗死，对侧肢体严重残疾。

（6）恶性肿瘤晚期。

（7）对侧 ICA（颈内动脉）闭塞。

三、CEA 手术并发症

（1）局部神经损伤：不常见，且多为持续数周至数月的可逆性短暂神经功能缺失，常见受损的神经有喉返神经、面神经、舌咽神经、迷走神经等。精细的外科技术以及丰富的解剖学知识，应用锐性剥离及常规使用双极电凝，将有助于预防大多数脑神经损伤的发生。

（2）高灌注综合征：一般出现在有严重狭窄和长期低灌注的患者，该类患者狭窄的颈内动脉自主调节功能减退，不能根据血压的波动而调节血管的收缩与舒张。表现为头痛、昏睡、癫痫、脑水肿、脑出血等。严格控制血压是最直接有效的方法。

（3）脑梗死或 TIA（短暂性脑缺血发作）：表现为突发的中枢神经受损症状和体征，多为栓塞引起，原因有术中斑块脱落及术后动脉闭塞。

（4）伤口局部血肿：是常见的并发症，因伤口血肿一般相对较小，几乎很少引起不适，大的血肿、明显的局部压迫症状或有扩散倾向的需要紧急处理。

（5）高血压：是很严重的并发症，能够增加术后并发症的危险，如颈部血肿和高灌注综合征，可能由于手术影响了颈动脉窦压力感受器的敏感性。因此，除术前要积极控制高血压外，在分离颈总动脉时应仔细，避免损伤迷走神经和颈动脉窦压力感受器。

（6）低血压：通常都能在 24～48 小时恢复。补液或输注升压药物效果较好，严重低血压者应排除心肌梗死的可能性。

（7）狭窄复发：颈动脉内膜切除术后可以再次出现有症状或无症状性狭窄，复发的原因可分为局部或全身性因素，而重要的局部决定性因素之一则是颈动脉内膜剥脱部位的残余病灶。因此，手术时应尽可能地将病变斑块剥除干净。

CEA 作为治疗颈内动脉开口部位狭窄最重要的外科治疗方法，已经被证明确实有效，但是由于存在手术风险，由 AHA（美国心脏联合会）公布了 CEA 的质量标准：手术医师须年手术 25 台以上，围术期卒中发生率和病死率须控制在症状性狭窄患者 <6%、无症状性狭窄患者 <3%。目前尚缺乏 CEA 与最好的内科治疗的疗效观察对比。

第二节　缺血性脑血管病的血管内治疗

脑供血动脉的狭窄近些年在缺血性脑血管病的重要位置日益受到重视，动脉的狭窄主要通过降低了脑灌注和脑供血量，栓塞、狭窄远端血栓清除能力的下降导致缺血性事件的发生，因此清除狭窄、改善不稳定的狭窄处的斑块，能够提高脑供血和灌注，减少栓塞事件的发生，从而起到预防缺血性脑血管病的发生。对于颈内动脉开口部位的狭窄，可以采用颈动脉内膜切除术进行治疗，而其他部位的狭窄到目前为止外科内膜切除术尚无法进行有效的干预。近些年来，已经被证明行之有效的治疗心血管病的方法开始在缺血性脑血管病中得到广泛尝试，主要包括血管成形术和动脉溶栓/取栓术。血管内治疗对设备的要求更高，且非有经验的团队不能为之。

一、脑供血动脉的血管成形术

1979 年，球囊血管成形术首次应用于颈动脉狭窄的治疗。1989 年，首个球囊扩张支架在颈动脉中成功应用。脑供血动脉的血管成形术是通过机械（球囊扩张、球囊扩张联合支架置入等）的方法改善影响供血动脉的病变（动脉狭窄、动脉夹层、动脉闭塞等），目前主要采用的方法是球囊扩张联合支架置入术。

1. 血管成形术适应证

症状性颈内动脉狭窄（>70%），不适合进行 CEA 治疗（主要是外科治疗的高危人群）；症状性颅内动脉狭窄（>70%）及症状性颅外椎动脉狭窄。

2. 血管成形术禁忌证

合并颅内外肿瘤或 AVM（颅内动静脉畸形）、目标血管侧大脑半球功能严重受损、4 周内发生过卒中、无合适的血管入路、患者或患者家属不配合。

3. 血管成形术的并发症及危险

死亡、心肌梗死、动脉损伤、短暂性脑缺血发作、脑梗死、脑出血和高灌注综合征等。

脑供血动脉的血管成形术近些年来随着器械的发展，其发展迅速，越来越显示了其优越性，对颈内动脉狭窄的治疗效果甚至可以与 CEA 相媲美，但是其受手术者的综合医学水平和操作技巧的影响很大，所以在对脑供血动脉的血管成形术的术者进行严格有效的培训是很重要的。关于 CEA 与 CAS 的优劣争论可能会持续很长的时间，但是治疗的微创化是医学的发展方向，笔者相信随着 CAS 培训的系统化、术式的规范化，有可能会取代 CEA。大规模的临床试验多在与 CEA 进行比较，但是尚缺乏其与最好的内科治疗相比较的大规模临床试验证据。

二、动脉内溶栓、动脉内器械取栓术/碎栓术

静脉 t－PA（组织纤溶酶原激活物）溶栓是急性缺血性卒中的有效治疗方法，但其存在明显局限性，主要包括溶栓时间窗短（4.5 小时）、再通率低、用药量大等。鉴于以上缺点，一些研究人员开始关注动脉内溶栓药物的应用，包括尿激酶（UK）、t－PA 和 pro－UK（尿激酶原）等。动脉溶栓开始于 1983 年，是近年研究的热点，目前多采用超选择性血管内溶栓。造影确定闭塞部位后，经微导管在血栓内注射药物，使得血栓局部药物浓度较高，提高血管再通率。溶栓过程中反复血管造影，可即时监测血管再通和再通后有无狭窄等。关于动脉内溶栓的典范是 PROACT（前赖氨酸在急性脑血栓栓塞的应用）Ⅰ 和 PROACT Ⅱ 研究，两者比较了动脉内 pro－UK＋静脉内肝素与动脉内安慰剂＋静脉内肝素的效果。与静脉溶栓相比，动脉溶栓有较高的血管再通率，且症状性 ICH（颅内出血）的比例与 NINDS（国家神经障碍与中风研究所）t－PA 研究相似。还有一些关于动脉溶栓的研究结果提示，发病后 3～4 小时开始治疗可获得较高的血管再通率及较好的预后。

动脉内器械碎栓/取栓术比血管内药物溶栓治疗更具优势。它操作更快，只需数分钟就能实现血管再通，而动脉溶栓治疗则需要较长时间。器械溶栓颅内和全身出血的发生率也更低，再通率更高，对于大血管采用机械方法更有效。取栓/碎栓术不仅能够直接取出血栓，而且还通过破碎血栓或通过血栓，增加溶栓药物与血栓的接触，从而增强纤溶药物的药理作用。血管内器械干预治疗可分为血管内器械取栓、器械碎栓及两者联合三方面，这方面器械有 Microsnare、Neuronet、Penumbra、Merci Retriever、AngioJet 等。脑缺血多种机械取栓研究（MERCI）为国际性、多中心、前瞻临床研究。该研究的对象是发病 8 小时以内、存在大血管闭塞的急性卒中患者，且为不适宜接受静脉 rt－PA 溶栓或静脉溶栓治疗未成功的患者。研究结果提示静脉 rt－PA 溶栓后进行机械取栓和仅采用机械取栓是同样安全的，对于不适宜静脉 rt－PA 溶栓治疗以及静脉溶栓失败的急性缺血性卒中患者，采用第一代和第二代 MERCI 装置进行机械取栓，对于病变血管的开通是有效的。

1. 动脉内溶栓和动脉内器械取栓术/碎栓术的适应证

发病 8 小时内由大脑中动脉闭塞导致的严重脑卒中不适宜静脉溶栓的患者，发病 24 小时内后循环闭塞导致严重脑卒中的且不适合静脉溶栓的患者，没有使用溶栓药和动脉内治疗的禁忌证。

2. 动脉内溶栓和动脉内器械取栓术/碎栓术的禁忌证

超过时间窗的严重卒中患者；NIHSS（美国国立卫生院神经功能缺损评分量表）评分 >30 分，<4 分；6 周内有卒中发作史，卒中发生时有癫痫发作，临床提示蛛网膜下腔出血；颅内出血史或颅内肿瘤、难治性高血压、30 天内曾行外科手术或创伤、90 天内曾有头部外伤、14 天内有出血或活动性出血、口服抗凝 INR（国际标准化比值）>1.5。

3. 动脉内溶栓和动脉内器械取栓术/碎栓术的并发症同血管成形术

动脉内溶栓和动脉内器械取栓术/碎栓术仍存在局限性，其中最主要的局限性在于

自发病至开始治疗的时间差及自治疗开始至出现血管再通的时间延误。如，在 PROACT Ⅱ 研究中，自发病至开始治疗的时间差中位数 >5 小时；该技术对术者和其合作团队及仪器的要求更高，需要熟练的介入操作和丰富的脑血管病相关知识。另外，有些研究表明，血管再通并不意味着良好的临床结局，血管再通还不能替代临床终点作为疗效评价的指标。

第三节　功能神经外科在神经内科的应用

采用手术的方法修正神经系统功能异常的医学分支是为功能神经外科学（functional neurosurgery），早期亦称生理神经外科学、应用神经生理学。功能神经外科是运用各种手术或技术对中枢神经系统的某些结构进行刺激、破坏或重建，实现新的各系统平衡，达到缓解症状、恢复神经功能的目的，改善中枢神经系统的功能失调。

最早开展功能性神经外科工作的是 Horsley，但真正将功能神经外科工作用于临床的是 1947 年的 Spiegel 和 Wycis。20 世纪 60 年代中期开始，随着各种定向仪的研制成功，手术较以前更加准确，疗效明显提高。

一、功能神经外科的适应证

药物治疗效果差的帕金森病、难治性癫痫、微血管减压术能够治疗的疾病（三叉神经痛、面肌痉挛、舌咽神经体痛）、癌性疼痛及顽固性疼痛、小儿脑瘫等。

二、功能神经外科的禁忌证

尽管，功能神经外科手术在帕金森病、癫痫和疼痛等功能性脑病的治疗上获得了巨大的成功，但尚有部分功能性脑病不能采用功能神经外科手术，如：

（1）患者不满 18 岁或超过 65 岁。

（2）合并有其他急慢性疾病，如酗酒、镇静药及违法药物的滥用。

（3）合并偏执型或边缘型、反社会型、表演型的个性异常是相对的手术禁忌证，逃避或强迫症型个性异常不是禁忌证，随焦虑症的治疗成功该组症状可以消除。

（4）合并有中枢神经系统病变，如脑萎缩、痴呆或肿瘤。

三、功能神经外科的检测方法

检测方法包括以下几种。

（1）电生理技术的临床应用：神经电生理技术（肌电图、诱发电位及细胞内、外放电记录技术等）使手术的靶点更为精确，而且还应用于手术患者的选择和术后疗效的预测和评估，广泛应用于运动障碍病、癫痫、疼痛等疾病的手术靶点的选择和确认。应用微电极技术有助于靶点的最终确认。

（2）实时磁共振成像（interventional MR imaging，iMRI）技术：利用开放式磁共振仪进行磁共振成像（MRI）影像实时引导手术，使得操作台上即可以清晰地看到所要定位的手术靶点，三维重建技术为手术提供了良好的角度和方向，提高了手术的疗效。但是 iMRI 设备和检查费较昂贵，限制了它的普及和应用；对患者体动敏感，易产生伪影，不适于对急诊和危重患者进行检查。

（3）功能性磁成像（functional MR imaging，fMRI）技术：可以一次成像同时获得解剖与功能影像，被广泛地用于人脑正常生理功能、脑肿瘤和癫痫的术前评价，协助制订手术方案并最大限度保留神经功能。但其扫描时间长，空间分辨力不够理想；对体内有磁金属或起搏器的特殊患者不能使用。

（4）正电子发射扫描技术（PET）：PET 通过扫描颅内各分区的代谢情况，来判定病变的范围和程度。目前已在癫痫的手术中广泛应用。但是其体层面有限，造价高，正电子核素大都由加速器产生，半衰期短，制作和标记条件要求高。

四、功能神经外科植入材料

常用的功能神经外科植入材料有以下几种。

（1）脑深部电刺激电极：利用脑立体定向手术在脑内某一个特殊的位置植入电极，通过高频电刺激，抑制异常电活动的神经元，从而起到治病的作用，称为深部脑刺激技术（deep brain stimulation，DBS）。由于不破坏脑组织，为患者保留了今后接受其他新的治疗的机会，DBS 目前已经广泛应用于帕金森病、原发性震颤、癫痫、肌张力障碍等疾病的治疗。

（2）迷走神经刺激器（VNS）：VNS 类似于 DBS，主要用于各种类型的癫痫患者，控制癫痫发作，有效率在 60%～80%。刺激电极安装在颈部迷走神经上，延伸导线连接安装在胸前锁骨下的刺激器，刺激参数通过体外程控仪控制，可根据术后的病情调节刺激参数，满意控制癫痫。其特点为手术损伤小。

（3）微电脑泵（synchromed pump）：根据症状和病种差异，选择植入的部位和药物。可以在体外程控状态下，根据病情的需要，调节注射药物的速度。

（4）脊髓和周围神经电刺激装置：类似于 DBS，主要用于顽固性疼痛的治疗，避免了长期口服镇痛药的不良反应，难度不高，易开展。

第四节　立体定向技术

一、立体定向技术的发展

立体定向技术是利用空间一点的立体定向原理，通过影像学定位和测算，确定脑内某一解剖结构或病变部位，即靶点在颅腔内的坐标；再采用立体定向仪，将立体定向治疗专用的特殊器械与装置，如微电极、穿刺针、射频针等置入脑内特定靶点，制造毁损灶、消除病变等，以达到进行生理研究、诊断或治疗脑部疾病的目的。其主要特点是定位精确、创伤性小。立体定向术常用来治疗功能性疾病，如运动障碍性疾病、癫痫、顽固性疼痛、难治性精神病、顽固性三叉神经痛等。由于立体定向技术多是采用毁损靶点病灶，达到治疗的目的，因此一般是药物及针灸、射频等治疗无效的情况下才采用。

立体定向技术的完善需要建立与之配套的立体定向计划系统，实际上是一种先进的神经影像融合计划系统，通常以 CT 或 MRI 作为基础图像，并结合脑电图、脑磁图、解剖图谱、神经导航、神经示踪等图像，经过影像学上的融合处理后，设计出不同的治疗路径，对即时的视图反馈信息进行研究，提供脑内靶点体积和结构的治疗前演示，评估不同的治疗入路，利于医师选择最佳路径，提高临床效果。

脑立体定向技术由 Horsley 与 Clarke 创始，当时是为了研究脑的解剖生理。其机制是将颅腔视为一个空间，脑内某一个解剖结构作为靶点。根据几何学的原理，定出靶点的三维坐标。1908 年试制成原始的实验用脑立体定向仪，成功地将电极送到脑内靶点。1947 年，美国学者 Spiegel 与 Wycis 首先应用自制的立体定向仪完成了首例人脑立体定向手术，治疗帕金森病取得了成功。这是脑立体定向术发展史上的里程碑。1949年，瑞典神经外科学家 Leksell 教授首先提出立体定向放射外科的构想，发明了第一代立体定向放射装置，并于 1951 年成功地将多束射线集中聚焦在三叉神经半月节上，治疗三叉神经痛，开创了立体定向放射外科治疗的先河。1955 年，Hassler 报道了刺激和电凝患者丘脑的研究结果，为治疗各种运动障碍性疾病选择靶点奠定了基础。但此阶段确定颅内病变的靶点坐标需要脑室造影，X 线摄片间接定位，然后换算成立体定向仪三维坐标，整个过程烦琐、费时、误差较大。治疗范围主要是功能性疾病。

1972 年 CT 问世以后，现代医学影像学进一步发展，立体定向治疗的发展进入了一个崭新的阶段，具体体现在：①CT 和 MRI 等数字化医疗影像技术为立体定向治疗的发展奠定了基础，把 CT 或 MRI 等影像学资料传输到计算机工作站或治疗计划系统，进行三维重建，直观显示靶点解剖结构和坐标，设计手术的具体参数。②CT、MRI 扫描可以直接显示颅内病变及其靶点，避免了脑室造影间接定位不够精确、术后并发症多的缺点，先进的立体定向仪借助 CT、MRI 引导，实际治疗的精确度误差已降至 ±（0.3～0.5）mm。CT、MRI 引导的立体定向治疗，也称开放的 CT 或 MRI，利用先进影像技术，随时直接观察靶点或利用探针间接定位靶点。螺旋 CT 及体积扫描技术的广泛应用，使得扫描速度和分辨率提高；MRI 软件和脉冲序列的开发，使得高速成像进一步完善，空间分辨率正在接近 CT 水平。这些进步，为立体定向术创造了良好的发展前景。③伴随着影像学引导技术的发展，立体定向仪也在不断更新，先进的立体定向仪头部框架（或基环）常常能够达到 CT 和 MRI 兼容。今后立体定向仪将继续朝着通用、精确、轻巧的方向发展，与之配套的附属设备也将更加完善。

二、脑立体定向技术的基本原理

确定脑内任意解剖结构或病变，即治疗靶点在颅腔内的位置，首先要在脑内找到一个解剖位置相对恒定的结构作为治疗靶点定位的参考点。Talairach 发现第三脑室周边结构的前连合（AC）、后连合（PC）及通过 AC－PC 连线的平面可作为颅腔内的基准面，前连合与后连合可以在 CT 或 MRI 片上显示，并可测量出 AC-PC 线长度。AC-PC 线的位置变动很少，正好位于脑的中线矢状面。AC-PC 线之中点，通常作为颅腔内三维坐标的原点（O）。通过此原点与 AC-PC 线作为基准，可构成三个相互垂直的平面：①水中面（X），即通过 AC-PC 线的脑水中切面；②冠状面（Y），即通过 AC-PC 线中点（O）并与水平面相垂直的脑冠状切面；③矢状面（Z），即通过大脑两半球的垂直面，此垂直面与 AC-PC 线重叠。上述三个相互垂直平面的交汇点即 AC-PC 线中点，亦即坐标原点（O）；交汇的线段成为 X、Y、Z 线轴。由此可测量出脑内任一目标在 X、Y、Z 平面与线轴上所处的位置数据。由此测出的三个坐标数值，通常以毫米计算，靶点的位置便确定了。病灶位置可采用立体定向仪所建立的立体定向治疗系统坐标中准确地显示出来：首先对患者进行 CT 或 MRI 扫描，初步确定病灶。随后，在患者的头部安装立体定向框架，形成一个三维空间坐标体系，使脑部结构包括在这个坐标体系内，将框架和患者一起进行 CT 或 MRI 扫描，得到带有框架坐标参数标记的患者头部 CT 或 MRI 的图像，然后在计算机工作站上实现三维重建。患者颅脑内的各个解剖结构在坐标系内都会有一个相应的坐标值，然后通过脑立体定向仪定义的机械数据来达到该坐标点，从而实现脑立体定向。

多模态图像融合技术在立体定向治疗计划系统中非常重要，在实施治疗前，将脑部的解剖图像与功能图像进行融合。磁共振功能成像技术（functional magnetic resonance imaging，fMRI）目前已广泛应用于脑的基础研究和临床治疗，可以对脑功能激活区进行准确的定位。fMRI 与弥散张量成像（diffusion tensor imaging，DTI）、脑磁图（magnetoencephalography，MEG）、经颅磁刺激（transcranial magnetic stimulation，TMS）等技术相结合，可得到更多的脑功能活动信息。弥散张量成像可据白质张量性质计算出白质纤维束，在三维空间内定量分析组织内的弥散运动，利用各向异性的特征无创跟踪脑白质纤维束。fMRI 与弥散张量成像技术可以建立激活区域的功能连接网络图，有利于解释结构与功能之间的关系；而脑磁图主要反映神经细胞在不同功能状态下产生的磁场变化，可以提供脑功能的即时信息和组织定位。fMRI 与脑磁图技术相结合可以弥补其时间分辨率的不足，可解决脑部区域性活动的时间问题。随着 fMRI 和图像后处理技术的不断改进和完善、高场磁共振机的发展，能够使 fMRI 试验的可重复性和空间定位的准确性大大提高。脑图谱成形以及纤维束跟踪图示等，可以显示大脑的重要功能区以及将解剖图像与功能图像完美的融合，并且勾画出连接各功能区的纤维束，便于医师避开这些组织，准确定位靶点，制订最佳的手术路径。

三、脑立体定向用于功能性疾病的治疗

1. 原发性帕金森病

立体定向术治疗帕金森病已有 50 年的历史，自从 Spiegel 和 Wycis 于 1947 年首次开展立体定向手术治疗帕金森病以来，许多学者做了大量的工作，脑内的几乎所有的核团都被尝试用来治疗帕金森病。到目前为止，最常用和最有效的核团有丘脑腹外侧核（VL）、丘脑腹中间核（VIM）、苍白球（Gpi）和丘脑底核（STN）。20 世纪 80 年

代后期，影像学技术的发展和微电极的电生理记录在术中的应用，使核团靶点的定位更加精确，实现了功能定位；其中苍白球腹后内侧部的毁损手术（PVP）对帕金森病的症状改善比较全面，主要表现在僵直和运动迟缓方面，改善为90%左右，对震颤和运动并发症也有良好的效果。但核团毁损手术有一定的局限性，术后不可避免出现症状复发，而且双侧PVP治疗可能出现严重的并发症，如吞咽困难、言语障碍等。1987年，法国的Benabid首次采用脑深部电刺激（deep brain stimulation，DBS）治疗特发性震颤（ET）取得了突破，后又成功地治疗了帕金森病。DBS被认为是继左旋多巴问世以来治疗帕金森病最重要的进步，它的优点是非破坏性、可逆性，可行双侧治疗，对症状的改善非常全面，特别是中线症状，不良反应小、并发症少，不存在复发问题，长期有效。通过临床观察和随访，STN被认为是治疗帕金森病最理想的靶点，DBS有望最终取代毁损手术。

2. 伽马刀放射外科治疗

伽马刀放射外科治疗是采用立体定向技术，将20个^{60}Co放射源的γ射线集中聚焦照射到靶点，毁损病灶，而对周围正常脑组织几乎没有任何损伤。目前主要治疗帕金森病，根据患者的不同表现，采用毁损不同核团，如以震颤为主的帕金森病，治疗的靶点是在丘脑运动区中的丘脑腹后核或腹中间核；晚期帕金森病，尤其是用多巴丝肼（美多巴）疗效减退后出现僵硬、运动迟缓，毁损靶点是苍白球内侧核。

3. 三叉神经痛立体定向放射外科治疗

有Ⅰ级、Ⅱ级和Ⅲ级的证据支持立体定向放射外科治疗难治性三叉神经痛。

目标人群：典型三叉神经痛患者，药物难治，常伴有内科并发症及高龄等外科治疗风险；经过其他外科手术治疗后的疼痛复发者。

患者有典型的三叉神经痛，经过适当的药物治疗，可推荐患者行伽马刀治疗，特别是患者伴有并存疾病、进行经皮穿刺毁损三叉神经节有不良反应风险。患者经过药物治疗后不能控制疼痛发作时，可按照自己意愿选择创伤小的伽马刀治疗。伽马刀治疗后继续口服同剂量药物直到疼痛缓解，并且要随访，如果疼痛持续缓解可逐渐减少药物剂量。伽马刀治疗后疼痛复发者或患者对伽马刀治疗的初期有部分疗效者，仍可再次伽马刀治疗，两次伽马刀照射之间的安全间隔时间是6个月。主要不良反应不十分常见，有面部麻木（＜10%）、神经变性疼痛（＜1%）等。

4. 癫痫

脑立体定向手术治疗癫痫的机制有3个方面：通过立体定向技术确定致痫灶的位置并实施手术毁损；破坏传导癫痫的途径，以阻断痫性放电传播；毁损脑内特定结构，从而减少大脑半球皮质的兴奋性，或增加对其他结构的抑制。其中临床最常用的主要是阻断癫痫放电扩散途径的脑立体定向手术，毁损的靶点一般为杏仁核、海马、Forel H、穹窿和前连合等区域，有效率50%～77%。

伽马刀治疗癫痫的适应证比较局限，主要是颞叶内癫痫、局灶性癫痫，致痫灶单一，定位明确，治疗范围不宜＞4cm。

伽马刀治疗癫痫的禁忌证：癫痫样放电广泛而弥散，定位不明确，致痫灶＞4cm。

5. 立体定向术用于其他神经内科疾病的治疗

适用于一些经各种治疗无效的顽固性疼痛，恶性肿瘤引起的癌痛、精神性疼痛等；肌张力障碍；精神方面疾病。

第五节　神经导航技术

神经导航（neuronavigation，NN）是指采用各种技术，术前设计手术方案、术中实时指导手术操作的精确定位技术，其意义在于确定病变的位置和边界以保证手术的微创化及完整切除。

神经导航主要有 3 种：立体定向仪神经导航、磁共振影像神经导航、超声波声像神经导航。

常规神经导航技术是应用解剖影像，精确定位脑内靶目标，实现颅脑手术微创化。功能神经导航是利用多图像融合技术，把靶目标的解剖图像、功能皮质和传导束图像（经功能影像检查获得）三者融合在一起，结合导航定位技术，实现既要全切病灶，又要保留脑功能结构（功能皮质和皮质下传导束）和功能。功能神经导航可保护患者术后肢体活动、语言、视觉等不受影响。

神经导航手术临床应用于颅内肿瘤及神经内科某些疾病的治疗，如帕金森病、肌张力障碍、精神方面疾病等。

第六节　神经干细胞移植

神经干细胞（neural stem cell，NSC）是具有自我更新和多向分化潜能的一类细胞，在适当条件下可以分化为神经元、星形胶质细胞及少突胶质细胞。NSC 的概念由 Reynolds 和 Richards 在 1992 年首先提出，彻底改变了以往认为成年人中枢神经系统不能再生的认识，为神经系统损伤类疾病提供了一种新的治疗途径。

Gage 将 NSC 的特性概括为三点：①其可以生成神经组织或来源于神经系统；②有自我更新能力；③可通过不对称细胞分裂产生新细胞。

神经干细胞不仅能促进神经元的再生和脑组织的修复，而且通过基因修饰还可用于神经系统疾病的基因治疗，表达外源性的神经递质、神经营养因子及代谢性酶，为许多难以治疗的神经系统疾病提供了新的治疗途径。

NSC 来源较多，主要通过以下的途径获得：①来源于骨髓间质干细胞和多能成体祖细胞及脐血细胞；脐带血造血干细胞易分离，为神经干细胞移植较好的细胞来源；②来源于神经组织，已证实，成体哺乳动物中枢神经系统中存在两个神经干细胞聚集区——侧脑室下区和海马齿状回的颗粒下层；③从胚胎细胞和胚胎生殖细胞等经定向诱导分化而来。

NSC 具有多向分化潜能，通过不对称分裂分化成神经元、星形胶质细胞和少突胶质细胞三种主要神经组成部分；NSC 具有自我复制和自我维持的能力，在一定条件下通过对称分裂维持干细胞库的稳定；NSC 为未分化的原始细胞，不表达成熟细胞抗原，具有低免疫原性，故移植后相对较少发生异体排异反应，有利于其存活。

NSC 的增殖、迁移和分化不仅受细胞自身基因调控，还与细胞所处的微环境密切相关，分化过程中需要多种生长因子的协同作用，中枢神经系统中各种因子对发育期细胞都有着非常重要的影响。

NSC 由于具有增殖分化的可塑性，移植后的神经干细胞可以在神经系统内良好存活，能够大量增殖、迁移到不同的部位，分化成为相应的细胞类型，从而修复缺失的神经元和神经胶质，所以，NSC 成为神经系统细胞移植的良好来源。成年人脑中确实存在神经干细胞，在一定的条件下（如注入诱导因子）可以进行增殖、迁移和分化，分化出新神经元，可替代损伤的神经元而发挥功能。而且还可以在体外通过转基因技术对 NSC 进行基因转导，可携带多个外源基因到体内，整合到宿主脑组织中并在宿主脑内迁移，使其成为基因治疗的良好载体。

目前，使用 NSC 移植治疗神经科疾病的尝试有很多。颅脑外伤和脑血管病导致的神经系统的后遗症，目前缺乏好的治疗策略，NSC 移植为此类疾病提供了新的思路。有学者已经通过动物实验证明，NSC 移植能改善脑卒中后遗症。国内报道临床使用蛛网膜下腔注射 NSC 可以改善卒中患者后遗症状。

NSC 移植治疗帕金森病，不仅可以补充凋亡的多巴胺能神经元，而且可以分泌神经营养因子减缓多巴胺能神经元的凋亡，从而长期改善患者的症状。通过基因工程将神经营养基因转入 NSC，经移植进入脑内可以增加 NSC 的分泌，可促进多巴胺能神经元分泌多巴胺，还可对多巴胺能神经元起到保护作用。

国内外的神经科学工作者已经使用 NSC 移植治疗中枢神经系统慢性退变性疾病（帕金森病、亨廷顿病、阿尔茨海默病）、癫痫、多发性硬化、血管性痴呆以及中枢神经系统肿瘤等进行动物治疗试验，有的已经进行了有益的临床尝试，治疗效果尚可。

NSC 移植虽然前景很令我们向往，但是有许多问题没有解决，缺乏足够的证据来评价 NSC 移植在神经功能恢复方面所起的作用。没有直接证据证明移植后能获得成熟神经元的全部特征或者获得功能性神经元。NSC 移植在动物实验及临床观察时，均发现移植细胞存活时间较短、存活率不高、治疗效果不确切等缺陷。

第七节　基因治疗

基因治疗（gene therapy）是指通过在特定靶细胞中表达该细胞本来不表达的基因，或采用特定方式关闭、抑制异常表达基因，达到治疗疾病目的的治疗方法。基因治疗中枢神经系统疾病作为一种新的治疗方法，具有广阔的研究、应用和开发前景。

但血-脑屏障的存在，许多具有潜在治疗价值的 siRNA（干扰小核糖核酸）或 DNA（脱氧核糖核酸）不能从外周循环顺利转运到脑内。常规的脑部基因治疗手段是将基因载体通过立体定位手术直接注射入脑内。这种方法的弊端是基因扩散范围小，且难以控制，不利于基因治疗在人体的应用。非侵入性的方法是将 siRNA 或 DNA 从外周血管转运入中枢神经系统内。

近些年，随着基因研究的发展，各国学者对神经系统疾病进行了大量的研究，目前主要集中于癫痫和帕金森病，亦有学者对脊髓损伤修复、神经胶质瘤治疗、肌萎缩侧索硬化、亨廷顿病、脊髓小脑性共济失调、家族性阿尔茨海默病等进行了动物实验研究。

癫痫发作是基因治疗的重要靶点，病毒载体介导的基因治疗能产生神经元的稳定转导，影响神经元的兴奋性。由于促生长激素神经肽和神经肽 Y 能调节神经元的兴奋性，故很多学者把研究的方向放在两者的基因表达因子对抗癫痫方面的作用。有学者已经使用该种方法在动物实验中取得疗效。还有的学者通过病毒载体达到保护神经系统损伤的神经元凋亡和死亡的效果，特别是海马。基因治疗对癫痫的治疗将会主要集中于对难治性癫痫的治疗。

帕金森病病变部位局限，受累神经元较为单一，被认为适合进行基因治疗。基因治疗帕金森病主要有三条途径：①引入保护基因，使多巴胺能细胞免受损害；②导入神经营养因子基因，维持多巴胺能细胞功能和延长寿命；③导入调控和（或）分泌基因，表达酪氨酸羟化酶分泌多巴胺。同时也可以进行多基因联合转移提高疗效。目前帕金森病基因治疗还处于动物实验阶段，常用转移载体包括病毒载体（腺病毒载体、单纯疱疹病毒载体、腺相关病毒载体以及反转录病毒载体）、质粒载体，转基因路径主要包括直接法和间接法，前者就是直接将目标基因转入动物治疗靶区，后者则将目标基因首先在体外转入适当的靶细胞，再将转基因靶细胞植入动物脑内，常用的是直接法。

基因治疗应用于临床治疗尚存在许多问题，如如何确定治疗时机、如何对目标基因进行调控等。因此，这种新的治疗技术在临床的广泛应用仍需时日。

第五章　神经痛

国际疼痛研究协会将由于神经系统原发性损害所引起的疼痛定义为神经病理性疼痛，其中多数为周围神经病所致。依原发损害发生在神经内的位置不同，神经病理性疼痛主要可来源于周围和中枢两类。神经痛系指以沿某周围神经通路及其分布区疼痛为主要特征的一种临床综合征，乃由于周围神经根、神经节、神经丛、神经干或其分支的原发性或继发性损害而起。至于各种局部病变刺激末梢感受器所产生的局部痛、内脏病变时所出现的牵涉痛，以及中枢神经系统病变侵及感觉传导通路或皮质中枢所引起的中枢性痛等，则均不属于神经痛的范畴。

第一节　神经痛的解剖、生化基础

一、周围神经系统的解剖

周围神经系统是中枢神经（脑和脊髓）以外的神经成分，该系统包括脊神经根组成的脊神经、脑干腹外侧发出的脑神经（嗅神经和视神经除外）及自主神经，广泛分布于头面部、躯干、四肢及内脏，并可形成神经网络彼此联系。

（一）痛觉感受器和初级传入纤维

一般认为，痛觉感受器就是薄髓Aδ纤维和无髓的C纤维的游离神经末梢，前者主要感受快痛，后者感受慢痛。各种高强度的机械、化学、温度刺激均可兴奋C纤维的游离神经末梢，因此，又称其为"多型伤害性感受器"。感受器的功能活动受邻近其他感受器状态以及脑的下行性调控的影响，痛觉感觉器的敏感度还受局部血液供应和组织内环境的理化变化的影响。

近年来发现一类特殊的C纤维伤害感受器，在生理状态下对常规的伤害性刺激不反应，但在组织炎症时，可产生强烈的持续性反应。有人将这种感受器称为"寂静性感受器"，这类感受器分布普遍，占C类传入纤维的20%~50%。在炎症状态下，这类感受器对各类机械刺激变得敏感，甚至连关节的运动都能导致其持续性强烈发放。

躯体性组织器官的痛觉初级传入纤维主要存在于三叉神经和脊神经内。内脏组织器官的痛觉初级传入纤维经由下列途径传入中枢：①经舌咽神经、迷走神经传入脑干孤束核和三叉神经脊束核；②经交感神经、脊神经传入脊髓；③经盆神经传入腰骶髓。

内脏传入神经全部由细纤维组成，其末端除形成游离末梢之外，还未发现其他类型的特定感受器，解剖学还不能将伤害性、非伤害性的内脏传入纤维完全区分开。

（二）疼痛在中枢神经系统中的传导途径

1. 躯体痛的中枢传导途径

躯干和四肢的躯体痛二级神经元位于脊髓后角，向高位中枢传递伤害性信息的神经元分两类：①只传递伤害性信息的特异性伤害感受神经元；②对伤害性、非伤害性刺激均起反应的非特异性伤害感受神经元。头面部躯体痛的二级神经元位于脑干三叉神经核。

（1）新脊髓丘脑束（图5-1）：后根内痛觉纤维进入脊髓，在后角换元后，二级纤维经中央管前交叉到对侧，在前外侧索集中上行，抵达丘脑腹后外侧部腹侧基底复合体，细胞腹尾侧核，后核组。

（2）旧脊髓丘脑束（图5-1）：在新脊髓丘脑束深层上升，在脑干网状结构、中脑被盖、导水管周围灰质等处中继或终止，换元后传至丘脑板内核群、下丘脑、边缘系统等。该束纤维分布弥散，长短不一。其功能与痛反应及痛觉调制有关。

（3）脊髓颈束（图5-2）：该束起自脊髓后角，沿外侧索的背内侧部上行，在脊髓第1~2颈节外侧颈核中继后，投射到丘脑腹侧基底复合体，进而继续上行至大脑皮质感觉区，其功能与痛觉调控有关。

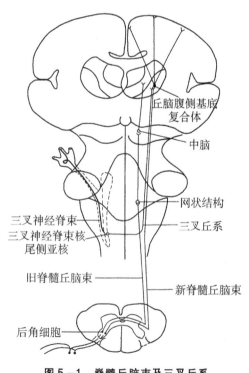

图5-1 脊髓丘脑束及三叉丘系

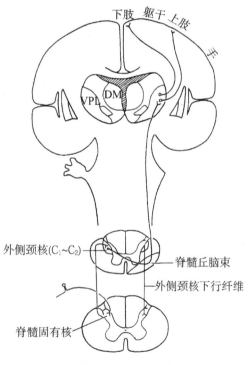

图5-2 脊髓颈束

（4）三叉神经脊束核（图5-1）：头面躯体痛觉信息经三叉神经传到此核，此核自三叉神经主核向下延续到脊髓胶状质，包括吻侧核、极间核和尾侧核。三叉神经的痛觉、温度觉、触压觉传入纤维在脊束核外侧集中下行，形成三叉神经脊束，传导痛觉的纤维终止于尾侧核。发出的二级纤维交叉至对侧，上升至丘脑核团。

2. 内脏痛的传导途径

内脏痛的传导途径尚不十分明确，提出的可能途径包括以下几条（图5-3）。

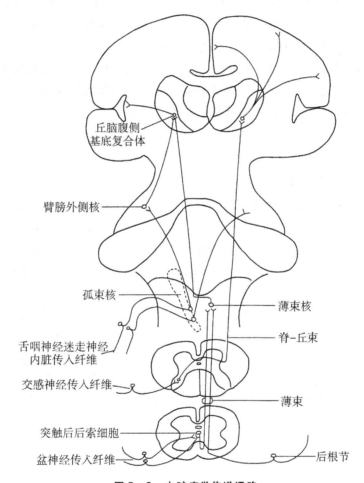

图5-3 内脏痛觉传递通路

（1）经脑神经传递的内脏信息传导通路：由舌咽神经、迷走神经传递的内脏伤害性信息传至孤束核。解剖学与生理学研究均证明孤束核向臂旁核有纤维投射，经臂旁核（parabranchialnucleus，PBN）中继后投射到丘脑的腹侧基底复合体、下丘脑、杏仁核。电生理学也证明，腹侧基底复合体有半数以上的神经元对内脏刺激起反应。

（2）经脊髓传递的内脏信息传导路：Willis对大鼠进行在体电生理研究发现，VPL（丘脑腹后外侧核）、薄束核、突触后后索神经元均可因结肠、直肠的伤害刺激而呈现强烈的动作电位发放；毁损后索则大大降低前两类神经元对伤害的反应强度，而突触后背束（PSDC）神经元可以因电刺激薄束而被逆行激活，说明PSDC-薄束核

（NG）－腹后外侧核（VPL）有可能是盆内脏伤害性信息的重要传导通路。其后的形态学研究印证了生理学的发现。因此，通过后索传递的伤害性信息有两条纤维通路：DRG－PSDC－NG－VPL 和 DRG－NG－VPL。临床实践证明，切断后索能有效缓解盆腔脏器的癌痛。经交感神经传入的胸腹腔脏器的伤害性信息，在脊髓中继后可经脊丘束上传到臂旁核或直达丘脑腹外侧核等处。

（3）内脏痛的皮质中枢：大脑岛叶很早以前即被证明与内脏信息的感知有关，胃肠道机械性感受器的激活可以引起此区神经元的强烈发放。辣根过氧化物酶（HRP）顺行和逆行追踪研究证实岛叶与丘脑腹侧基底复合体存在着纤维联系，但这种联系是否与内脏伤害性信息的感知有关，有待进一步深入研究。

大脑皮质在疼痛中的作用：痛信息传至大脑皮质广泛区域，在皮质形成意识，皮质对疼痛有定位、定性、调节、记忆等功能；但直接刺激大脑皮质并不引起痛觉。由此看来，大脑皮质对痛觉的主要作用表现为"分辨作用"。

二、疼痛的调节

（一）神经痛的生化基础

仅有神经纤维分布尚不足以引起疼痛，要引起疼痛感觉，必须有神经介质即疼痛物质的参与。目前，已较明确证实的疼痛物质有两种。①炎症介质：各种炎症介质如组胺、缓激肽、前列腺素以及它们的中间产物，在低浓度时可引起瘙痒，在高浓度时则可引起疼痛。②氢离子（H^+）：体内氢离子的浓度决定了局部酸碱度的高低。H^+ 浓度越高，pH 越低，酸度越大，越容易引起疼痛。

疼痛的调节有两个基本生理机制：一是由传入性冲动产生的外周调节机制；另一个则中枢下行调节系统，其主要的中枢位于脑干，由延髓、脑桥、中脑三者组成。即是说，疼痛的产生，主要决定于刺激神经纤维的不同种类和中枢的功能结构特征。即目前较为流行的闸门控制学说（图 5－4），该学说认为细纤维的兴奋，可以打开"闸门"，让疼痛性神经冲动通过；粗纤维兴奋则使"闸门"关闭，将疼痛性神经冲动的传递阻断。此外，中枢控制系统下行性冲动也能以突触前抑制的方式来控制这个闸

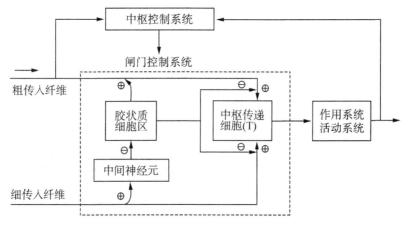

图 5－4　闸门控制学说

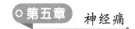

门的开关。当中枢传递细胞的冲动发放达到并超过阈值时，即能引起作用系统活动。所谓作用系统，是指接受中枢传递细胞发出冲动的较高级中枢结构，包括感觉分辨和反应发动两个系统。感觉系统产生痛的感觉，反应发动系统产生痛的反应。一般情况下，两种控制形式是联合进行活动的。

（二）疼痛的内在抑制

已有研究证明，人脑内存在着阿片受体及其内源性配体，此类配体的释放，可减轻疼痛的程度。至于为什么同样程度的疼痛刺激，会引起不同个体的不同痛反应。除其他因素外，还与内源性阿片类物质的产生量相关。

第二节　神经痛的分类和各种神经痛

一、分类

（一）根据疼痛部位分类

1. 脑神经痛

脑神经痛以三叉神经痛最常见，诸如舌咽、喉上神经痛和一些非典型性神经痛（自主神经痛）均少见。

2. 脊神经痛

脊神经痛以腰骶神经痛（坐骨神经痛）、颈胸神经痛（臂神经痛）与颈枕神经痛最为多见，而其余的脊神经痛以及因交感神经干、神经节和富有交感纤维神经损害所致的自主神经痛等，则比较少见。按其病变的解剖部位又可进一步分为根性、丛性和干性三种，其中绝大多数是根性脊神经痛，而且多与脊椎病有关。

（二）根据病因分类

1. 原发性神经痛

原发性神经痛系指原发于周围神经的病变，主要是间质性神经炎及病因暂时尚未明确者，除三叉神经痛外，临床较少见。

2. 继发性神经痛

继发性神经痛是由于周围神经通路受邻近组织病变损害而起病的，临床多见。

（三）根据疼痛的性质分类

1. 刺痛或锐痛

其特点为定位明确，疼痛感觉的形成及消失均十分迅速，常不会引起明显的情绪反应，又称为快痛或第一痛，多被认为与外周神经中的 δ 纤维传导有关。

2. 灼痛

灼痛又称慢痛或第二痛。它的特点是定位不太明确，而且疼痛往往难以忍受。痛觉的形成比较缓慢，常常在受到刺激后 0.5 ~ 1 秒才出现。去除刺激后，还要持续数秒钟后才逐渐消失，常伴有心血管和呼吸等自主神经功能变化，并一过性地影响思想情绪。多被认为是由于外周神经中的 C 类纤维活动所致。

3. 钝痛

此种性质的疼痛是躯体深部组织和（或）内脏器官受到伤害性刺激时所产生的。通常呈持续性，并且部位固定，有时伴有烧灼感。但是疼痛的性质很难描述，感觉定位差，痛源（痛觉产生部位）很难确定。常伴有明显的内脏和躯体反应，并可引起较强的情绪变化。对这种性质的疼痛，目前普遍认为两种神经纤维均参与其中，即外周神经中的 δ 纤维和 α 纤维。

二、各种神经痛

（一）枕神经痛

枕神经痛是指发生于头部和颈后的一种发作性疼痛，系由枕大、枕小或耳大神经本身的炎症、损伤，或者由于其他疾病刺激、压迫该神经引起。

1. 解剖基础

（1）枕大神经：由 C_2 神经的后支纤维所构成，通过 $C_1 \sim C_2$ 椎体之间出椎管，分布于枕后和顶部的皮肤（图 5 - 5）。

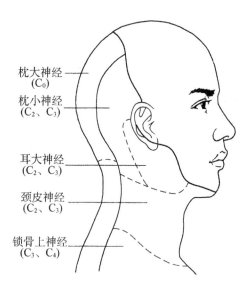

图 5 - 5 枕神经分布

（2）枕小神经（C_2、C_3）：由胸锁乳突肌后缘穿出至皮下，继而上行并分布于枕外侧部、乳突及耳前后侧面的上部分皮肤。枕小神经司这些区域的感觉。

（3）耳大神经（C_2、C_3）：在枕小神经的下方出胸锁乳突肌后缘，分布于下部分耳郭的前后侧、乳突及腮腺区皮肤，其末梢与枕大、枕小神经相吻合。

2. 常见原因

（1）颈椎病变：如炎症、肿瘤等。

（2）椎管内病变：如上颈髓肿瘤、枕骨大孔内肿瘤、蛛网膜炎等。

（3）枕部病变：如环枕部脱位、颅底凹陷症、环枕融合、枕部韧带或关节损伤、骨折等。

（4）其他：呼吸道感染、风湿病、糖尿病及酒精中毒、铅中毒等。

3. 临床表现

枕神经痛多呈针刺或刀割样放射性痛，主要位于一侧的枕下及乳突后，并向枕上、耳及顶部放射，甚至可波及前额与眼眶区。疼痛常呈发作性出现，或自发或因旋转头部，尤其是向对侧旋转而被诱发，其他的头颈部活动或咳嗽、打喷嚏等亦可诱发或加剧疼痛。多数患者在疼痛间歇期仍感到患区钝痛。体检时常见颈肌紧张乃至强迫头位，患侧的枕大神经出口处枕小神经（胸锁乳突肌上端后缘）有压痛。

4. 诊断及鉴别诊断

根据疼痛的部位、特定区域压痛等，枕神经痛可诊断，但需注意对其病因进行鉴别，临床以继发性枕神经痛较多见。

（1）感染：发病较急，常与受凉关系密切，且疼痛范围较广泛。

（2）骨关节病：多于紧张劳动外伤后出现，部分为在慢性基础上突然加重，并且疼痛比较局限，头颈部活动和位置对疼痛的程度具有较大影响。其中颈椎病的发病年龄多较大，并常合并有慢性颈痛和僵硬、眩晕、颈枕部跳痛、臂痛或麻木等其他颈椎病的表现。

（3）畸形：多有较特殊的外貌特征，且常在青少年时期发病。

（4）其他：如结核、肿瘤等，常出现双侧性枕神经痛，且颈椎的局部压痛较显著。

（二）面神经痛

临床所见的面神经痛表现为两组异质性症状。其一为短暂的、发作性的剧痛，疼痛多局限于受累神经的分布区内，又称典型面神经痛；其二表现为疼痛部位较为广泛，并非局限于受累神经的分布区，且疼痛持续时间长，呈灼烧样痛或不适感，并常伴有自主神经症状，如膝状神经节痛、鼻睫神经痛、疱疹后神经痛、颈交感神经节损害所致面痛及血管神经节面痛等，其产生原因主要为自主神经受损，又称非典型面神经痛，现将膝状神经节痛介绍如下。

1. 解剖基础

膝状神经节是面神经的一个组成部分，即中间神经的神经节，位于颞骨岩部的面神经管内。面神经是混合性神经，其本身相当于运动根，中间神经近似感觉根（内含副交感纤维），膝状神经节则相当于脊神经的后根神经节或三叉神经的半月节。中间神经感觉纤维的细胞体位于膝状神经节内，其中枢突经中间神经如脑干，传导外耳部痛温觉者终止于三叉神经脊束核，传导面部深感觉者进入三叉神经中脑核；周围突则主要加入岩大浅神经和岩小浅神经，另有少量纤维随面神经主干出颅到达外耳，并与迷走神经耳支共同传导一部分外耳道、鼓膜和耳郭的一般感觉。

2. 病因

面神经痛多由于病毒尤其是疱疹病毒感染神经节所致，也可因颅底骨折、动脉瘤、周围组织感染致该神经节及其感觉纤维受损所引起。

3. 临床表现

膝状神经节痛是一种发作性撕裂样疼痛。疼痛位于耳的深部，向耳郭放射。偶尔疼痛呈慢性逐渐起病，持续性钝痛，其中伴短暂锐痛。膝状神经节痛可伴随同侧眶部、鼻腔及面部弥散性疼痛。触摸外耳道前壁或鼓膜可以激发疼痛。如伴随带状疱疹感染，可以在外耳道、耳郭及口腔发现疱疹。疱疹在 4 日内消退。另外还可合并面瘫、听力下降、耳鸣或者眩晕。

4. 诊断与鉴别诊断

耳部疼痛原因众多，鉴别诊断须做详细病史采集和检查。必要时请耳科医师协作诊断。中耳炎、急性外耳道炎、颞下颌关节活动障碍等易鉴别，其他疾病如鼻咽癌、外耳道囊腺癌、茎突过长都可能导致耳部痛。鉴别时对耳部痛觉传入神经的解剖需有足够的了解。Ⅴ、Ⅶ、Ⅷ、Ⅸ、Ⅹ 对脑神经和第 2、第 3 脊神经后根都有神经末梢在耳部分布。枕神经痛不宜与膝状神经节痛相混淆。迷走神经痛少见，疼痛部位主要在咽部及颈部，有时疼痛部位不典型，可以在甲状软骨膜处用利多卡因阻滞喉上神经，如疼痛缓解说明是迷走神经痛。

（三）三叉神经痛

三叉神经痛是脑神经疾病或神经痛疾病中较常见的一种神经痛。以面部三叉神经分布区内出现反复发作性触电样的短暂而剧烈的疼痛为其临床特征。本病多发生于 45 岁以上的中老年人，女性发病多于男性。三叉神经痛将于脑神经疾病一节中具体阐述，此处不再赘述。

（四）肩臂神经痛

肩臂神经痛指构成肩臂部神经的颈胸神经根、臂丛或其各周围神经干，由于不同原因而受损（原发性或继发性损害）所产生的上肢疼痛的总称，是一个以臂痛为主要表现的临床综合征。本综合征比较常见，在各脊神经痛当中，其发生率仅次于坐骨神经痛，居第二位。

1. 解剖基础

（1）颈神经：颈髓共有 8 对颈神经，颈神经根较短，几乎呈水平方向离开脊髓向椎间孔伸延，但在下颈部则稍向尾侧偏斜，神经根亦相应变长。C_1、C_2 神经位于关节突的后外侧，其余均介于后关节前面和钩椎关节之间。每一颈神经在出根间孔后皆分出前支、后支和脊膜支，并有来自椎旁交感神经干的灰交通支加入。由于大部分颈髓的侧角并无交感神经细胞，因而可能除 C_8 神经根外，其余各颈神经根内均无交感神经的节前纤维及其所组成的白交通支。$C_1 \sim C_4$ 神经的前支组成颈丛，而 $C_5 \sim T_1$ 神经前支则组成臂丛。

（2）颈椎旁交感神经干：颈交感神经干位于颈脊柱前外侧，交感神经节的数目变异较大，每侧 2~4 个，颈上和颈下神经节一般恒定，而颈中及颈中间神经节常缺如。

（3）臂神经丛：位于锁骨上下，由经椎旁直至腋窝下界之间的区域内，主要由

$C_5 \sim T_1$ 神经的前支组成。组成臂丛的各脊神经由相应的椎间孔穿出后，经中、前斜角肌间隙向下逐渐集合，横越第 1 肋骨上到达腋区。在锁骨上窝先合并为三个干，至锁骨下上、中、下三干又各分为前、后股，进而夹腋动脉形成三束，最后在腋下区重新组合形成上肢的各周围神经。其中，由上、中干前股形成的外侧束分出肌皮神经和正中神经外侧部，下干前股组成的内侧束分出正中神经内侧部、尺神经及上肢内侧皮神经，而由三干后股合成的后束则延续为桡神经及腋神经。这些神经支配上肢的运动及感觉。此外，臂丛尚发出肩胛背神经、肩胛上神经、肩胛下神经、锁骨下神经、胸前神经及胸长神经等，分布于肩胛带的肌肉。

2. 病因

（1）根性肩臂神经痛：指组成臂丛的 $C_5 \sim T_1$ 神经根由于原发性或继发性损害所产生的疼痛综合征。其中绝大多数系由这些神经根的继发性病变而致，并且常为 $C_5 \sim T_8$，尤其是 C_6、C_7 神经根受累，而 T_1 神经根损害则少见。常见病因包括以下几种。①颈椎病变：最常见于颈椎病，如颈椎间盘突出、颈椎骨关节韧带退行性变、钩椎关节骨刺形成，是引起根性肩臂神经痛的最常见原因。其他如各种感染性脊椎炎、颈椎损伤、颈椎肿瘤及颈椎畸形等，亦可导致神经根的继发性损害。②颈脊髓脊膜病变：如颈髓肿瘤、脊髓空洞症、脊髓蛛网膜炎、硬脊膜周围炎等，在病程发展阶段可产生根性肩臂神经痛。③颈胸神经根炎症：如感染性多发性神经根神经炎、血清性多发性神经根神经炎、中毒或变态反应性炎症，可累及胸神经根而致痛。

（2）丛性肩臂神经痛：由于不同原因致使臂神经丛损害而产生的疼痛综合征。在临床上，易与颈胸神经根病相混淆。其实，两者的症状虽相似，但其发病原因却有很大的区别：如颈胸神经根病常因颈椎及椎管内病变所引起，而臂神经丛病则主要由锁骨上、下窝的各种病变所致。因此，有必要将两种疼痛综合征分开，以利于病因诊断及治疗。

引起丛性肩臂神经痛的常见病因有以下几种。①臂丛损伤：为较为常见的病因，如刺伤、肋骨颈部骨折、肩关节脱位、锁骨骨折以及新生儿产伤、剧烈牵拉手臂、头固定时臂部过度运动或臂固定时头部过度运动等，均可引起臂丛损伤。②胸廓出口异常：如颈肋、第 1 肋骨畸形、前斜角肌异常、锁骨下动脉病变等，可致臂丛受压而致痛。③肿瘤与淋巴结病变：如肺上沟肿瘤可侵犯臂丛，颈根部及锁骨上、下窝的淋巴结肿大可刺激或压迫臂丛。④肩关节炎与肩关节周围炎：偶尔可侵犯部分的臂丛而产生肩臂神经痛。⑤感染、中毒与变态反应性臂丛神经炎症，单独侵犯臂丛的原发性臂神经丛炎极为少见，多因臂丛周围组织的炎症扩散受累。

（3）干性肩臂神经痛：指上肢某周围神经干的原发性或继发性病变所产生的疼痛综合征。但须注意，上肢的桡神经、正中神经和尺神经较易受损，但引起神经痛者少见。大多以运动功能受损为主，明显的神经痛症状主要见于正中神经损害。常见病因包括以下几种。①周围神经损伤：如刺伤及神经干附近的骨折或脱位等。正中神经损伤可发生于肱骨髁上骨折、前臂骨折、腕关节骨折或脱位。②局部受压：如正中神经在腕横韧带下的腕管内受压，即可产生腕管综合征。③周围神经肿瘤：如神经鞘瘤、神经纤维瘤等。④周围神经炎症：感染、中毒或变态反应性单神经炎。

3. 临床表现

（1）根性肩臂神经痛：多表现为单侧的单根或少数神经根受损症状，常于颈部扭伤、紧张劳动或受凉后急性或亚急性发作，病程较长，可反复发作。疼痛为最主要的自觉症状，起初为间歇性短期发作，之后可逐渐加重并转为持续性。多为某一侧颈根部疼痛，严重时向肩部、臂部以及手指放射，可表现为钝痛、刺痛或灼痛，夜间明显，头颈部活动、咳嗽或用力时加重，常伴有颈部僵硬及局部麻木、寒冷等感觉异常。下颈椎棘突、横突、锁骨上窝可有压痛，且可向臂部乃至手指放射。臂丛神经牵拉试验多为阳性，压头试验、屈颈试验及增加腹压试验等亦可为阳性。感觉、运动及反射障碍一般不明显，少数患者可有根性分布的痛温觉过敏或减退区，肩臂部肌肉松弛、萎缩及相应的腱反射减弱等。另外，部分患者可出现 Horner 综合征，椎动脉供血不足及脊髓受压症状。

（2）丛性肩臂神经痛：疼痛是患者的主要症状，发病初期疼痛多呈间歇性。继而可转为持续性并阵发性加重。疼痛部位开始主要位于锁骨上下窝的臂丛解剖区域，不久即可扩展至肩后部，并向上臂、前臂及手部放射。性质可呈钝痛、刺痛或灼痛，并可伴有较弥散的酸、沉、麻、冷等异常感觉。上肢外展、上举等牵拉臂丛的动作往往可诱发或加剧疼痛。锁骨上下窝、肩胛冈上方、上肢各周围神经干等处常有明显压痛。臂丛神经牵拉试验常呈阳性。神经功能障碍程度不一，多数较轻，严重者可出现臂丛麻痹。

上臂丛麻痹表现为臂丛上干损害症状：如上肢外侧痛，感觉过敏、减退或缺失，三角肌、肱二头肌、肱桡肌、胸大肌、胸小肌等麻痹甚至萎缩，肩臂下垂，上臂外展、外旋及前臂屈曲旋后等运动障碍。

下臂丛麻痹表现为臂丛下干受累症状，如前臂内侧及手部尺侧疼痛及感觉障碍，手部无力及手内肌萎缩，可见"爪形手"，常伴有上肢供血不足症状，如手部皮肤发凉、苍白或青紫，桡动脉搏动减弱等。

（3）干性肩臂神经痛：大多数周围神经是混合性神经，内含感觉、运动和自主神经三种纤维，因此它们受损后，即可出现相应部位的周围性运动麻痹、感觉障碍及自主神经功能紊乱等症状。在上肢的神经当中，以正中神经内所含自主神经纤维最丰富，故在其受损后往往发生剧烈的疼痛及显著的神经血管和营养障碍。

正中神经损害的临床表现，依其病因及损害程度不同而异。如该神经部分损伤时，常出现剧烈的上肢灼性神经痛，如于腕管内受压，则主要症状为第2、第3、第4手指麻木、刺痛等异常感及鱼际肌群萎缩。正中神经完全麻痹的典型症状为前臂不能旋前，手屈腕和握举运动无力，拇指、示指不能屈曲亦不能过伸，拇指不能对掌、外展，鱼际肌群萎缩，拇指呈内收及伸展状，呈"猿手"。常伴有桡侧手掌及三个半手指的感觉障碍。

4. 诊断

肩臂神经痛的诊断步骤包括三步，即是否是肩臂神经痛（定向），是根性、丛性还是干性肩臂神经痛（定位），是由什么原因引起的（定性）。诊断需根据病史、临床表现及辅助检查结果做出。

（1）病史：需详细询问疼痛的部位、范围、程度、性质、持续时间、诱发及缓解因素、伴随症状等。

（2）体格检查：需注意观察患者是否有 Horner 征，颈部肌肉有无紧张或萎缩，双臂及双手肌肉有无萎缩或其他营养障碍，辅以臂丛神经牵拉试验、压颈试验等。椎动脉点、枕神经、颈椎间盘等处压痛点检查阳性较具诊断意义。感觉、运动、反射及自主神经检查对于病因鉴别较具价值。

（3）辅助检查：颈椎 X 线摄片、脊髓造影等对于病因诊断具有价值。

5. 鉴别诊断

（1）定向诊断：①肩关节周围炎。疼痛常局限于肩关节周围，肩关节外展、外旋运动受限较显著。压痛点位于肩关节周围口，多见于老年人。②肱骨外上髁炎。疼痛为局限性，以肱骨外上髁处为重，旋转前臂、屈腕等动作可诱发或加剧疼痛。肱骨外上髁，尤其内下方压痛较显著。无神经功能障碍体征。③心绞痛。疼痛多始于胸骨后或心前区，继而向肩部及上肢尺侧放射。同时无神经干压痛，发作持续时间较短，常伴其他心脏体征，心电图检查多有异常，服用硝酸酯类药物或休息后疼痛明显减轻。④自主神经－血管疾病。包括雷诺病、红斑肢痛症等，多呈发作性，以血管功能性障碍为主，长期反复发作者可能引起血管器质性改变。主要表现为发作性疼痛与麻木，多局限于肢端部位，常伴有局部皮肤颜色及温度改变。病程长者还可出现神经营养障碍。

（2）定位诊断：①神经根病变。疼痛主要位于颈部，压痛点为颈椎棘突、横突，感觉障碍区呈根性分布，伴颈肌紧张，肌萎缩、运动障碍、反射改变及血管营养障碍少见或程度较轻，CSF（脑脊液）可有椎管梗阻及蛋白、细胞数增加。②上臂丛病变。疼痛主要位于肩部，锁骨上窝及神经干有压痛，感觉障碍区分布于肩部和上肢外侧，伴上臂肌紧张，可有肩胛带肌肉萎缩，上臂及前臂无力，肱二头肌反射减弱或消失，血管营养障碍多不明显，CSF 正常。③下臂丛病变。疼痛部位主要位于手部，压痛点位于锁骨上窝及神经干，一般不伴肌紧张，前臂及手部尺侧可有感觉障碍区，前臂屈肌和手内肌可有萎缩，可伴手和手指无力、肱三头肌及桡骨膜反射减弱或消失、血管营养障碍等，CSF 正常。

（3）定性诊断：①根性肩臂神经痛需与颈椎病、颈膨大部脊髓肿瘤、粘连性脊髓蛛网膜炎及脊髓空洞症、颈胸神经根炎等疾病鉴别。②丛性肩臂神经痛需与颈肋、前斜角肌综合征、锁骨上窝脓肿及变态反应性臂丛神经炎相鉴别。③干性肩臂神经痛需排除腕管综合征、灼性神经痛及周围神经干神经鞘瘤等疾病。

（五）腰腿痛

腰腿痛是临床常见的综合征，往往呈慢性病程，并严重影响患者的工作能力及生活质量。导致腰腿痛的病因多样，与神经系统相关者以坐骨神经痛最为常见。此外，股神经痛、隐神经痛、股外侧皮神经痛、髂腹股沟神经痛、臀上皮神经痛等也是导致腰腿痛的原因。

1. 坐骨神经痛

坐骨神经通过梨状肌下孔出骨盆后，在股骨大转子与坐骨结节中间偏内下行。至股后部，先由股二头肌覆盖，以后介于股二头肌和内收大肌之间，行至腘窝上角处分为胫神经与腓总神经。有时此两神经亦可于股中部、股上部或直接由骶丛分出等变异情况。其中胫神经在分出膝关节支和腓肠内侧皮神经后，沿小腿后侧与胫后动脉向下伴行，至内踝后方分为足底内侧神经与足底外侧神经，分布于足底的内、外侧皮肤；腓总神经在腘窝处分出腓肠外侧皮神经后，绕腓骨头转向小腿前外侧，再分为腓深神经与腓浅神经。腓深神经分布于第1趾间背侧皮肤，腓浅神经分布于足背皮肤；腓肠神经由来自胫神经的腓肠内侧皮神经和来自腓总神经的腓肠外侧皮神经吻合而成，分布于足外缘及小趾背侧皮肤。

坐骨神经痛分为以下三种临床类型：根性坐骨神经痛或上段坐骨神经痛——腰骶神经根损害，丛性坐骨神经痛或中段坐骨神经痛——骶丛病变，干性坐骨神经痛或下段坐骨神经痛——坐骨神经干及其分支损害。

此外，J. A. Sicard 及 L. Ramond 将坐骨神经痛分为脊膜神经根炎、神经节神经根炎、神经根炎、神经丛炎及神经炎。

（1）病因

1）根性坐骨神经痛：过去曾认为腰骶神经根病多由感染所致。而近些年研究认为，绝大多数反复发作性坐骨神经痛均由脊椎病所致。换言之，除一些脊椎破坏性病变、椎管内肿瘤以及炎症等以外，一般急性或亚急性发生的腰骶部单神经病或多数单神经病，多为脊椎退行性病变所致，而感染、受凉或过度疲劳等因素，仅对发病具有一定的诱因作用。其病因可分为：①先天性畸形、隐性脊椎裂、椎弓峡部裂与脊椎滑脱、关节突与横突异常（如小关节面异常、横突粗大或钩状畸形）、椎管狭窄等。②压迫与损伤：脊椎病，如椎间盘突出症、增生性脊椎炎、黄韧带肥厚等；脊椎损伤，如脊椎骨折与脊椎滑脱；脊椎肿瘤，如骨肿瘤、转移瘤。③畸形及破坏性脊椎病变：类风湿脊椎炎、感染性脊柱炎（脊柱结核、化脓性脊柱炎）、骨质疏松症等。④炎症：感染、中毒及变态反应性炎症，如脑脊膜炎、脊髓炎、脊髓蛛网膜炎、神经节神经根炎（带状疱疹）、硬脊膜外周围炎、感染性多发性神经根神经炎、血清性多发性神经根神经炎等。⑤脊髓肿瘤：神经鞘瘤、脊膜瘤、转移癌、皮样囊肿等。⑥其他脊髓疾病：脊髓血管疾病、局限性蛛网膜下腔出血、脊髓空洞症、多发性硬化以及某些医源性疾病，如鞘内注射某种药物等。

2）丛性坐骨神经痛：多为继发性，而原发性感染或中毒罕见。原因包括骶髂关节炎、骨盆肿瘤、骨盆外伤、梨状肌损伤或炎症、盆腔器官疾病（如子宫附件炎等妇科病）等。

3）干性坐骨神经痛：临床少见，多为坐骨神经干继发的反应性炎症所致，其中梨状肌损伤最为多见。另外，坐骨神经本身的局限性损伤也可引起干性坐骨神经痛。

（2）临床表现：本病男性青壮年多见，单侧为多。疼痛程度及时间常与病因及起病缓急有关。

1）根性坐骨神经痛：起病随病因不同而异。最常见于腰椎间盘突出，常在用力、弯腰或剧烈活动等诱因下，急性或亚急性起病，少数为慢性起病。疼痛常自腰部向一侧臀部、大腿后、腘窝、小腿外侧及足部放射，呈烧灼样或刀割样疼痛，咳嗽及用力时疼痛可加剧，夜间更甚。患者为避免神经牵拉、受压，常取特殊的减痛姿势，如睡时卧向健侧，髋、膝关节屈曲，站立时着力于健侧，日久造成脊柱侧弯，多弯向健侧；坐位时臀部向健侧倾斜，以减轻神经根的受压。牵拉坐骨神经皆可诱发疼痛，或疼痛加剧，如 Kernig 征阳性（患者仰卧，先屈髋及膝成直角，再将小腿上抬。由于屈肌痉挛，因而伸膝受限而小于 130° 并有疼痛及阻力）、直腿抬高试验（Lasegue 征）阳性（患者仰卧，下肢伸直，患肢上抬不到 70° 而引起腿部疼痛）。坐骨神经通路可有压痛，如腰旁点、臀点、腘点、踝点及跖点等。患肢小腿外侧和足背常有麻木及感觉减退。臀肌张力松弛，伸踇及屈踇肌力减弱。跟腱反射减弱或消失。

2）丛性坐骨神经痛：大多数患者在下腰椎（常为 L_4、L_5）的患侧棘突区有明显的压痛点，且在压迫时疼痛常由局部向该侧下肢放射。有时患侧的臀部坐骨大孔区亦有压痛，臀以下的坐骨神经压痛则一般表现较轻或不明显。常出现直腿抬高试验阳性。在急性期常有痛区感觉异常、过敏，病程较长者，可有感觉减退乃至缺失的现象，大多位于 L_5 或 S_1 的神经根分布区，即小腿和足的外侧部。个别较严重者，可有部分腓骨肌（如伸拇长肌）无力，以及臀部、小腿肌肉松弛和萎缩现象。急性期患侧的跟腱反射正常或亢进，而长期反复发作者，其跟腱反射可减弱或消失。

3）干性坐骨神经痛：起病缓急亦随病因不同而异。如受寒或外伤诱发者多急性起病。疼痛常从臀部向股后、小腿后外侧及足外侧放射。行走、活动及牵引坐骨神经时疼痛加重。压痛点在臀点以下，Lasegue 征阳性而 Kerning 征多阴性，脊椎向患侧弯以减轻对坐骨神经干的牵拉。

（3）诊断及鉴别诊断

1）诊断：坐骨神经痛的诊断包括以下三个步骤，即是否为坐骨神经痛（定向诊断），根性、丛性还是干性坐骨神经痛（定位），引起坐骨神经痛的病因是什么（定性）。需要根据详细的病史采集，体格检查及必要的辅助检查做出诊断，病因鉴别十分重要。①病史：需了解患者的一般情况（年龄、性别、职业等），疼痛的部位、性质、范围、程度、持续时间、诱发与缓解因素、伴随症状等。②体格检查：需注意患者的姿势、步态、脊柱活动及肌肉萎缩等情况，并常规进行运动、感觉、反射等检查。压痛点检查对于诊断病变的部位及性质具有重要意义。坐骨神经牵拉试验及其加强试验阳性具有诊断价值。骨盆挤压试验、4 字试验等有助于鉴别诊断。③辅助检查：对可疑脊髓肿瘤、粘连性蛛网膜炎等椎管内病变患者，可进行腰椎穿刺检查。腰骶椎 X 线检查有助于排除骨折、关节脱位及某些腰骶部先天性畸形，必要时可行脊髓碘油造影及 MRI 检查。

2）鉴别诊断：包括定向、定位和定性诊断。

定向诊断：即判断疼痛是否为坐骨神经痛，因多数的腰腿痛并非由坐骨神经受累所引起，而仅仅在疼痛的部位方面和坐骨神经痛有某种相似之处，应首先加以排除。①肌痛：由肌纤维组织炎所引起，可急性或慢性起病，间歇性病程，其症状常与天气变化有密切关系，疼痛与压痛的范围多较广泛，有时亦可为游走性痛。患区的活动因疼痛往往受限，肌肉紧张、僵硬，偶可触及肌肉硬结节或条索，压迫时较敏感。检查无感觉、运动及反射等神经功能障碍，疼痛并不沿坐骨神经干放射而位于肌肉内。②蜂窝织炎所致疼痛：由于皮下浸润物以及逐渐发生纤维化，则可压迫神经末梢而产生局部疼痛。此种疼痛多位于臀部和大腿，小腿一般不受累，而且通常在活动时出现，范围较广，无自发痛。患区皮下有时可触及圆形扁平的浸润结节，质硬，与皮肤粘连，压迫时较敏感，可产生较持续的疼痛。无神经损害的体征。③腰肌劳损：腰部的肌肉、筋膜、韧带及关节囊等软组织可因长期的紧张体力劳动，以致发生慢性损伤，或因急性腰扭伤未愈而转为慢性过程者。实为腰椎退行性改变的一种早期表现，紧张劳动或外伤仅起一定的外界诱因作用。本病的临床特点为长期的腰部酸胀和钝痛，但疼痛并不向下肢放射，清晨起床时较重，稍事活动后减轻，劳累与天气变化对疼痛的影响亦较大。检查时往往腰部活动受限，单侧或双侧的腰背肌紧张、压痛。无神经系统损害体征。④关节痛：髋关节、骶髂关节等病变，如不累及神经丛或神经干时，则可产生单纯的关节痛。但关节痛疼痛及压痛以关节部位最明显，关节向各方运动均引起疼痛，直腿抬高试验时疼痛位于关节区，相应的各种关节试验阳性，无神经损害的体征等。⑤内脏病变所致的腰腿牵涉性痛：某些内脏疾患的疼痛可牵涉至腰腿部，易与坐骨神经痛相混淆。但具有胃肠、胆、胰、肾或盆腔器官疾病史，疼痛及压痛以病灶附近为剧，有原发病的典型症状和体征，无神经体征。

定位诊断：即明确为坐骨神经痛后，判断为根性、丛性或干性坐骨神经痛。①根性坐骨神经痛：疼痛位于腰骶部，沿坐骨神经放射；棘突旁压痛较明显，而坐骨神经干压痛较轻，脐旁及股神经无压痛；直腿抬高试验、交叉直腿抬高试验、屈颈试验等均为阳性；感觉障碍呈根型分布；踝反射可减弱或消失；常伴有脑脊液改变。②丛性坐骨神经痛：疼痛位于骶部，沿坐骨神经放射并可至股前、会阴部；棘突旁无压痛，坐骨神经干压痛明显且常有脐旁及股神经压痛；直腿抬高试验多呈弱阳性，交叉直腿抬高试验、屈颈试验阴性；感觉障碍呈一支以上周围神经干型分布；膝反射及踝反射常有减弱或消失；脑脊液检查正常。③干性坐骨神经痛：疼痛部位位于臀部以下，并沿坐骨神经放射；坐骨神经干压痛明显，棘突旁、脐旁及股神经无压痛；直腿抬高试验阳性，交叉直腿抬高试验、屈颈试验阴性；感觉障碍呈周围神经干型分布；膝反射多正常，踝反射可减弱；脑脊液正常。

定性诊断：即坐骨神经痛的病因鉴别。

根性坐骨神经痛的病因有以下几种。①腰椎间盘突出：患者常有较长期的反复腰痛史，或重体力劳动史，常在一次腰部损伤或弯腰劳动后急性发病。除典型的根性坐骨神经痛的症状和体征外，并有腰肌痉挛、腰椎活动受限和生理屈度消失，椎间盘突出部位的椎间隙可有明显压痛和放射痛。X线摄片可有受累椎间隙变窄，CT检查可确诊。②马尾肿瘤：起病缓慢，逐渐加重。病初常为单侧根性坐骨神经痛，逐渐发展为双侧。夜间疼痛明显加剧，病程进行性加重，并出现括约肌功能障碍及鞍区感觉减退。腰椎穿刺有蛛网膜下腔梗阻及脑脊液蛋白定量明显增高，甚至出现 Froin 征（脑脊液黄色，放置后自行凝固），脊髓碘水造影或 MRI 可确诊。③腰椎管狭窄症：多见于中年男性，早期常有间歇性跛行，行走后下肢痛加重，但弯腰行走或休息后症状减轻或消失。神经根或马尾受压严重时也可出现一侧或双侧坐骨神经痛症状及体征，病程呈进行性加重，卧床休息或牵引等治疗无效。腰骶椎 X 线摄片或 CT 可确诊。④腰骶神经根炎：因感染、中毒、营养代谢障碍或劳损、受寒等因素发病。一般起病较急，且受损范围常常超出坐骨神经支配区域，表现为整个下肢无力、疼痛、轻度肌肉萎缩，除跟腱反射外，膝反射也常减弱或消失。⑤腰椎结核、椎体转移癌等。干性坐骨神经痛时，应注意有无受寒或感染史，以及骶髂关节、髋关节、盆腔和臀部的病变，必要时除行腰骶椎 X 线摄片外，还可行骶髂关节 X 线摄片、妇科检查以及盆腔脏器 B 超等检查以明确病因。

丛性坐骨神经痛的病因有以下几种。①骶髂关节炎：痛与压痛主要位于关节区，如继发神经丛损害，可产生坐骨神经痛，但多伴有股神经和闭孔神经等受累表现，4 字试验阳性，X 线检查可见病变。②盆腔疾病：如盆腔慢性炎症所致盆腔粘连可累及腰骶神经丛，表现为腰骶部疼痛，并向下肢放射，但常伴有其他原发病表现。

干性坐骨神经痛的病因有以下几种。①梨状肌综合征：疼痛位于臀部，下肢旋转时疼痛加剧，并可沿坐骨神经向下放射。可有梨状肌压痛及异常改变。②下肢静脉曲张：表现为久站后疼痛加重，走路或患肢抬高时症状减轻，可见下肢静脉曲张或痔疮。③血栓闭塞性脉管炎：常伴有小腿乏力、足冷等感觉，可测量足背动脉搏动以鉴别诊断。

2. 腰神经痛

腰神经痛是指组成腰丛的脊神经根、神经丛及其各分支损害所产生的疼痛综合征。腰丛由 $L_1 \sim L_3$ 和部分 L_4 神经的前支所组成，大约半数人 T_{12} 神经的部分前支亦加入该丛。腰丛为腰骶丛的上部分，位于腰椎的横突前、腰四方肌和腰大肌之间。其主要分支为髂腹下神经、髂腹股沟神经、生殖股神经、股神经、臀外侧皮神经及闭孔神经。此外，由 $L_1 \sim L_3$ 神经的后支尚组成臀上皮神经。

腰神经痛发病率远较坐骨神经痛为低，其中比较常见的有股神经 - 隐神经痛、股外侧皮神经痛以及臀上皮神经痛。

（1）解剖基础

1）股神经：为腰丛最大的分支，由 $L_2 \sim L_4$ 神经组成。起始于腰大肌后方，沿髂腰肌沟下行，于腹股沟韧带下进入股三角。发出终支包括运动支（支配髂腰肌、缝匠肌、耻骨肌和股四头肌）和感觉支（股前皮神经、隐神经）。

2）隐神经：为股神经最长的分支，分出后经腘窝管，最终与大隐静脉伴行至内踝及足内缘。支配膝内侧、小腿前内侧及部分足内缘的皮肤感觉。

3）股外侧皮神经：为感觉神经，始于 L_2、L_3 脊神经后根，终于股前外侧皮肤，司该区皮肤感觉。

4）臀上皮神经：为感觉神经，有 $L_1 \sim L_3$ 脊神经后支的外侧支发出，分布于臀上外侧至股骨大转子区，司该区皮肤感觉。

（2）病因：引起各种腰神经痛的病因复杂，包括脊椎病、脊髓病变、腰骶部周围神经病变、腰骶部先天性畸形、脊椎与脊髓损伤、脊椎炎症、脊椎肿瘤、腰骶神经周围软组织病变及骨盆与盆腔脏器病变等。

（3）临床表现：主要表现为相应神经支配区的疼痛及压痛，神经牵拉征阳性，病情较重、病程较长者常可伴有感觉、运动及反射障碍。

股神经痛：疼痛位于腹股沟区，并向股前、小腿内侧放射，腰部运动及咳嗽等可使疼痛加重；压痛点多位于腹股沟韧带中外 1/3 处、膝关节内侧、内踝及足内缘，股神经牵拉试验可为阳性；常伴有股神经分布区内感觉过敏、异常或感觉减退。

隐神经痛：如损害位于内收肌管内，则表现为股下部和小腿前内侧痛，股下 1/3 内侧隐神经出口处有压痛，常伴有膝内侧及小腿前内侧的皮肤痛觉过敏或减退。

股外侧皮神经痛：表现为股前外侧皮肤疼痛，可伴有各种异常感觉，如麻木、僵硬、刺痒、烧灼感等；压痛点位于髂前上棘内侧或其下方，股前外侧皮肤常有感觉减退。

臀上皮神经痛：主要表现为腰臀部疼痛，范围较为弥散，以髂骨嵴中部附近较明显，并可向大腿后侧扩散，髂骨嵴中部及其上、下方常有压痛。

（4）诊断与鉴别诊断：根据病史、临床表现及必要的辅助检查进行诊断，主要需鉴别的疾病因疼痛部位的不同而异。如股神经痛需与髋关节炎及腰大肌炎进行鉴别，股外侧皮神经痛则需注意盆腔脏器病变等。

（六）偏侧肢体痛（丘脑性痛）

偏侧肢体痛表现为偏侧躯体弥散性、自发性灼痛，常伴有痛觉异化、痛觉过敏或减退、感觉异常，以及受累区的神经系统阳性体征。严格地说，其属于中枢性疼痛而非典型的神经痛，但因其症状与神经痛相似，故在此进行介绍。

1. 解剖生理基础

丘脑为巨大的"中央灰质核"，呈卵圆形，左右各一，分别位于两侧大脑半球的下内份。左右丘脑间于中线处被第三脑室所隔。

躯体的多种感觉与感官上行冲动（除嗅觉外）在到达大脑皮质前，均先到达丘脑，丘脑各核借其联系与相应皮质区形成各个功能单位，每一核与相应的皮质区发生关系。

丘脑含多个核团，其中腹后外侧核和背外侧核与躯体感觉密切相关，其内存在着意识性外感受与内感受性通路，接受内侧丘系、脊髓丘脑束及三叉神经丘脑束的传入纤维，并有相应的躯体代表部位，发出纤维投射到顶叶感觉皮质。

丘脑痛产生的确切机制尚不明确。Head 学说认为疼痛系丘脑的释放症状。Lhermitte 学说认为丘脑是一个"选择性过滤器"，可留下一些冲动，并让另一些冲动通过而到皮质。当丘脑损害时，则可让强的刺激通过而产生疼痛。

2. 病因

任何导致丘脑腹后外侧核损害的原因均可导致丘脑痛，80% 为脑出血或脑梗死，也可继发于外科手术、肿瘤、外伤或多发性硬化的并发症。大脑脚、脑桥、延髓和丘脑附近的损伤，也可产生类似症状，但疼痛发生在同侧面部和对侧肢体。这些区域最常见的原因为小脑后下动脉闭塞、大脑后动脉或其供应脑干的分支闭塞、延髓出血或延髓空洞症、肿瘤、多发性硬化、外伤和立体定向外科手术。延髓损伤可产生面部疼痛，偶有半球局限性损伤产生中枢性疼痛者。

3. 临床表现

本病多见于40岁以上的心脑血管疾病患者，部分患者有卒中史，疼痛多于病后几周至两年内发生。疼痛多累及大脑病变对侧的一侧身体。单独面部和头部或只有头部受累少见（但单下肢较常见），有时为上肢，可包括或不包括头部，最常见的是整个对侧身体或上下肢一起受累，偶见一侧面部和对侧肢体受累（脑干损伤）。疼痛呈自发性持续性灼痛或戳痛，程度不一。大多数患者疼痛发生在皮肤、肌肉或骨骼，整日持续，加剧无明显诱因，亦可由非伤害性刺激诱发，如轻触、冷、热、运动、经皮神经电刺激等，也可因视听刺激（如声、光）、内脏活动（如排尿）而诱发或加剧，或因焦虑和激动加重。常伴各种神经系统的症状和体征，以轻瘫较多见。受损区多有运动障碍和感觉缺失，轻触觉减退；几乎均有感觉异常或感觉过敏，可存在血管运动和泌汗障碍；焦虑和抑郁常见。

4. 诊断及鉴别诊断

诊断主要依据病史、疼痛的部位、特点和伴随症状及辅助检查进行，其中头部 CT 及 MRI 等影像学检查见丘脑或大脑脚等部位病变具有诊断价值。

如患者表现为半侧躯体疼痛，需要与躯体化障碍鉴别；如疼痛仅限于头部或单个肢体，则应与其他神经系统疾病鉴别。脊髓损伤产生的疼痛不属于本范围。

（七）全身痛

引起全身痛的病因多样，包括感染（病毒、细菌）、中毒、外伤等均可导致持续性或发作性全身痛，其中与神经系统疾病相关的全身痛常见于带状疱疹后神经痛、糖尿病性神经病变及脑卒中、外伤、严重中枢神经系统感染后所致中枢性疼痛。

全身神经痛的临床表现为非特异性，起病可呈急性、亚急性或慢性，疼痛性质可呈刺痛、胀痛、灼烧痛等，程度亦可轻可重，部分患者症状可自行缓解，亦可能需要依赖于药物控制疼痛发作。

其诊断主要依据详细的病史采集，包括感染史、卒中史、外伤史等，结合全身神经痛的临床表现，诊断不难，但病因鉴别及针对病因的治疗尤为重要。

第三节 神经痛的治疗

正确地对神经痛及其相关症状进行评估是指导最优治疗的前提，神经痛的病因诊断及治疗十分必要。必须强调，神经痛"继发于神经病变或损伤"，因此对于所有神经痛患者，只要病因可纠正，均应首先针对病因进行治疗，再通过药物、物理、手术等治疗疼痛，并同时进行社会、心理治疗等综合治疗使患者得以获得全面的疗效。目前治疗神经痛的方法众多，包括药物治疗、物理疗法、封闭疗法、按摩疗法、手术疗法和心理疗法等。

一、药物治疗

（一）治疗原则

（1）低剂量开始，每 3~7 天增量 1 次，直至疼痛缓解 50% 以上或出现不可耐受的不良反应。

（2）尽可能单一药物治疗，如疗效不佳或不良反应太大，则可联合另一种药物（如抗抑郁药联合阿片类药物）。

（3）如疼痛缓解 50% 以上且不良反应可耐受，则推荐长期治疗。对于长期治疗，每 6 个月尝试逐步减药 1 次，并评价其疼痛状态和是否需继续用药。约 1/3 患者不需继续用药，1/3 需低剂量用药，另 1/3 需按原剂量维持用药。

（二）药物种类

近年来基于临床随机试验（RCT）结果：①一线推荐的药物包括某些种类的抗抑郁药，如三环类抗抑郁药（TCAs）、5-羟色胺（5-HT）及去甲肾上腺素双重再摄取抑制剂、钙通道 $\alpha_2-\delta$ 配体（如加巴喷丁、普瑞巴林）及利多卡因贴剂；②二线推荐应用而某些特殊情况可考虑一线应用的药物包括阿片类药物及曲马多；③推荐三线使用，而某些特殊临床情况可考虑二线应用的药物包括某些抗癫痫药及抗抑郁药、美西律、N-甲基天门冬氨酸受体拮抗剂及辣椒碱贴剂。需要注意的是，任何一种药物均需权衡其可能的效果、不良反应及患者的病情、经济状况等采取个体化的治疗方案。

1. 一线药物

（1）抗抑郁药

1）三环类抗抑郁药：通过抑制再摄取而增加突触间隙去甲肾上腺素和 5-羟色胺水平。有证据证明，5-羟色胺和去甲肾上腺素双重再摄取抑制剂（SNRIs）阿米替林与选择性去甲肾上腺素再摄取抑制剂去甲丙咪嗪同样可缓解神经痛，而选择性 5-羟色胺再摄取抑制剂（SSRIs）则与安慰剂疗效相似。提示 TCAs 对神经痛的疗效主要取决于去甲肾上腺素。此外，TCAs 也可通过阻断钠离子通道、组胺受体、胆碱能受体、N-甲基-D-天冬氨酸受体（NMDAR）和激动阿片受体发挥镇痛作用。

适应证：为中枢性神经病理性疼痛及 AIDS（获得性免疫缺陷综合征，简称艾滋病）的首选药物，对于慢性感觉迟钝性疼痛、带状疱疹后神经痛、糖尿病性神经病理性疼痛、三叉神经痛、偏头痛、紧张型头痛和幻肢痛亦有疗效。

用法：起始量 10mg/d 睡前服用，以后每 5~7 天增量 10mg/d 或 25mg/d，直至见效或出现不可耐受的不良反应或用量为 75~150mg/d。1~2 周起效，4~6 周疗效显著。如用 75mg/d 以上 2 周无效，可换用另一种 TCAs 治疗。

不良反应：常见镇静、轻度认知障碍、视物模糊、口干、心动过速、直立性低血压、排尿延迟、便秘及体重增加。

禁忌证：包括窄角性青光眼、良性前列腺增生和急性心肌梗死。

2）度洛西汀文拉法辛：为5-羟色胺和去甲肾上腺素双重再摄取抑制剂，对毒蕈碱、组胺和肾上腺素作用很弱。临床试验对各种神经痛有效，但疗效略逊于TCAs。20%～30%的患者可出现较重的胃肠道不适，从而限制其用量。

（2）钙通道 α_2-δ 配体

1）加巴喷丁：与电压依赖性钙通道的 α_2-δ 配体亚基相连，降低谷氨酸、去甲肾上腺素及P物质的释放。

适应证：RCT证明加巴喷丁可明显减轻疱疹后神经痛、糖尿病性周围神经病神经痛、幻肢痛、GBS（吉兰-巴雷综合征）神经痛、神经病理性癌痛及急性或慢性脊髓损伤所致的疼痛。在某些RCT中，加巴喷丁尚被证明具有改善睡眠、情绪及提高生活质量的作用。

不良反应：加巴喷丁不良反应较少且较轻，常见者包括眩晕及嗜睡，使用时无须监测血药浓度，亦与其他药物无相互作用。

用法：起始量为300mg/d，每3～7天增量1次，直至疼痛缓解或出现不可耐受的不良反应或用量大于6 000mg/d。有效量通常为2 100～3 600mg/d，维持量为900～1 800mg/d。

2）普瑞巴林：作用机制及临床适应证与加巴喷丁相似。

不良反应：与加巴喷丁相似，但肾功能减退者需减量使用，且作为新药，其长期的安全性及不良反应发生情况尚有待进一步研究。

用法：起始量150mg/d，1～2周后剂量可增至300mg/d，一般于2周后达目标剂量300～600mg/d，并可取得最佳临床疗效。

3）利多卡因贴剂：RCT试验已证实利多卡因贴剂可明显缓解包括糖尿病性周围神经病在内的多种周围神经病的疼痛及感觉异常症状。

适应证：被推荐于周围神经病的治疗，但中枢性神经病理性疼痛则不推荐使用该药物治疗。

不良反应：不良反应轻微，唯一的不良反应即为轻度的局灶性皮肤症状（如红斑、皮疹）。使用最大剂量（3剂/12小时或4剂/18小时）时，血液中利多卡因，浓度仍然极低。但对于同时服用1类抗心律失常药物（如美西律）及严重肝病患者，其血药浓度可能很高，需减量使用。

2. 二线药物

阿片类药物及曲马多在多项RCT中已证实对神经痛有效，当一线药物单独或联合使用无明显疗效时，阿片类药物可单独或与一线药物联合使用。在某些特殊情况下，阿片类止痛药及曲马多尚可考虑一线使用，包括一线药物加用到可耐受的最大剂量疼痛仍无明显缓解甚至加重者、反复发作的剧烈神经痛、急性神经痛以及癌性神经痛。

（1）阿片类药物

1）适应证：GBS，75%的患者需使用阿片来缓解疼痛，在有通气设备的监护室中，严重疼痛者最好静脉滴注吗啡或氢化吗啡，而无通气设备时则须小心增加口服剂量，以防止呼吸抑制；在恢复期，被动和主动锻炼常引起突然肌痛及关节痛，为增加锻炼合作性，在锻炼前 1~2 小时可服用即释可待因或吗啡，一般至 8 周后不再需要此类药物。阿片类药物还可治疗中枢性疼痛、带状疱疹后神经痛、神经损伤性疼痛、腰痛、脊柱压缩性骨折痛、围手术期疼痛、炎症及癌性疼痛。阿片类对非神经痛的疗效优于对神经痛的疗效。

2）用法：在多数情况下低剂量即有效，如美沙酮 1.0~1.5mg/d 和长效氧可酮 30~60mg/d，但神经损伤性疼痛所需剂量可能较高。多数疼痛呈慢性，故最好使用长效制剂，如缓释氧可酮、缓释吗啡、美沙酮等。

3）依赖：与一般人群不同，疼痛患者用阿片类药物不易发生依赖，据 Parter 等报道，对 12 000 例内科患者用阿片治疗，仅 4 例无药物滥用史的患者发生依赖。

（2）曲马多：为阿片受体激动剂及去甲肾上腺素和 5-羟色胺双重再摄取抑制剂，但它既不属于阿片类又非抗抑郁药。已有 RCT 证实可减轻糖尿病性多发性神经病和其他原因所致神经痛的疼痛症状，并能改善患者的生活质量。最常见的不良反应包括嗜睡、便秘、眩晕、恶心和体位性低血压，多发生于加量过快时。在老年患者，可导致进行性的认知障碍及步态异常。对于有癫痫史或正在使用增加神经兴奋性药物的患者，曲马多有导致癫痫的风险。与其他 5-羟色胺能的药物联合应用（如 SSRIs 及 SNRIs），可能增加 5-羟色胺综合征的发生概率，需要注意。

3. 三线药物

此类药物常规推荐三线使用，但在某些特殊情况（如有使用阿片类药物的禁忌证）可二线应用，此类药物包括某些抗癫痫药（如卡马西平、拉莫三嗪、奥卡西平、托吡酯、丙戊酸）和抗抑郁药（如丁螺环酮、帕罗西汀、西酞普兰）、美西律、N-甲基-D-天冬氨酸受体拮抗剂及辣椒碱贴剂。

（1）抗癫痫药

1）卡马西平：为钠通道阻滞剂，是治疗三叉神经痛最有效的药物之一，还可用于治疗多发性硬化、幻肢痛、糖尿病性神经病和卒中后疼痛。因其可抑制血象，故不用于癌性疼痛的治疗。有效量为 200~400mg，每日 3 次。

2）拉莫三嗪：为钠通道阻滞剂，已报道可用于治疗三叉神经痛和糖尿病性多发性神经病性疼痛及神经损伤性疼痛。

3）丙戊酸：为 γ-氨基丁酸能激动剂，能预防部分偏头痛发作，有恶心、头晕和震颤等不良反应，但易于耐受，使用时需监测肝功能及血常规。

（2）抗抑郁药：SSRIs 中，西酞普兰及帕罗西汀在 RCT 中证实对糖尿病性多发性神经病的神经痛疗效有限，而氟西汀未见效果。丁螺环酮通过抑制去甲肾上腺素及多巴胺的再摄取发挥作用，被证明对多种中枢性及周围性神经病理性疼痛具有一定疗效。一般当使用 TCAs 或 SNRIs 无明显疗效时，考虑作为阿片类及曲马多的添加应用药物。

（3）美西律、NMDAR 拮抗剂和辣椒碱贴剂：美西律为口服第 1 类抗心律失常药，多项 RCT 证实其效果从无效至中度，效果不一，但仅当其使用大剂量时才可产生中度疗效，故使用时需充分考虑到可能产生的严重不良反应。

右美沙芬及美金刚可阻断 NMDAR，早期 RCT 证明其对于神经痛有效，而最近的 RCT 证实其无效或效果不佳。

对于辣椒碱贴剂，各项 RCT 结果不一。

二、物理疗法

物理疗法简称理疗，通常是指应用自然界和人工的各种物理因素作用于机体，以达到治疗和预防疾病的方法。常用的自然理疗法有日光疗法、海水浴疗法、矿泉疗法等。常用的人工理疗法有电疗法、磁疗法、水疗法、超声疗法以及光疗法等。

（一）作用机制

理疗是利用各种物理能量，包括光能、电能、热能及机械能等作用于机体，首先并且最容易接受刺激的是兴奋阈值最低的组织，同时也可作用于某些致痛物质。所以，理疗的作用机制至少包括两个方面：第一是针对机体组织器官和（或）致病因子的直接作用。第二是神经体液的反射作用，即当外界刺激（理疗）作用于机体时，可引起各种感受器兴奋，这些兴奋又立即传入到神经系统。首先兴奋沿着传入神经纤维传到相应的脊髓节段，再由脊髓向上传到脑干和大脑皮质下中枢，最后到达大脑半球的皮质。在这里进行综合分析，然后再发出冲动，沿传出神经传达到颜面部、躯干、四肢、内脏和各种腺体等组织，产生各种反应。同时，在理疗的直接作用下，也引起血液、淋巴和激素等的改变。如温热疗法可引起血管扩张和增加局部血液循环，从而可以使致痛的化学介质迅速排出，起到减轻和（或）消除疼痛的作用。

（二）疗法的选择

理疗已经成为目前医疗手段中较重要的方法之一。目前市场上有各种理疗仪，但值得注意的是，虽然理疗法可取之处很多，但也不是万能的。各种理疗方法既有共性也有特殊性，不同的疗法虽然可以治疗相同的疾病，但有的疗法只具有独特的效能，其他疗法不能将它取代。所以，在选择理疗方法时要充分了解该种物理疗法中的物理因素究竟有什么作用。只有如此，才能充分利用该物理因素的特殊性和共同性。目前，较常用于神经痛的理疗方法有电疗法、光疗法、超声波疗法、针灸疗法、拔罐疗法、运动疗法和温热疗法等。

（三）理疗的注意事项

在进行理疗时，操作人员要具备触电后的急救知识，应该备有橡皮手套、绝缘钳等用品。另外，某些物理因素可以加重病情，应注意适应证和禁忌证。对高热、恶性肿瘤和有出血倾向的疾病，一般不宜使用；妊娠、月经期以及空腹、过度疲劳和饭后30 分钟内，一般也不宜使用。此外，理疗一般有疗程，一个疗程结束后需要一定的休息时间，以利于物理因素作用的充分发挥。

（四）几种常用的物理疗法

在了解了理疗的作用机制、理疗方法的选择和理疗的有关注意事项后，应了解常用的理疗方法。

1. 红外线疗法

红外线疗法就是用红外线照射局部痛处，将红外线释放出来的热能在短时间内传到痛处，从而使照射处温度提高、血管扩张、血液循环加快，同时缓和交感神经的兴奋性，使疼痛得到缓解。一般每日照射 1 次，每次 10～20 分钟。

2. 短波疗法

它是通过超短波治疗机和电波治疗机输送高频电流通过人体组织时，所产生的热量及特殊的生物学作用治疗神经痛的。一般每日 1 次，每次 15～20 分钟，一般 15～20 次为 1 个疗程。

3. 电疗法

将正、负两个电极放在患处周围，然后接通电流。电压从 20V 起逐渐升高，直到患者可忍耐的最高限度。这种疗法以电流刺激机体组织，产生兴奋而起到镇痛效果。

4. X 线疗法

大剂量地照射 X 线可引起白细胞下降、骨髓抑制和机体抵抗力下降等。但小剂量的 X 线照射，却可以使白细胞增加，从而增强机体抵御外来侵害的能力。而且，小剂量 X 线还能扩张局部血管，促进局部血液循环，因而可起到缓解疼痛、增加组织活力的作用。

三、针灸疗法

针灸是中医学重要的组成部分。自古以来，针灸治疗疼痛具有较好疗效，几乎可以治疗各种性质的疼痛。从中医传统的观点看，针灸治痛不外乎通过三个方面来实现：第一，病因治疗，纠正和消除使气血瘀滞、运行障碍的因素；第二，病机治疗；第三，症状治疗。三者往往相辅相成，同时发挥作用。但通经络、调气血是解除疼痛的关键，也是针灸治疗的共同机制，在针灸治疗学中起着决定性的作用。其取穴的部位因不同部位的疼痛而异。

四、封闭疗法

神经痛在常用药物治疗和（或）针灸治疗等方法治疗后，仍疼痛难忍时，常采取封闭方法进行治疗。一般将封闭治疗分成三大类，即压痛点封闭、神经阻滞封闭、蛛网膜下腔和硬膜外阻滞封闭。

1. 压痛点封闭

颈部、肩部、背部、腰部以及腿部有疼痛的患者，常常在病变部位有压痛。这是由于局部病变组织刺激感觉神经末梢所致。病程较长者，一般药物疗效不佳，故常需要配合压痛点的封闭治疗。通常所用的药物有普鲁卡因、利多卡因、醋酸强的松龙等。

在进行激素封闭以后，一般在 24 小时之内症状即可有明显改善，但每个人的治疗效果以及疼痛缓解时间的长短不同。此外，部分患者在进行封闭治疗以后，常可感觉局部疼痛症状反而加重。这种情况一般只持续几个小时，极少数可达几天，可发生在封闭中的任何一次，但在某一封闭部位，通常只发生一次。治疗只要注意休息，必要时也可采取局部冷敷等措施。

2. 神经阻滞封闭

神经阻滞封闭也是治疗神经痛的一种常用封闭法。其疗效显著，但由于药物的作用时间有限，止痛效果常不能持久。有些患者需要经过 2 ~ 3 个疗程才能达到满意的治疗效果。目前临床常用的神经阻滞封闭有三叉神经阻滞、肋间神经阻滞、椎旁神经节阻滞以及坐骨神经和闭孔神经阻滞等。

3. 蛛网膜下腔和硬膜外阻滞封闭

对于恶性肿瘤引起的神经痛或非恶性肿瘤但伴有持续性节段性疼痛的患者，可采用该法进行阻滞封闭治疗。于蛛网膜下腔或硬膜外腔注入神经破坏性化学物质，致使神经脱髓鞘，从而使神经在后根神经节等部位发生退行性改变，经过相当长时间再逐渐自行恢复，以希望镇痛时间能够延续到 3 ~ 6 个月。但这种方法必须严格控制适应证，对于操作者的要求也比较高。否则，可造成严重的不良反应。

五、手术治疗

对于有顽固性疼痛或使用其他治疗方法均告失败的患者，疼痛成为患者主要的问题或急需解决的唯一问题。为了阻断异常痛觉冲动的产生、传导或感知，可以考虑进行手术治疗。目前较常用的手术方法有感觉神经根切断术、经皮脊髓束切断术及丘脑破坏术等。较理想的解除疼痛的手术应达到以下几个要求：①止痛效果明显，而且不易复发。②手术创伤较小，能够被年老体弱的患者所耐受。③手术破坏正常组织及功能（尤其是功能）的程度最小。④手术后无异常感觉及中枢性、疼痛发生。遗憾的是，到目前为止，还没有一种止痛手术能够达到以上所有的要求。所以，对于神经痛的患者，只有其他治疗均不能达到满意效果的情况下，才考虑选择手术治疗。

六、心理疗法

心理及精神状态对于患者来说非常重要，因此精神心理治疗在神经痛的治疗中占有重要地位。心理疗法的目的是降低交感神经兴奋性，增加躯体活动，改善姿势和躯体力学，恢复睡眠，稳定情感和预防医源性损害。方法包括教育、松弛技术、催眠、应激处理和家庭及职业的应急咨询等。

第六章 头 痛

第一节 概 述

头痛是指自眉、耳郭上及发际线以上部位的疼痛。头痛来自于颅内外痛敏感结构的激活。颅内的痛敏感结构包括 Wills 动脉环及其近端分支、脑膜的动脉和静脉（含静脉窦）、临近脑膜的血管，脑实质本身并不具备疼痛感受器。颅外的痛敏感结构包括颅外动脉及其分支、骨膜、筋膜、肌肉、皮肤、神经及其末梢、黏膜等。颅内外的疼痛经由三叉神经、面神经、舌咽神经、迷走神经及 $C_1 \sim C_3$ 神经传递。

头痛的发生机制多且复杂，主要有伤害性（nociceptive）疼痛和神经病变性（neuropathic）疼痛两类。前者是颅内外痛敏感结构在受到炎症（各类感染和炎症）、外伤、压迫和牵拉（占位、血肿、颅压异常、水肿）、肿瘤浸润、血管扩张或痉挛、化学刺激（血或药物刺激脑膜）等因素作用下产生的保护性反应，P 物质、神经激肽、降钙素基因相关肽（CGRP）、5 - HT、组胺、前列腺素等是参与疼痛的重要介质。后者主要是因躯体感觉神经系统的损害或病变（如疱疹后神经痛）引起周围或中枢神经系统发生神经重塑导致敏化（sensitization）的结果。另外，中枢神经系统的疼痛处理和感知过程异常（如抑郁焦虑障碍）可产生功能性（functional）头痛。

头痛是非常常见的症状，普通人群的头痛罹患率达 90% 以上。我国最新的流行病学研究显示我国人群头痛的年患病率为 23.8%，其中偏头痛为 9.3%、紧张型头痛为 10.8%。

国际头痛协会发表的《头痛疾患国际分类》将头痛分为三大类：原发性头痛、继发性头痛及其他头痛。原发性头痛包括偏头痛、紧张型头痛、丛集性头痛等。继发性头痛指缘于头颈部外伤、头颈部血管病、颅内非血管性病变、依赖性物质或其戒断、感染、内环境紊乱、精神障碍等因素引起的头痛，也包括由头面颈部结构病变引起的头面痛。

对头痛的诊断，尤其是原发性头痛，如同对感觉异常、头晕、认知损害及精神障碍的诊断，主要依据详细的病史了解和症状学分析，而非辅助检查。在病史询问时，应特别地了解下面几项。

一、头痛的起病形式和持续时间

动脉瘤破裂导致的头痛多是激动或用力后突然（数秒至数分钟）发生；有些偏头痛患者在吃冷的食物后数秒钟内发生眼痛或头痛，为"冰淇淋头痛"的特点；丛集性头痛多在睡眠或固定时间发生头痛，几分钟内达到高峰，持续 15 ~ 180 分钟；偏头痛的头痛常在 20 分钟左右逐渐达到高峰，持续 4 ~ 72 小时，常常在睡眠后停止；脑膜炎

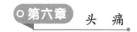

的头痛则是数天逐渐加重；颅内肿瘤导致的头痛发生和持续时间无规律，随颅内压高而逐渐加重和持续时间延长，后颅窝肿瘤易在早上觉醒时明显。

二、疼痛部位

2/3 的偏头痛的头痛部位为偏侧，丛集性头痛始终局限于一侧的眶和颞区，颞动脉炎的头痛部位多位于颞浅动脉所在的颞部，眼、鼻旁窦病变导致的头痛多影响前额和眶部，后颅窝病变多为后枕部疼痛。但是，因为有牵涉痛机制，故病变与头痛部位并非一一相应。

三、头痛性质和疼痛程度

搏动样、炸裂样痛多为严重的头痛，可见于偏头痛和丛集性头痛；电击样或闪痛多为神经病理性疼痛的特点，见于各种脑神经痛及类似疼痛；牵拉胀痛或钝痛见于紧张型头痛。临床常用评分法（如 0 分代表无痛、10 分代表最痛）由患者自己评估头痛程度。需要注意，头痛的性质和程度完全是患者的个体体验，深受文化、教育、宗教信仰、语言的影响，个体差异很大。

四、头痛时的伴随症状

偏头痛发作时易伴随有恶心、呕吐、头晕或眩晕、畏光、不愿活动等。有先兆偏头痛在先兆期有视觉、感觉、语言或脑干的一过性神经功能损害症状。三叉自主神经痛者则有副交感神经兴奋（结膜充血、流泪、鼻塞、流涕）和交感神经损害（眼睑下垂和瞳孔缩小）的表现。

五、头痛加重或缓解因素

偏头痛会因环境（声光刺激）和日常活动而加重，睡眠则可以缓解；低颅压头痛多在坐位或站立时明显，卧位减轻；鼻旁窦炎症导致的头痛则站立时轻，卧位（尤其早上醒时）明显；颅内压高或占位性病变导致的头痛可因咳嗽、用力、腹压增高而加重；颈源性头痛常因头位变化而诱发。

还应评估头痛对患者功能（日常生活、家务、社交、工作）的影响。必须全面了解患者的生活和工作习惯、既往病史和伴随疾病、外伤史、用药史及家族史。对有多种头痛形式者，必须逐一询问每种头痛的特点。

除了生命体征和基本的体格检查外，应关注意识、脑神经（尤其是眼球活动和瞳孔情况）、脑膜刺激征，还需识别颅周、颈部、鼻旁窦、眼或颞颌关节异常等情况。在病史询问和体格检查时应注意找寻值得警惕的症状和体征，如有表 6-1 所示之情况，则需开展针对性检查以排除继发性头痛。

门诊就诊的患者大多数为原发性头痛，盲目进行神经影像学等检查不但不会帮助诊断，反而会误导诊断，明显增加医疗资源的浪费和患者的负担。因此，对于绝大多数病史长的慢性病患者，如无特殊体检发现，不推荐常规进行腰椎穿刺、脑电图、TCD（经颅多普勒）、头部 CT 或 MRI 等检查。

表 6-1 头痛诊断中需要警惕的一些情况

病史或体征	需除外的疾病	辅助检查
突发头痛	蛛网膜下腔出血、脑出血、瘤卒中、脑外伤，颅内占位病变（尤其后颅窝）	神经影像学检查、腰穿
逐渐加重的头痛	颅内占位病变、硬膜下血肿、药物过度使用	神经影像学检查
伴系统性病变征象（发热、颈亢、皮疹）的头痛	颅内感染、系统性感染、结缔组织疾病、血管炎	神经影像学检查、腰穿、活检、血液检查
神经系统局灶症状和体征（非先兆）、认知障碍	颅内占位病变、动静脉畸形、结缔组织疾病、颅内感染、脑卒中	神经影像学检查、结缔组织疾病筛查、脑电图、腰穿
视盘水肿	颅内占位病变、假性脑瘤综合征、颅内感染	神经影像学检查、腰穿
咳嗽、用力、Valsalva 动作诱发的头痛	蛛网膜下腔出血、颅内占位病变	神经影像学检查、腰穿
妊娠期或产后头痛	皮质静脉/静脉窦血栓形成、垂体卒中	神经影像学检查
癌症或 AIDS 患者新发头痛	转移肿瘤、机会性感染	神经影像学检查、腰穿
50 岁后新发头痛	颅内占位病变、巨细胞动脉炎	神经影像学检查、血沉、病理检查

患者患有某种可引起头痛的疾病并非表明该头痛一定是继发性头痛，继发性头痛的诊断需要明确头痛症状与可引起头痛的疾病之间的因果关系。若新发头痛与可能致痛的疾病在时间上存在密切关系，可认为是缘于该疾病的头痛。若原发性头痛患者在合并有可能致痛的疾病后，头痛症状恶化，则既可能是原有头痛的恶化，也可能是新发了继发性头痛。

第二节　原发性头痛

一、偏头痛

（一）定义和分类

偏头痛（migraine）是慢性神经血管性疾患，具反复发作性。我国普通人群的偏头痛年患病率为 9.3%。偏头痛可见于各年龄人群，但首发多在儿童或青少年期，人群患病年龄高峰为 40 岁，女性患病率是男性的 2～3 倍。

虽然偏头痛只是发作性的头痛，但在发作期，约 2/3 的患者工作、学习或生活能

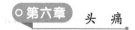

力受损，约半数不能完成正常的工作或生活。25%的患者因长期频繁发作而使得生命质量明显下降，被 WHO（世界卫生组织）列入影响人类健康的前 20 位重大疾患。而且，偏头痛的危害还表现在增加脑卒中的危险 2～3 倍（尤其是中青年非动脉粥样硬化性卒中）、增加无症状的脑白质病变的危险、容易伴随抑郁焦虑等精神障碍。

偏头痛分类见表 6－2。

表 6－2　偏头痛分类

1. 无先兆偏头痛
2. 有先兆偏头痛
（1）伴典型先兆的偏头痛性头痛
（2）伴典型先兆的非偏头痛性头痛
（3）典型先兆不伴头痛
（4）家族性偏瘫性偏头痛
（5）散发性偏瘫性偏头痛
（6）基底型偏头痛
3. 常为偏头痛前驱的儿童周期性综合征
（1）周期性呕吐
（2）腹型偏头痛
（3）儿童良性发作性眩晕
4. 视网膜型偏头痛
5. 偏头痛并发症
（1）慢性偏头痛
（2）偏头痛持续状态
（3）无梗死的持续先兆
（4）偏头痛性脑梗死
（5）偏头痛发作诱发的痫性发作
6. 很可能的偏头痛
（1）很可能的无先兆偏头痛
（2）很可能的有先兆偏头痛
（3）很可能的慢性偏头痛

（二）病因和发作机制

偏头痛是一组病因尚未明确的疾患。现有证据提示具有明显的遗传性，约 60% 的偏头痛患者有家族史。目前已发现家族性及散发性偏瘫性偏头痛存在神经元上钠离子通道（SCN1A 基因）、P/Q 型钙离子通道 α_{1A} 亚基（CACNA1A 基因）、胶质细胞 Na^+－K^+－ATP 酶的 α 亚基（ATP1A2 基因）的基因突变，因此可将部分偏头痛视为遗传性离子通道病（channelopathy），用离子通道病可以很好地解释偏头痛的发作性特征。另外，在由 NOTCH-3 突变引起的常染色体显性遗传性脑小血管病伴皮质下缺血性白质病变（CADASIL）及线粒体疾病 MELAS（线粒体肌病脑病乳酸酸中毒和卒中样发作）中，偏头痛均是常见和重要的临床表现之一。通过遗传多态性分析及基因组学研究，还发现亚甲基四氢叶酸还原酶（MTHFR）、血管紧张素还原酶、5-HT 受体等多个候选基因。

目前对偏头痛发作的机制解释主要是三叉神经-血管学说：①偏头痛的发作主要是因离子通道病变使得神经元的兴奋性不稳定或异常增高，故对内外环境的变化（发作诱因）敏感。②神经元的兴奋性不稳定及诱因的作用，触发扩散性皮质抑制（CSD）。它是起始于枕叶皮质的、不按照解剖结构或血管支配区分布的、由后向前的皮质电活动的一过性抑制，速度 2~3mm/min，伴随有局部脑血流的下降。CSD 可以很好地解释发作时的视觉、感觉等先兆现象。有研究证明在小脑、海马、底节等处也存在 CSD。③诱因及 CSD 可使得疼痛调节结构（如导水管周围灰质）和三叉神经核激活。三叉神经及其副交感神经的激活，一方面使得其支配的脑膜和颅外血管发生扩张、神经源性无菌性炎症、大量疼痛介质（CGRP、P 物质、神经激肽等）释放和血浆蛋白外渗；另一方面又使得所支配结构的痛性传入增加，产生疼痛。目前常用的偏头痛特异性药物（如麦角类、曲坦类）即是通过 5-HT 受体作用影响此环节。疼痛调节结构的兴奋性异常，产生中枢敏化，使得正常时对感觉的抑制功能受损，出现对通常可以耐受的刺激的敏感，很好地解释发作时的畏光、畏声、畏嗅、日常活动不耐受及反常疼痛（allodynia）现象。④在疼痛调节结构功能异常及三叉神经核激活过程中，5-HT 等多种单胺递质参与其中，也是曲坦类药物作用的靶点。脑干相关调节结构的功能异常会导致其他核团功能的激活，如前庭神经核兴奋出现头晕和眩晕，自主神经系统激活产生恶心、呕吐及其他自主神经症状。

虽然三叉自主神经学说可以解释偏头痛发作的许多现象，但也有不少研究证据提示还存在其他的机制，尤其是"血管性"机制：①已经发现卵圆孔未闭（PHO）与偏头痛密切相关，因 PHO 发生的异常的右向左分流，使得小血栓进入脑循环，触发 CSD。在实验动物或人体通过 TCD 发现微栓子可以引起偏头痛发作。②因血管内皮功能异常、血管狭窄或其他病变导致的血管剪切异常，可以使得血小板聚集、活化和释放 5-HT，引起血管收缩，再继发神经性反应。③在偏头痛发作中，发现血管活性介质，如 NO、前列环素、神经肽等的水平有动态的变化。④颅外血管的扩张是疼痛的重要原因和机制。

（三）偏头痛的临床类型

1. 无先兆偏头痛

无先兆偏头痛（migraine without aura）又称为普通型偏头痛，占所有偏头痛的70%~80%，多数患者的发作具有一致性，有前驱期、头痛期和恢复期症状。前驱期患者可有疲乏、情绪不稳或反复哈欠等表现。头痛期的头痛具有特征，并易伴随有多种症状（表 6-3）。一些患者在发作期还可有其他症状，如颈背部胀痛、头面部反常疼痛、头晕或眩

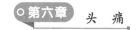

晕、腹泻、注意障碍等情况。恢复期可有疲乏、抑郁、欣快、食欲改变等表现。

表6-3 无先兆偏头痛诊断标准

至少有5次符合下述条件的发作：
A. 每次头痛持续4~72小时（未经治疗或治疗失败）
B. 头痛具备至少下列2项特征：
单侧性
搏动性
中至重度
日常活动后加重
C. 头痛至少伴随下列1项表现：
恶心和（或）呕吐
畏光、畏声
D. 不归因于其他疾病

相当多患者在发作前有诱因，如天气和环境（密闭、高海拔）变化、饮食（酒精、奶酪、漏餐）、睡眠过多或过少、紧张和应激、情绪变化、月经来潮、气味、药物（钙离子拮抗剂、血管扩张剂、西洛他唑等）、剧烈运动等。

2. 有先兆偏头痛

有先兆偏头痛（migraine with aura）也称为典型偏头痛，特征是在头痛前出现持续5~20分钟（不超过60分钟）的能完全恢复的局灶性神经功能损害症状，可为视觉性、感觉性或语言性。视觉先兆最常见，典型的表现为闪光性暗点，如注视点附近出现"Z"字形闪光，并逐渐向周边扩展，随后出现"锯齿形"暗点。有些则仅有暗点而无闪光。感觉先兆表现为以面部和上肢为主的针刺感、麻木感或蚁行感，并沿手指、前臂向近端移行。先兆也可表现为言语障碍，但较少发生。当2种先兆症状同时存在时，通常是依次而非重叠出现。在先兆同时或发生后1小时内，可以出现偏头痛特征的头痛，少数为非偏头痛特征的头痛，个别甚至不伴头痛。

3. 儿童偏头痛

儿童头痛的发作可不同于成人，部位多为双侧，头痛为非搏动性或难以描述，程度轻，持续时间仅数十分钟至1小时，但儿童发作期易有畏光、畏声、活动明显减少的行为特点。

部分患儿的表现不是头痛，却是周期性发作性的其他症状，如眩晕、腹痛或呕吐，发作间期的各种消化道、腹部、耳科检查均正常，分别被称为周期性呕吐、腹型偏头痛或儿童良性发作性眩晕。这些患者到青少年或成年期，将出现典型的偏头痛表现。

4. 偏头痛并发症

ICHD（头痛分类的国际标准）定义连续3个月以上，每月超过15天的头痛（未经治疗持续超过4小时）为慢性每日头痛（chronic daily headache，CDH）。慢性偏头痛（chronic migraine，CM）是CDH的最常见病因。偏头痛会随病程延长而发生性质转变

（即所谓转化型偏头痛），其发作逐渐频繁，达到每月头痛时间超过 15 天。同时，头痛的特征会有明显变化，如多为双侧和轻至中度的胀痛，常见的伴随症状减少或无，但可在此基础上合并有典型的偏头痛特征的头痛。已有研究提示肥胖、睡眠障碍、未规范使用预防性治疗、应激、抑郁焦虑、使用咖啡因等是发生慢性转化的重要危险因素。需要注意的是，许多患者还同时存在药物过度应用性头痛（medication – over use head-ache，MOH）的情况。

明确的偏头痛患者，若二次极其严重的发作持续时间超过 72 小时（无论是否因服药或睡眠有短时缓解），称为偏头痛持续状态。若发作虽然持续超过 72 小时，但非严重的头痛，则属很可能的偏头痛发作。

若先兆症状持续超过 60 分钟，必须进行神经影像学（如 MRI 的弥散加权成像）检查，可能发现相应部位的梗死（偏头痛性梗死）。若典型的先兆症状持续超过 1 周，影像学检查未见梗死，称为不伴梗死的持续先兆。

在典型先兆发作期或之后，1 小时内发生的典型的癫痫发作，称为偏头痛诱发的癫痫（migraine – triggered seizure）。

5. 其他

偏瘫型偏头痛（hemiplegic migraine）分家族性（1、2 级亲属中有类似表现）或散发性，临床特征是在表现有视觉或感觉或运动性失语的先兆中，同时出现完全可逆的偏身无力。

若患者在先兆中没有偏瘫，而出现至少下列 2 项表现（构音障碍、耳鸣、眩晕、复视、听力障碍、双侧鼻侧或颞侧同时有视觉症状、意识障碍、共济失调），则应考虑为基底型偏头痛（basilar – type migraine），旧称基底动脉型偏头痛。

视网膜型偏头痛（retinal migraine）表现为头痛发作前出现发作性单眼视觉阳性症状（闪光）或阴性症状（暗点、失明），持续时间同先兆时间，能完全恢复。发作间期眼科检查均正常。

早期认为眼肌麻痹是偏头痛的一种特殊类型，后研究发现眼肌麻痹的原因可能是负责眼球运动的脑神经因反复血管性损害而产生脱髓鞘所致，故不再认为其是独立的偏头痛类型。

相当多数的女性患者的发作与月经周期有关。若头痛发作仅见于月经期（来潮前 2 天至来潮后 3 天），且 3 个周期中至少有 2 次发作，月经周期的其他时间没有发作，即为月经性偏头痛。若有上述特征，但在月经期的其他时间也有发作，则称为月经相关性偏头痛。

老年偏头痛患者，尤其是绝经期后的女性患者，头痛发作会逐渐减少，但可能在很长时间没有头痛发作的情况下，出现发作性眩晕，通常没有头痛、耳鸣、耳聋或其他神经系统症状，但有类似于头痛发作时的明显恶心、呕吐、不愿活动，是为偏头痛等位征。

偏头痛相关性眩晕（migraine-related vertigo，MRV）是指偏头痛患者或有偏头痛家族史者，发生多次发作性眩晕，伴随有类似偏头痛发作时的各种症状，没有耳蜗或神

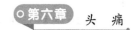

经系统损害的其他症状和体征，发作可与头痛发作同时或独立出现，发作间期各种检查无特异发现。

（四）诊断与鉴别诊断

无先兆偏头痛的诊断标准见表6-3。有先兆的偏头痛的诊断标准见表6-4。依据先兆后1小时内是否伴头痛及其性质，可再分为伴偏头痛性头痛、伴非偏头痛性头痛及无痛3个亚型。若患者的发作仅1条不符合，其他均符合无先兆或有先兆的偏头痛诊断标准，且非偏头痛持续状态或慢性偏头痛，可以诊断为很可能无或有先兆偏头痛。

表6-4　有先兆偏头痛的诊断标准

A. 符合B~D特征的发作至少2次
B. 先兆具有至少下列1项表现，没有肢体无力 　1. 完全可逆的视觉症状，含阳性（闪光、亮点、亮线）及阴性（视野缺损）症状 　2. 完全可逆的感觉症状，含阳性、（针刺）及阴性（麻木）症状 　3. 完全可逆的失语性言语障碍
C. 至少具有下列2项 　1. 同向视觉症状和（或）单侧感觉症状 　2. 至少1个先兆的逐渐发生过程超过5分钟，和（或）不同先兆相继发生过程超过5分钟 　3. 症状持续5~60分钟
D. 在先兆发生的同时或1小时内，发生偏头痛性头痛或非偏头痛性头痛或无痛
E. 不归因于其他疾患

慢性偏头痛的诊断标准见表6-5。

表6-5　慢性偏头痛的诊断标准

A. 连续3个月以上有每月超过15天的头痛
B. 之前有≥5次的偏头痛发作
C. 每月≥8天的头痛符合偏头痛特征： 　①头痛具备至少下列2项特征：单侧性；搏动性；中至重度；活动后加重。 　②头痛至少伴随下列1项表现：恶心和（或）呕吐；畏光、畏声。经麦角类或曲坦类药物治疗并缓解
D. 不归因于其他疾患
E. 可再分为伴或不伴MOH两种亚型

偏头痛除需与继发性头痛鉴别外，还应与其他原发性头痛（表6-6）及MOH（诊断标准见表6-7）相鉴别。值得注意的是，同一患者可以有多种头痛疾患，如频繁发作的偏头痛患者，可伴有偶尔发作的紧张型头痛，也可能因伴随严重抑郁而头痛或伴有MOH。

表 6 - 6   偏头痛与其他原发性头痛的鉴别

	偏头痛	紧张型头痛	丛集性头痛
人口学	女≫男	女＞男	男≫女
家族史	60%	无	无
周期性	无，女性月经周期	无	明确
头痛持续时间	4～72 小时	30 分钟至 7 天	30～180 分钟
头痛部位	60% 单侧，不固定	双侧	固定单侧
头痛性质	搏动、跳动、炸裂样痛、钝痛	钻痛，难以耐受	压迫感、胀痛、钻痛
头痛程度	中至重度	轻至中度	严重
伴随症状	恶心、呕吐、畏光畏声、畏嗅、日常活动不耐受	可有轻度纳差、畏光或畏声	头痛侧结膜出血水肿、流泪、鼻塞、流涕、出汗、眼睑下垂、瞳孔缩小、躁动不安

表 6 - 7   MOH 诊断标准

A. 每月头痛≥15 天
B. 连续 3 个月规则性使用≥1 种急性期对症治疗药物 　　NSAID 咖啡因复合剂或曲坦类或麦角类或阿片类药物使用超过每月 10 天 　　单纯 NSAID 或多种上述药物（单药均未超过每月 10 天）的使用超过每月 15 天
C. 药物过度应用期间头痛发生或原有症状恶化
D. 过度应用药物撤除后 2 个月，头痛缓解或回复至用药前状态

在对偏头痛患者的诊断评估中，必须注重疾患对患者的睡眠、情感及功能等的全面影响，可使用偏头痛残疾评估（MIDAS）问卷和头痛影响测评（HIT）量表等。

对病史和表现典型者，脑电图、TCD 或 CT/MRI 可能会发现一些非特异性的改变，但均无助于诊断，故不推荐作为临床常规检查，以减少误诊和浪费资源。若患者的表现不典型或伴随有其他值得警惕的症状和体征（表 6 - 1），则应尽早开展针对性的检查。近年来，不少研究证实病史长的，特别是有先兆的偏头痛患者，头 MRI 可以发现白质病变（多位于皮质下和后部），其临床意义尚待核实，需避免误诊为多发腔隙性梗死或脱髓鞘病变。

（五）治疗

1. 治疗原则

偏头痛治疗中，必须遵循下述原则：①积极开展患者教育，使患者知晓偏头痛是无法根治但可以有效控制的疾患，确立科学和理性的防治观念与目标；教育患者，尤其是青少年患者，保持健康的生活方式，学会寻找并注意避免各种头痛诱发因素；鼓励患者记头痛日记，对帮助诊断和评估预防治疗效果有重要意义。②要充分利用各种非药物干预手段，包括推拿、理疗、生物反馈治疗、认知行为治疗等。③药物治疗包括急性发作期治疗和预防性治疗两大类，应该循证地实施。

2. 急性发作期治疗

偏头痛发作期治疗的目的是快速、完全和持续地止痛及减少头痛再发，尽快恢复患者的功能。治疗应尽可能地减少和减轻不良作用，没有严重不良反应，具有较高的效价比。急性期治疗有效的指标包括：2 小时后无痛或疼痛明显改善（疼痛评分下降 50% 以上）；疗效具有可重复性，3 次发作中有 2 次有效；止痛成功后的 24 小时内无头痛再发或无须再服药。

对发作严重或持续状态者，需积极支持治疗，安置于无声光刺激的环境，可肌内注射安定或氯丙嗪以镇静和止吐，纠正脱水和电解质紊乱。对治疗反应差者，可考虑静脉使用硫酸镁或丙戊酸或肾上腺糖皮质激素。

经过大型临床随机对照试验（RCT）证实有效且被推荐为一线治疗的方法，包括偏头痛非特异性药物（NSAID 及其与咖啡因的复合物）和偏头痛特异性药物（麦角类及其与咖啡因复合物、曲坦类）（表 6-8）。虽然曲马多、阿片类药物有明确的镇痛作用，但因不良反应严重，故不推荐为一线治疗。促进胃肠运动的甲氧氯普胺、多潘立酮具有促进止痛剂吸收、减少恶心呕吐和止痛作用，推荐与止痛剂合用。严重呕吐者应选择肠外给药。儿童宜选布洛芬、对乙酰氨基酚或舒马曲坦滴鼻。妊娠期患者宜选对乙酰氨基酚。

表 6-8　常用偏头痛发作期治疗药物

药物	推荐剂量（mg）	推荐等级	注意事项
阿司匹林	1 000，口服或静脉	A	胃肠道不良反应，出血风险
布洛芬	200～800，口服	A	胃肠道不良反应，出血风险
萘普生	500～1000，口服	A	胃肠道不良反应，出血风险
双氯芬酸	50～100，口服	A	胃肠道不良反应，出血风险
对乙酰氨基酚	1 000，口服或肛栓	A	肝功能衰竭及肾衰竭者慎用
阿司匹林 + 对乙酰氨基酚 + 咖啡因	250 +（200～250）+50	A	同阿司匹林和对乙酰氨基酚；胃肠道不良反应，出血风险；肝功能及肾衰竭者慎用
安乃静	1 000，口服或静脉	B	粒细胞缺乏症风险，低血压风险
安替比林	1 000，口服	B	肝功能衰竭及肾衰竭者慎用
托芬那酸	200，口服	B	胃肠道不良反应，出血风险
舒马曲坦	25、50、100，口服；25，肛栓；10 或 20，喷鼻；6，皮下	A	禁忌证：高血压、冠心病、心绞痛、心肌梗死、雷诺综合征、周围动脉粥样硬化性疾病、TIA 或卒中、妊娠、哺乳期、12 岁以下儿童、严重肝肾功能不全、存在多种血管危险因素。不能与麦角类或 MAO 抑制剂（停用未满 2 周）同服

续表

药物	推荐剂量（mg）	推荐等级	注意事项
佐米曲坦	2.5、5，口服及口腔崩解片；2.5、5，鼻喷剂	A	同舒马曲坦
那拉曲坦	2.5，口服	A	同舒马曲坦，较舒马曲坦效弱但持续时间长
利扎曲坦	10，口服	A	同舒马曲坦，服普萘洛尔时使用5mg
酒石酸麦角胺	2，口服	B	禁忌证：妊娠、哺乳期、12岁以下儿童、控制不良的高血压、冠心病、心绞痛、心肌梗死、雷诺综合征、周围血管粥样硬化性，疾病、TIA或卒中、严重肝肾功能不全、存在多种血管危险因素
双氢麦角胺	2，口服	B	同酒石酸麦角胺
甲氧氯普胺	10～20，口服；20，肛栓；10，肌注、静脉或皮下	B	禁忌证：运动障碍、14岁以下儿童及妊娠期妇女、癫痫、催乳素瘤
多潘立酮	20～30，口服	B	禁忌证：10岁以下儿童，余同甲氧氯普胺

应根据头痛严重程度、伴随症状、既往用药情况和患者的个体情况选择用药。传统上采用"阶梯法"，即每次头痛发作时均首选 NSAID，若治疗失败再加用偏头痛特异性治疗药物。后有研究认为"分层法"更好，即由患者依据头痛、功能损害程度及对药物的反应来选药，严重者选择特异性药物，否则选择 NSAID。药物应在头痛的早期足量使用，但在先兆期使用曲坦类或麦角类药物则无效或有害。由于曲坦类药物疗效和安全性优于麦角类，故推荐曲坦类优于麦角类，但麦角类的作用持续时间长、头痛复发率低，故适于发作时间长或经常复发的患者。

3. 预防性治疗

通常，出现以下情况应考虑使用预防性治疗：患者的生活质量、工作或学业严重受损（须根据患者本人的判断）；每月发作频率在2次以上或急性期药物治疗无效或患者无法耐受；存在频繁、长时间或极度不适的先兆以及特殊类型的偏头痛；有发生 MOH 的危险；发作时间超过72小时；患者的意愿。使用预防性治疗的目的是降低发作频率、减轻发作程度、减少功能损害、提高对发作期治疗的反应。预防治疗中，患者教育和综合干预是重要的方法，不应忽视。同时，要注意评估患者的并发症并予以有效控制。患者头痛日记是判断预防疗效的重要手段。

经过大型 RCT 验证并被国内外指南所推荐的预防性治疗药物包括 β 受体阻滞剂、钙离子通道阻滞剂、抗癫痫剂和抗抑郁剂（表6-9）。β 受体阻滞剂中证据最为充足的是普萘洛尔和美托洛尔，比索洛尔、噻吗洛尔和阿替洛尔可能有效，但证据强度不高。钙离子通道阻滞剂中仅氟桂利嗪的证据充足，多项尼莫地平的 RCT 结果均未能显示其

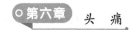

疗效优于安慰剂，故不推荐。抗癫痫药中以丙戊酸和托吡酯的证据充足，后者对 CM 及 MOH 亦有效。拉莫三嗪不能降低偏头痛发作的频率，但可能降低先兆发生的频率。唯一在所有研究中均被证实有效的抗抑郁剂是阿米替林。选择性血清素重摄取抑制剂（SSRI）效果差，不推荐。少数试验发现血清素和去甲肾上腺素重摄取抑制剂（SNRI）可能有效。

表 6 - 9　循证的偏头痛预防药物治疗

药物	剂量（mg）	推荐级别	注意事项
美托洛尔	50 ~ 200	A	不良反应：常见有心动过缓、低血压、嗜睡、无力、运动不耐受；少见（＜1% 发生率）有失眠、噩梦、阳痿、抑郁、低血糖 禁忌证：哮喘、心力衰竭、房室传导阻滞、心动过缓 慎用：使用胰岛素或降糖药者
普萘洛尔	40 ~ 240	A	同美托洛尔
比索洛尔	5 ~ 10	B	同美托洛尔
氟桂利嗪	5 ~ 10	A	不良反应：常见有嗜睡、体重增加；少见有抑郁、锥体外系症状 禁忌证：抑郁、锥体外系症状
丙戊酸	500 ~ 1800	A	不良反应：恶心、体重增加、嗜睡、震颤、脱发、肝功能异常 禁忌证：肝病
托吡酯	25 ~ 100	A	不良反应：共济失调、嗜睡、认知和语言障碍、感觉异常、体重减轻 禁忌证：对有效成分或磺酰胺过敏
阿米替林	50 ~ 100	B	不良反应：口干、嗜睡、体重增加 禁忌证：心脏病、肝功能损害、癫痫、甲状腺功能亢进、青光眼、前列腺增生、瘤、尿潴留

　　有关 NSAID、维生素 B_2、血管紧张素转换酶抑制剂、辅酶 Q10 及部分植物药的 RCT 结果不一致，在上述药物治疗无效或不合适时可考虑使用。早期使用的可乐定、苯噻啶或麦角新碱等，因疗效不确切和不良反应严重，不再推荐使用。肉毒毒素 A 注射已被多个 RCT 证明是治疗 CM 的有效方法。

　　在实施预防性治疗中，应遵循小剂量起始、逐渐加量、尽量单药治疗的原则，需要 4 ~ 8 周观察疗效，不宜过早换药。较少开展过推荐药物间的直接疗效比较，部分研究显示无显著差异，故应综合药物不良反应和患者个体情况恰当选药。个别患者可考虑联合用药。

二、紧张型头痛

紧张型头痛（tension-type headache，TTH）是一种定义不明的异质性的头痛综合征，约占原发性头痛的 40%。人群终身患病率达 80%。TTH 曾被称为肌肉收缩性头痛（muscle-contraction headache）、紧张性头痛（tension headache）、心因性肌源性头痛（psychomyogenic headache）、应激性头痛（stress headache）、特发性头痛（idiopathic headache）或心因性头痛（psychogenic headache）。1988 年国际头痛学会才将其确定为 TTH。

（一）发病机制

TTH 的发生机制不详，由于缺乏特异的临床表现或生物学标志，且对健康影响不大，故相关的研究亦少。多数研究认为存在精神或肌肉的紧张（tension），即存在颅周肌肉筋膜的周围性机制和疼痛处理过程异常的中枢性机制，两者在不同发作频率及患者中的作用权重可能不一。推测的机制是：①不明原因导致颅周肌肉异常收缩，出现肌肉筋膜的压痛点、肌电图显示肌肉活动增加、肌肉的压痛阈值下降等；②基础研究发现颅、颈部肌肉筋膜存在对伤害性感受的敏感、疼痛相关性介质的增加及炎症过程；③患者多伴随有生活事件、抑郁焦虑、应激或紧张，可能存在中枢的痛处理过程异常，加之周围的持续伤害性刺激，导致中枢敏化（脊上神经元兴奋性增高、抑制性神经元活动减少），对周围的伤害性传入敏感、痛感受增强；同时运动传出增加使得肌肉收缩增加、僵硬。周围和中枢的机制互为因果，形成恶性循环。

（二）临床表现、分型和诊断

TTH 发作的临床特征是双侧、持续时间不定（30 分钟至 7 天）的轻至中度胀痛（箍带样或压迫样），不伴随明显其他的症状，易与偏头痛发作鉴别（表 6-6）。部分患者发作时体检可见颅周肌肉筋膜有压痛点。发作轻者多无须休息或服用止痛剂，故极少就医。临床所见多为频繁发作或慢性者，易伴随失眠、抑郁焦虑、慢性疼痛，表现与 MOH 相似，需注意鉴别。

依据发作频率，TTH 分为偶发性、频发性和慢性 3 型，再根据是否伴随有颅周肌肉压痛分为有或无颅周肌压痛两亚型。不同类型 TTH 的临床表现和诊断标准，见表 6-10。若患者的头痛发作仅 1 条不符合，其余符合诊断标准，且不符合无先兆偏头痛的诊断标准，排除其他疾患后，可诊断为很可能的 TTH。

（三）治疗

由于 TTH 的病理机制复杂和不明，故治疗的方法虽多却不确切。

急性止痛治疗可选单纯止痛剂和 NSAID，但对多个 RCT 的系统分析显示 NSAID 优于单纯止痛剂。因胃肠道出血等危险低，布洛芬（800mg）优于萘普生（800mg），可作为一线药物。阿司匹林（500～1 000mg）与对乙酰氨基酚（500～1 000mg）疗效相当。其他非选择性 NSAID 或 COX-2 抑制剂的疗效不确切，可为备选。对较重者，可选用止痛剂加咖啡因的复合剂或小剂量镇静剂。对有颅周肌肉压痛者，可加用乙哌立松、巴氯芬或替扎尼定。

表 6 – 10　TTH 诊断标准

项目	偶发性 TTH	频发性 TTH	慢性 TTH
频率	至少 10 次符合下列标准的头痛：频率 < 1 次/月（10 次/年）	至少 10 次符合下列标准的发作：频率每月 1 ~ 14 天（每年 12 ~ 179 天）至少 3 个月	超过 3 个月的头痛，频率 ≥ 15 次/月（≥ 180 次/年）
持续时间	30 分钟至 7 天	30 分钟至 7 天	数小时或连续性
头痛性质	至少符合下列 1 条：双侧；压迫或箍紧样（非搏动）；轻至中度；行走或登楼等日常活动不加重头痛		
其他	符合以下 2 条：无恶心或呕吐（可有轻度纳差）；无畏光或畏声（可有 1 个）不归因于其他疾患	符合以下 2 条：畏光或畏声或轻度恶心（至多 1 个）；无中至重度恶心或呕吐	符合以下 2 条：畏光或畏声或轻度恶心（至多 1 个）；无中至重度恶心或呕吐

虽然缺乏好的临床证据支持，但阿米替林（12.5 ~ 25mg/d 起始，50 ~ 75mg/d 维持）仍然被作为一线药物用于频发性和慢性 TTH 的预防。氯丙咪嗪虽然疗效好，但不良反应大。丙咪嗪、多塞平等亦可选。SNRI 有效，可用于不适合阿米替林者。已有证据提示 SSRI 无效，而肉毒毒素 A 注射的疗效仍有待验证。

多个研究已经证实了物理治疗、推拿、运动、放松训练及认知行为治疗的有效性，值得在实施药物治疗时加以辅佐。

三、丛集性头痛

（一）定义和分类

丛集性头痛（cluster headache，CH）是种神经血管性头痛，因在某段时期头痛集中发作而得名，旧称"组胺头痛"。CH 相对少见，患病率为偏头痛的 2% ~ 9%，与多发性硬化接近；男性明显多于女性，欧美国家男性患病率为 0.4% ~ 1%。与 CH 同被列为三叉自主神经性头痛（trigeminal autonomic cephalalgia）的还有发作性偏侧头痛（paroxysmal hemicrania）和伴结膜出血和流泪的短时程神经痛样偏侧头痛（SUNCT）综合征。它们均以短时程、单侧、剧烈的头痛发作伴典型的颅自主神经症状为临床特征。

（二）病因和发病机制

CH 的发病和发作机制不详，推测的机制涉及：①因原发的神经源性活动增强而出现颅外血管（颞动脉）扩张、血流动力学改变；②三叉神经元（特别是其中的 P 物质能神经元）异常兴奋，活动增加，并影响颈动脉周围的交感神经；③发作时有交感和副交感神经的症状，故有自主神经系统参与；④CH 的发作具有固定时间发生的特点，提示下丘脑等控制昼夜节律的神经结构参与；⑤5 – HT、组胺、主细胞等可能参与发病，70% 患者皮下注射组胺可以诱发发作。

（三）临床表现

发病年龄多在 30 岁后的中年期，男女比为（2～4）:1。

发作具有以下特征：①快速发生的、持续时间短（15～180 分钟）的剧烈疼痛；②绝大多数局限于单侧三叉神经第 1、2 支的支配区；③伴同侧副交感刺激和交感神经缺损症状；④CH 发作具有节律性，一方面表现为头痛发作时间刻板，如夜间或午睡后，故又称为"闹钟头痛"；另一方面表现为丛集性发作与长时间无发作的缓解期的交替，通常每年 1～2 次丛集性发作（每次持续 2～3 个月）。部分患者可能有诱因，如天气变化、紧张、使用硝酸甘油等血管扩张剂。在发作期间，饮酒会加重，但发作间期则无。头痛发作时体检除上述表现外，基本正常。神经影像学检查亦无助于诊断，仅适用于排除其他情况。

（四）诊断标准

CH 的诊断依据见表 6-11。神经影像学、电生理学、实验室及脑脊液检查均无助于诊断。发作性 CH 指持续时间 7 天至 1 年的丛集性发作之间有超过 1 个月的无痛间隔期。慢性 CH 指丛集性发作期持续时间超过 1 年，或其间的无痛间隔时间少于 1 个月。若头痛发作表现仅 1 条不符合诊断标准，可诊断为很可能的 CH。需与其他原发性头痛、三叉神经痛、带状疱疹及巨细胞动脉炎相鉴别。

表 6-11　丛集性头痛诊断标准

A. 至少 5 次符合下列特征的头痛发作：严重或极重的；单侧眶、眶上和（或）颞部疼痛，持续 15～180 分钟；集中发作期间；不到半数的头痛发作可以程度略轻、频率减少或持续时间改变
B. 头痛时出现至少下列 1 项表现于头痛侧：结膜充血或流泪，鼻塞和（或）流涕，眼睑水肿，前额和面部出汗，眼睑下垂和（或）瞳孔缩小，不安和激越
C. 频率为隔日 1 次至每日 8 次
D. 不归因于其他疾患

发作性偏侧头痛之头痛性质、部位和伴随自主神经症状与 CH 相同，不同处在于头痛持续时间短（2～30 分钟）和发作频繁（每日超过 5 次），女性患者多见（诊断标准见表 6-12）。最重要的表现是对吲哚美辛治疗反应好，足量治疗 3 天内明显缓解且疗效维持时间长。

表 6-12　发作性偏侧头痛诊断标准

A. 至少 20 次符合 B～D 标准的头痛发作
B. 严重单侧眶、眶上和（或）颞部疼痛，持续 2～30 分钟
C. 头痛时出现至少下列 1 项表现于头痛侧：结膜充血和（或）流泪；鼻塞和（或）流涕；眼睑水肿；前额和面部出汗；眼睑下垂和（或）瞳孔缩小
D. 半数以上时间内的发作频率大于每天 5 次，可以较少
E. 发作可被治疗剂量的吲哚美辛完全终止
F. 不归因于其他疾患

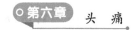

SUNCT 综合征主要见于男性青中年，临床特征是持续时间短暂（数秒）、频繁发作、局限单侧眶区的中重度神经痛样头痛，多因触摸、说话、咀嚼等触发。临床诊断标准见表 6 - 13。

表 6 - 13　SUNCT 综合征诊断标准

A. 至少 5 次符合 B ~ D 标准的头痛发作
B. 单侧眶、眶上和（或）颞部的钻痛或搏动样痛，持续 5 ~ 240 秒
C. 伴随同侧结膜充血和流泪
D. 频率为每日 3 ~ 200 次
E. 不归因于其他疾患

（五）治疗

头痛发作紧急处理包括患者坐位面罩吸 100% 氧气（至少 7L/min），80% 在 15 分钟内改善，但高压氧肯定无效。首选药物治疗包括舒马曲坦皮下注射（6mg）或鼻喷（20mg）、静脉或肌内注射二氢麦角胺（DHE），同时用甲氧氯普胺可增效。佐米他曲坦注射或口服、4% ~ 10% 利多卡因滴鼻、口服麦角胺、皮下注射奥曲肽 100μg（生长抑素类）亦有效。止痛剂、NSAID、阿片类或氯丙嗪则效果不佳。

预防治疗的目的是尽快打断丛集性发作周期，包括过渡预防（通常 2 周）和维持预防两部分。过渡预防主要用糖皮质激素，每日甲泼尼龙（或等效泼尼松）60 ~ 100mg，或甲泼尼龙 500mg 静脉滴注，5 天后每日减 10mg。也可选择短期用麦角类、曲坦类药物，疗效不确切。有些报道使用枕大神经封闭效果好。维持预防首选维拉帕米（240 ~ 960mg/d），小剂量开始，每周增加 40mg，直到有效或最大耐受，不良反应包括心动过缓、踝水肿、便秘、牙龈增生，使用中需定期检测心电图。锂盐（600 ~ 900mg/d）对慢性者更好，但不良反应大。对上述治疗无效或不适合者，可试用二线的托吡酯（50 ~ 200mg/d）、丙戊酸（500 ~ 1 500mg/d）、褪黑素、加巴喷丁等。各种药物治疗无效者，应考虑神经介入治疗。

第三节　其他头痛

一、颈源性头痛

颈源性头痛（cervicogenic headache）是指颈部病变导致的头的牵涉性痛，旧称颈性头痛（cervical headache）。不少见，国外资料示普通人群的患病率达 2.5%，或占头痛人群的 14%，易与偏头痛和 TTH 合并。多数研究者认为是由高位颈椎关节的损伤（如挥鞭样损伤）所致。基础和动物实验证明来自 C_1 ~ C_3 的伤害性传入与来自三叉神经的传入共同进入三叉神经颈核，使得颈部的疼痛会牵涉到头部。

临床表现为：相对固定一侧的由颈部起始的痛，向枕－额－眶区放射，可累及肩、上臂；与头位活动或持续某种姿势有关；头痛性质为钝胀痛，非搏动性，程度中重度；持续时间不定；常常有头颈活动受限；可伴随类似偏头痛的症状或三叉自主神经痛的症状。体检可见局部压痛、肌痉挛、颈活动受限。诊断标准不一（表6－14），较为公认的临床特征是：①起于颈部向前额和颞部放射的疼痛；②向同侧肩和上臂放射的疼痛；③颈部活动触发头痛。有颈部外伤史非常重要，高位颈椎局部封闭有效则是确诊的重要方法。

表6－14　颈源性头痛诊断标准

A. 起于颈部，向头面部牵涉的符合C和D特征的痛
B. 有颈椎或颈部软组织损伤或病变的临床、实验室或影像学证据
C. 至少下列1项可将疼痛归因于颈椎或颈部软组织损伤或病变的证据：颈部损伤或病变临床体征；诊断性颈部结构的封闭能有效缓解头痛
D. 颈部损伤或病变有效治疗后3个月内头痛缓解

需要与颈（椎）动脉的动脉瘤或动脉夹层、后颅窝病变、局部带状疱疹、脊膜炎等相鉴别。治疗为减少局部活动、推拿、经皮电神经刺激等，药物治疗效果不确切，方法类同偏头痛或神经病变性痛的治疗。治疗无效者可试用局部封闭。

二、低脑脊液压力头痛

低脑脊液压力头痛（low cerebrospinal fluid pressure headache）临床表现典型者为中等度双侧对称性钝痛或胀痛，特征是坐位或站立位明显，卧位可快速缓解。患者可以伴随有恶心呕吐、颈痛、头晕、复视、视物模糊、轻度耳聋、上肢麻木等。严重者可出现小脑扁桃体下疝、硬膜下或硬膜外出血等表现。

多数病因是接受腰椎穿刺后，CSF渗漏。不少患者有不严重的运动、体力劳动中的外伤，但多难以回忆。因颅内压低和重力的作用，导致脑结构下沉，撕拉脑膜桥静脉，导致硬膜下或硬膜外积液或出血。

诊断首选增强MRI，可见广泛的硬膜强化、硬膜下或硬膜外积液或出血、大脑下沉等。临床或MRI表现不典型者，需要做腰椎穿刺，测压力。注意部分患者可以压力不低于$40 \sim 50 mmH_2O$，也可以蛋白或细胞数轻度升高。自发性渗漏者多位于颈胸椎交界或中胸椎段，首选CT脊髓造影，也可选脊髓核素或MRI造影。

常规治疗为卧床和大量饮水，减少坐或站立。保守治疗无效或有并发症，治疗首选血帖（blood patch），即在腰穿部位或影像学检查所见的渗漏部位硬膜外注射自身静脉血$10 \sim 20 ml$，可能需要多个部位血帖。

三、一过性头痛神经功能缺损和脑脊液淋巴细胞增高

一过性头痛神经功能缺损和脑脊液淋巴细胞增高（transient syndrome of headache

with neurological deficits and cerebrospinal fluid lymphocytosis）又称为 CSF 细胞增高的偏头痛样综合征，表现为发作的中重度头痛、伴一过性感觉运动或失语的症状和体征、发热，持续数小时。检查见 CSF 中淋巴细胞增高，一般为（10～700）×10^6/L，少数压力和蛋白高。头部 CT/MRI 检查无特殊发现。EEG 可以发现局灶或弥漫的慢波。病因不明，推测是病毒感染诱发的自身免疫性反应。病程自限，可使用肾上腺糖皮质激素治疗。

四、巨细胞动脉炎

巨细胞动脉炎（giant - cell arteritis）为老年人群常见的头痛疾患之一。1/3 患者以头痛起病，70% 病程中有头痛，头痛特征是表浅的搏动性痛，多位于颞部，也可弥散，常伴随四肢近端关节痛和肌痛、纳差、疲乏、低热、颞颌关节功能紊乱等症状，未治疗的严重者可有黑矇。体检可见颞浅动脉红、肿、粗大、压痛，1/3 患者有颈动脉杂音，可有视力减退、眼外肌麻痹、多发神经病等体征。实验室检测可见 ESR 快、CRP 高，部分有肝酶高和贫血。颞浅动脉活体检查有助于确诊。

治疗以肾上腺糖皮质激素为主，开始泼尼松 40～60mg/d，1 个月后逐渐减量。若有缺血并发症，则需要静脉用较大剂量皮质激素。过快减量可能导致复发或加重，少数患者需要长期小剂量维持。

五、睡眠头痛

睡眠头痛（hypnic headache）是很少见的原发性头痛，多见于老年人群（均大于 50 岁）。患者均在睡眠时发生头痛并因之而醒，多为双侧钝痛，程度中重度，醒后头痛持续 15～180 分钟，每月发作大于 15 次。通常不伴自主神经症状，个别可仅有恶心或畏光或畏声。

典型表现者诊断不难，需与睡眠呼吸暂停头痛（sleep apnea headache）鉴别，后者可能是因睡眠呼吸暂停引起的低氧、CO_2 蓄积和血管扩张所致，在觉醒后出现双侧胀痛，不伴其他不适，30 分钟内自行缓解，每月发作超过 15 天。睡前用咖啡因可阻止睡眠头痛的发作。有报道锂盐、褪黑素、加巴喷丁、普瑞巴林、吲哚美辛有预防作用。

六、枕神经痛

枕神经痛（occipital neuralgia）的临床表现为枕神经大支（C_2）、小支（$C_2 \sim C_3$）和第三支（C_3）分区的阵发性、短暂剧烈的闪痛或电击样痛，由后枕向前放射，不伴其他明显不适。体检可发现局部感觉减退、压迫后诱发头痛。由于一些患者是在感冒后急性发生，1～2 周后自行缓解，推测可能与病毒感染有关。对病程长者，现多认为是存在 $C_2 \sim C_3$ 神经根受损或枕神经受肌肉筋膜的压迫。临床表现典型者不难诊断，枕神经封闭有效有助于诊断。对无特殊病因者，卡马西平（0.3～0.6g/d）、加巴喷丁（1 200～2 400mg/d）或普瑞巴林（150～300mg/d）有效。

七、可逆性脑血管收缩综合征

可逆性脑血管收缩综合征（reversible cerebral vasoconstrictionsyndrome，RCVS）又称可逆性节段性脑血管收缩（reversible segmental cerebral vasoconstriction）、Call – Fleming 综合征、中枢神经系统良性血管病或伴血管痉挛的霹雳样头痛等。RCVS 并不少见，可分为原发性和继发性（使用血管活性药物后诱发）。好发于中年女性，儿童患者极少。临床特征是突发（1 分钟内达高峰）的剧烈霹雳样头痛，1/3 伴血压升高（收缩压超过 160mmHg），10% ~60% 的患者同时出现 TIA、癫痫、可逆性后部脑白质病变综合征（RPLS）、脑水肿、脑缺血、蛛网膜下腔出血、脑出血等并发症。所有患者经 MRA（磁共振血管成像）或 CTA（计算机体层血管成像）或 DSA（数字减影血管造影）检查，可发现颅内动脉多节段性的血管收缩。绝大多数患者在 2 个月内逐渐恢复，血管痉挛基本在 12 周内缓解。

对 RCVS 应视为急症，尽快完成脑的结构和血管的评估，完成腰椎穿刺。对可能诱发发作的药物应立即停用。虽然缺乏 RCT 证据，但多数观察提示尼莫地平口服（30 ~60mg，每 4 小时一次）或静脉滴注（0.2 ~2mg/h）有效，但需要检测血压并避免血压过低。有报道尼卡地平、维拉帕米、前列环素有效，可试用。治疗疗程应达到症状消失、血管收缩完全缓解之后。糖皮质激素、吲哚美辛等可能恶化病情，不推荐使用。

第七章　周围神经疾病

第一节　概　述

周围神经系统（peripheral nervous system，PNS）包括神经根组成的脊神经和脑干腹外侧发出的脑神经，但不包括嗅神经和视神经，后者是中枢神经系统的特殊延伸。周围神经系统的功能或结构损害称为周围神经疾病。

一、解剖与生理

周围神经系统包括位于脑干和脊髓的软膜所包被部分以外的全部神经结构，即与脑干和脊髓相连的脑神经、脊神经的根和神经节、神经干、神经末梢分支以及自主神经。周围神经系统与中枢神经系统的分界，从大体上看在脑干和脊髓的表面。从组织结构上看，由神经膜细胞（Schwann cell）包绕着的神经结构属于周围神经系统。如图7-1所示，与脊髓腹侧面相连接部分，称为前根（或腹根），主要包括前角运动细胞发出的纤维及自主神经纤维；与背侧面相连的部分称为后根（或背根）。主要包括进入脊髓的感觉神经纤维。后根在椎间孔处有膨大的脊神经节（也称背根神经节），在其稍远端，前根与后根汇合成脊神经。神经根位于椎管的脊髓蛛网膜下腔，浸泡于脑脊液中。脊神经干很短，出椎间孔后随即再分为细小的背支与粗大的前支。背侧支分布于颈部和躯干背部的深层肌肉及皮肤。前支中除胸神经尚保持着明显的节段性，分布在

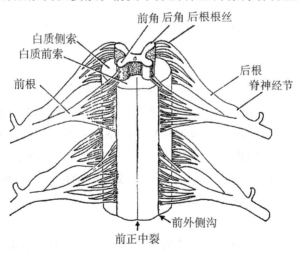

图7-1　脊神经根模式图

胸部肌肉皮肤外，其他部分分别参与颈丛、臂丛和腰骶丛的形成。从这些神经丛发出主要的周围神经干，分布于颈部、腹部、会阴及四肢的肌肉和皮肤。

脊神经以相对规则的间隔与脊髓相连，共 31 对，包括 8 对颈神经、12 对胸神经、5 对腰神经、5 对骶神经和 1 对尾神经。其中 $C_1 \sim C_7$ 对颈神经自相应椎体上缘的椎间孔穿过，第 8 对颈神经自第 7 颈体下缘的椎间孔穿过。其余均自相应椎体下缘的椎间孔穿过。

与脊神经不同，附着于脑干的 10 对脑神经，间隔不规则，无前根、后根之分。一些脑神经有一个或多个神经节，一些脑神经则没有神经节。运动、感觉和自主神经元都可以分为胞体和突起两部分。神经元的胞体具有胞核及胞质。神经元突起包括树突和轴突。胞体与树突可接受来自于之联系的神经轴突传来的冲动，而轴突则将自身的电活动输出到其效应细胞。突起的生长、再生以及正常功能的维持依赖于胞体合成的蛋白质、神经递质等向突起的运输。神经元胞体向轴突输送其合成的物质，轴突内物质也可向胞体输送，这个现象称为轴浆运输。

神经纤维一般是指轴突，可分为有髓鞘和无髓鞘两种。周围神经纤维的髓鞘是由神经膜细胞产生的鞘状被膜一层层环绕轴突所形成。每个神经膜细胞包绕一小段轴突，因而在一段段髓鞘之间的部分存在细小的间隔，称作郎飞结（node of Ranvier）。无髓鞘纤维则是几个裸露的轴突形成小束，每一小束的轴突外由神经膜细胞包绕。无髓鞘纤维的直径远小于有髓鞘纤维。神经纤维传导冲动，就是电兴奋沿轴突全长传导的过程，依赖于细胞内外液的离子浓度差。在有髓纤维，由于髓鞘来源于多层细胞膜的包绕，含有丰富的脂类物质，具有很好的绝缘性，因而只有郎飞结处的轴突与细胞外液接触，仅在相邻的郎飞结处形成兴奋传导的电位差，所以电兴奋的传导由一个郎飞结跳跃到下一个郎飞结，速度较快；相对而言，无髓纤维兴奋的传导是不断地使相邻部位膜电位变化，顺序地沿着轴索传导而完成的，它比有髓鞘纤维传导速度慢。

二、病理改变

周围神经的病理改变包括：①沃勒变性；②轴突变性；③神经元变性；④节段性脱髓鞘（图 7-2）。

1. 沃勒变性

沃勒变性（wallerian degeneration）是指神经轴突因外伤断裂后，其远端的神经纤维发生的顺序性变化。由于轴浆运输被阻断，轴突断端远侧的部分很快自近端向远端发生变性、解体。这些碎片由神经膜细胞和巨噬细胞吞噬。断端近侧的轴突和髓鞘也发生同样的变化，但通常只向近端继续 1、2 个郎飞结即不再进展。神经膜细胞增殖，在基底层内组成 Bungner 带的神经膜管，断端近侧轴突的再生支芽借此向远端延伸，如果轴突的断裂靠近胞体，则导致胞体的坏死。

2. 轴突变性

轴突变性（axonal degeneration）是周围神经疾病，特别是中毒、代谢性神经病中最常见的一种病理变化。主要是在致病因素影响下，胞体内营养物质合成障碍或轴浆运输阻滞，最远端的轴突营养障碍最严重，因而变性通常从轴突的最远端开始，向近端发展，故也称"逆死"（dying back）。轴突变性的病理改变与沃勒变性基本相同，但沃勒变性一般特指外伤性轴突断裂所致；轴突变性则是中毒、代谢、自身免疫病等因素所致。另一方面，病变发展的方向通常有所区别。因而也将轴突变性称为沃勒样变性（wallerian-like degeneration）。

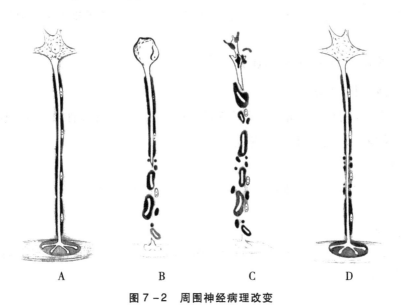

图7-2　周围神经病理改变

A. 正常；B. 沃勒变性与轴突变性的病变发展方向不同，但病理所见相似；C. 神经元变性；D. 节段性脱髓鞘

3. 神经元变性

神经元变性（neuronal degeneration）是指发出轴突组成周围神经的神经元胞体变性坏死，并继发其轴突在短期内变性、解体。临床上称为神经元病（neuronopathy）。运动神经元损害见于运动神经元病、急性脊髓灰质炎等，神经节的感觉神经元损害见于有机汞中毒、癌性感觉神经元病等。

4. 节段性脱髓鞘

节段性脱髓鞘（segmental demyelination）指髓鞘破坏而轴突相对保持完整的病变。病理上表现为神经纤维全长上不规则分布的长短不等的节段性髓鞘破坏，而轴突相对保留，吞噬细胞与增殖的神经膜细胞吞噬髓鞘碎片。可见于炎性神经病，如吉兰-巴雷综合征、中毒、遗传性或代谢性疾病。病变引起的损害在较长的神经纤维更易于达到发生传导阻滞的程度，因此，临床上常见运动与感觉障碍的表现以四肢的远端更明显。

神经元的胞体与轴突、轴突与神经膜细胞依存关系密切，神经元胞体的坏死导致其轴突的变性坏死，沃勒变性如果发生在接近胞体的轴突也可使胞体坏死；轴突变性总是使其膜外包绕的髓鞘崩解破坏，而严重的脱髓鞘病变经常导致轴突的继发变性。

周围神经具有较强的再生修复能力，神经元胞体的完好是再生修复的基础。沃勒变性的神经纤维，其与胞体相连的轴突远端以芽生的方式沿Bungner带向远端生长，最终部分神经纤维可对其效应细胞再支配。急性脱髓鞘病变的髓鞘再生较迅速而完全，未继发轴突变性时一般功能恢复良好。髓鞘脱失与再生反复发生并有轴突继发变性时，功能难于恢复。

三、分类

由于周围神经疾病的病因、受累范围及病程不同，分类很难涵盖所有的病种。临床常用以下分类方法。

（一）按病理分类（见前述）

（二）按病因分类

如感染性、中毒性、营养缺乏和代谢性、遗传性、自身免疫性及副肿瘤性等。

（三）按起病方式和病程演变分类

1. 急性

病情在数秒至 1 周左右进展达到高峰，可见于外伤、缺血、中毒、免疫等因素致病者。

2. 亚急性

病情在 1 个月内进展达到高峰，可见于中毒、营养缺乏、代谢异常以及副肿瘤性周围神经病。

3. 慢性

病情进展超过 1 个月以上，主要见于遗传性和免疫性周围神经病。

4. 复发性

同一疾病在主要症状、体征及理化检查指标恢复后再次明显进展加重者称作复发。我们将具有这类复发特点者描述为复发性，主要见于遗传性和免疫性周围神经病。

（四）按受损神经功能分类

（1）感觉性周围神经病。

（2）运动性周围神经病。

（3）自主神经病。

（五）按受累神经分布形式分类

1. 单神经病

单神经病（mononeuropathy）也称局灶性神经病（focal neuropathy），表现单根神经分布区的功能障碍，可因局部性原因或全身性原因引起。局部性原因主要有急性创伤、机械性嵌压、高温、电击和射线损伤等；全身性原因可为代谢性或中毒性疾病，如糖尿病、铅中毒等。

2. 多发性单神经病

多发性单神经病（multiple mononeuropathy or mononeuropathy multiplex）也称多灶性神经病（multifocal neuropathy），表现多根神经分布区功能障碍且分布不对称。一部分多灶性神经病呈神经丛病变的表现。其病因与单神经病相同。

3. 多发性神经病

多发性神经病（polyneuropathy）以两侧对称分布的功能障碍和末梢神经受损较重为主要特点，常是中毒、某些营养物质缺乏、全身代谢性疾病或自身免疫病所致。

4. 多发性神经根病

多发性神经根病（polyradiculopathy）为广泛的脊神经根损害所致的多发性神经病，此时若合并周围神经干的病变，则称为多发性神经根神经病（polyradiculoneuropathy）。其病因与多发性神经病相同。

（六）结合病因、症状和病变分布

可将大多数周围神经病分类如下（根据 Victor M. 的分类标准）。这一分类有临床实用性，有利于临床鉴别诊断。主要的周围神经疾病及综合征分类如下。

1. 急性运动麻痹综合征伴各种感觉及自主神经功能障碍

（1）吉兰-巴雷综合征（急性炎症性脱髓鞘性多发性神经病）。

（2）吉兰-巴雷综合征的急性轴索型。

（3）急性感觉性神经（元）病综合征。

（4）白喉性多发性神经病。

（5）卟啉病性多发性神经病。

（6）中毒性多神经病（铊、三磷羟甲苯基磷酸盐）。

（7）副肿瘤性多发性神经病。

（8）急性全自主神经功能不全性神经病。

（9）蜱咬伤性麻痹。

（10）危重疾病伴发多发性神经病。

2. 亚急性感觉运动性麻痹综合征

（1）对称性多发性神经病

1）维生素缺乏所致，如酒精中毒、脚气病、糙皮病、维生素 B_{12} 缺乏、慢性胃肠疾病。

2）重金属和有机溶剂中毒所致，如砷、铅、汞、铊、有机磷、丙烯酰胺等。

3）药物中毒，如异烟肼、肼屈嗪、呋喃妥因及其他呋喃类、戒酒硫、二硫化碳、长春新碱、顺铂、氯霉素、苯妥英钠、阿米替林、氨苯砜等。

4）尿毒症性多发性神经病。

5）亚急性炎症性多发性神经病。

（2）不对称性神经病或多数性单神经病

1）糖尿病性神经病。

2）结节性多动脉炎及其他炎症性血管病变性神经病（Churg-Strauss 综合征、嗜酸性细胞增多症、类风湿病、系统性红斑狼疮、Wegener 肉芽肿病、孤立性周围神经系统血管炎）。

3）混合性冷球蛋白血症。

4）Sjogren-Sicca 干燥综合征。

5）类肉瘤病。

6）周围血管病的缺血性神经病。

7）Lyme 病多发性神经病。

（3）不常见的感觉性神经病

1）Wartenberg 游走性感觉性神经病。

2）感觉性神经束膜炎。

（4）脊膜神经根病或多发性神经根病

1）新生物浸润。

2）肉芽肿及炎性浸润（Lyme 病、类肉瘤）。

3）脊髓病，如骨关节性脊柱炎。

4）特发性多发性神经根病。

3. 慢性感觉运动性多发性神经病综合征

（1）亚慢性获得型

1）副肿瘤性，如癌、淋巴瘤、骨髓瘤和其他恶性肿瘤。

2）慢性炎症性脱髓鞘性多发性神经病（CIDP）。

3）副蛋白血症。

4）尿毒症（偶尔为亚急性）。

5）脚气病（通常为亚急性）。

6）糖尿病。

7）结缔组织病。

8）淀粉样变性。

9）麻风病。

10）甲状腺功能减退。

11）老年的良性感觉型。

（2）慢性确定的遗传性多发性神经病综合征（主要为感觉型遗传性多发性神经病）

1）成年人不全显性感觉性神经病。

2）儿童不全隐性感觉性神经病。

3）先天性痛觉不敏感。

4）其他遗传性感觉性神经病，如伴发于脊髓小脑变性、Riley－Day 综合征和全身感觉缺失综合征。

（3）感觉运动混合型遗传性多发性神经病

1）特发性：①腓骨肌萎缩症（Charcot－Marie－Tooth 病，遗传性感觉运动性神经病Ⅰ型和Ⅱ型）。②Dejerine－Sottas 肥大性多发性神经病，成年人型及儿童型。③Roussy－Levy 多发性神经病。④多发性神经病伴有视神经萎缩、痉挛性截瘫、脊髓小脑变性、精神发育迟滞和痴呆。⑤遗传性压迫易感性麻痹。

2）遗传性多发性神经病伴已知的代谢障碍：①Refsum 病。②异染性白质营养不良。③球样体白质营养不良或 Krabbe 病。④肾上腺白质营养不良。⑤淀粉样多发性神经病。

⑥卟啉性多发性神经病Ⅱ。⑦Anderson – Fabry 病。⑧无 β – 脂蛋白血症和 Tangier 病。

4. 线粒体病伴发神经病

5. 再发性或复发性多发性神经病综合征

（1）吉兰 – 巴雷综合征。

（2）卟啉病。

（3）慢性炎症性脱髓鞘性多发性神经病。

（4）某些类型的多数性单神经病。

（5）脚气病或中毒。

（6）Refsum 病、Tangier 病。

6. 单神经病或神经丛病综合征

（1）臂丛神经病。

（2）臂丛单神经病。

（3）灼性神经痛。

（4）腰骶神经丛病。

（5）下肢单神经病。

（6）游走性感觉神经病。

（7）嵌压性神经病。

四、临床表现

周围神经损害的临床表现是受损神经支配区的运动、感觉及自主神经功能异常，运动障碍和感觉障碍又可根据病理生理改变分为刺激性症状和麻痹性症状。自主神经功能异常的表现较复杂，依照交感、副交感神经对效应器官的不同作用，出现规律性变化。

1. 运动障碍

运动障碍包括刺激性症状和麻痹性症状。

（1）刺激性症状：①肌束震颤（fasciculation）是在骨骼肌放松状态下，肌束出现不自主的抽动，它由一个或多个运动单位和自发性放电所致，可见于各种下运动神经元损伤的疾病，但也可见于正常人。②肌痉挛（myospasm）也称肌纤维颤搐（myokymia），表现同一运动单位复杂的重复放电，临床所见为该部位肌纤维颤搐导致上覆皮肤出现蠕动样运动。可见于多发性硬化、吉兰 – 巴雷综合征、放射性神经丛病变支配面部肌肉的神经受累。③痛性痉挛（cramp）发生于一块肌肉或一个肌群的短暂的、不随意地收缩，伴有疼痛。在正常人，常见于小腿后部肌群，肌肉用力收缩时易诱发。在盐分丢失、低血钠、低血钙及许多神经疾病中出现率增加。

（2）麻痹性症状：①肌力减低，即瘫痪，受累程度上可为完全性或不完全性。受累范围上符合神经支配区域，如面神经麻痹时只引起其支配一侧的面部表情肌瘫痪；吉兰 – 巴雷综合征是广泛的周围神经与神经根病变，所有运动性脑神经、脊神经支配的骨骼肌均可受累，且远端受累常比近端早而严重。②肌张力减低，周围神经的传导障碍使维持肌张力的牵张反射弧中断，表现为肌张力减低或消失。因而周围神经病变引起的瘫痪具有弛缓性的特点。③肌萎缩，轴突变性或神经断伤后，肌肉由于失去神经的营养作用而萎缩。肌萎缩在神经损伤后数周内出现并进行性加重，而且若 12 个月内未能建立神经再支配，则难以完全恢复。脱髓鞘性神经病不伴有轴突变性时，肌萎缩不明显。

2. 感觉障碍

感觉障碍包括刺激性症状和感觉缺失症状。

（1）刺激性症状：①感觉异常。在无外界刺激的情况下出现针刺感、麻木感、蚁行感等，自发感觉一般出现于四肢远端，是多发性神经病的常见表现。②感觉过敏。轻微的刺激引起强烈的感觉体验，易于双下肢远端出现，可见于某些代谢性疾病和中毒引起的周围神经病。③自发痛。没有外界刺激存在而感到疼痛称为自发痛。神经不同部分病变时，疼痛特点不同。神经末梢病变时多为局部性疼痛（local pain），多见于肢体远端；神经干、神经根病变时可出现沿神经走行的自发痛，即神经痛（neuralgia）。疼痛的特点多为放射性疼痛（radiating pain），表现是疼痛不局限于局部，而是扩展到受累神经的感觉支配区。疼痛性质多为电击样、撕裂样、切割样或刺痛。根据疼痛发生的神经不同，冠以神经名而命名，如三叉神经痛、枕大神经痛、肋间神经痛、坐骨神经痛等。引起神经痛的原因如果是脊神经后根病变，则称为根痛，如腰椎间盘突出压迫组成坐骨神经的腰神经后根时产生根性坐骨神经痛。④刺激性疼痛。当压迫或牵拉病变的神经干时产生的疼痛，如压迫颈部风池穴检查枕大神经压痛。Lasegue 征就是用直抬腿动作牵拉坐骨神经检查有无疼痛。

（2）感觉缺失症状：即感觉减退或丧失。神经干及其分支的病变，感觉缺失发生于支配区，但由于相邻神经对交界区的重叠支配，使感觉缺失区比受损神经真正的分布区小；多发性神经病时较长的神经纤维最先受累，因而表现为手套或袜套样感觉缺失，即末梢型感觉缺失。遗传性感觉神经病可表现为分离性感觉缺失。

3. 腱反射减低或消失

周围神经病变同时损害感觉纤维和运动纤维，腱反射弧的向心径路与离心径路同时受损，因而表现为腱反射的减低或消失。如坐骨神经痛可出现患侧踝反射的减低或消失，多发性神经病可出现双侧踝反射消失，吉兰－巴雷综合征则为四肢腱反射的减低或消失。

4. 自主神经障碍

自主神经障碍的程度与神经内自主神经纤维多寡有关，正中神经、尺神经、坐骨神经内有大量交感神经纤维，因而自主神经障碍的症状较突出。自主神经障碍的主要表现是血管舒缩功能受损引起的皮肤发绀、无汗或多汗，皮温低，皮肤、皮下组织萎缩变薄，指甲变脆失去光泽。血管舒缩障碍突出时，可有高血压或直立性低血压。迷走神经损害时常出现心律失常和心动过速，也可出现无泪、无涎、阳痿及排尿、排便障碍。

5. 其他

麻风、遗传性和获得性慢性脱髓鞘性神经病、神经纤维瘤病和神经膜细胞瘤可有周围神经增粗、变形。严重的多发性周围神经损害，尤其是发生于生长发育期，可致手、足和脊柱的畸形如爪形手、足下垂、马蹄足和脊柱侧弯等。由于感觉丧失，生理性自我保护机制不健全，加上失神经支配引起的营养障碍，可造成皮肤的营养性溃疡及 Charcot 关节。

五、辅助检查

1. 神经电生理检查

神经传导速度（NCV）和肌电图（EMG）检查对诊断有重要意义。测定末端潜伏期（DL）、神经干的运动神经传导速度（MCV）和复合肌肉动作电位（CMAP）、感觉神经传导速度（SCV）和感觉神经动作电位（SNAP）、F 波等数据可以较全面地反映周围神经根、丛、干、末梢等部分运动和感觉神经受损情况。结合 EMG 改变，可推断神经病变的性质是轴突变性还是脱髓鞘。对鉴别运动神经纤维损害与肌病也有重要价值。NCV 属于无创性检查，EMG 为微创性检查，适于对周围神经病进行动态跟踪随访研究。

2. 影像学检查

对探寻病因有较大价值，也是选择治疗方法的依据。如坐骨神经痛可疑神经根受累时，可经腰椎及间盘的 CT 扫描或腰部 MRI 检查，诊断或排除间盘突出、肿瘤等神经根的压迫性病变。

第二节　脑神经疾病

一、三叉神经痛

三叉神经痛（trigeminal neuralgia）是指三叉神经分布区反复发作的短暂性剧痛。

（一）病因与病理

三叉神经痛分为原发性和继发性两种类型，继发性是指有明确的病因，如邻近三叉神经部位发生的肿瘤（胆脂瘤）、炎症、血管病等引起三叉神经受累，多发性硬化的脑干病灶亦可引起三叉神经痛；原发性是指病因尚不明确者，但随着诊断技术的发展与提高，研究发现主要由伴行小血管（尤其是小动脉）异行扭曲压迫三叉神经根，使局部产生脱髓鞘变化所引起；三叉神经节的神经细胞因反复缺血发作而受损导致发病；其他还有病毒感染，岩骨嵴异常变异产生机械性压迫等。

（二）临床表现

1. 年龄、性别

70%～80% 发生于 40 岁以上中老年，女性略多于男性，约为 3∶2。

2. 疼痛部位

疼痛部位限于三叉神经分布区内，以第二、三支受累最为常见，95% 以上为单侧发病。

3. 疼痛性质

疼痛常是电灼样、刀割样、撕裂样或针刺样，严重者伴同侧面肌反射性抽搐，称为痛性抽搐（tic douloureux）。发作时可伴有面部潮红、皮温增高、球结膜充血、流泪等。由于疼痛剧烈，患者表情痛苦，常用手掌或毛巾紧按、揉搓疼痛部位。

4. 疼痛发作

疼痛常无先兆，为突然发生的短暂性剧痛，常持续数秒至 2 分钟后突然终止。间歇期几乎完全正常。发作可数天 1 次至每分钟发作数次不等。大多有随病程延长而发作频度增加的趋势，很少自愈。

5. 扳机点

在疼痛发作的范围内常有一些特别敏感的区域，稍受触动即引起发作，称为"扳机点"，多分布于口角、鼻翼、颊部或舌面，致使患者不敢进食、说话、洗脸、刷牙，故面部及口腔卫生差，情绪低落，面色憔悴，言谈举止小心翼翼。

6. 神经系统检查

原发性三叉神经痛者，神经系统检查正常；继发性三叉神经痛者可有分布区内面部感觉减退、角膜反射消失，也可表现疼痛呈持续性，可合并其他脑神经麻痹。

（三）诊断与鉴别诊断

根据疼痛发作的部位、性质、扳机点等即可诊断。但需注意原发性与继发性的鉴别以及与其他面部疼痛的鉴别。

（1）继发性三叉神经痛，应做进一步检查，如脑 CT 或 MRI，必要时进行脑脊液检查，以寻找病因。沿三叉神经走行的 MRI 检查，可发现某些微小病变对三叉神经的压迫等。

（2）与其他头面部疼痛鉴别：①牙痛，一般为持续性钝痛，可因进食冷、热食物而加剧。②鼻旁窦炎，也表现持续钝痛，可有时间规律，伴脓涕及鼻窦区压痛，鼻窦摄 X 线片有助诊断。③偏头痛，以青年女性多见，发作持续时间数小时至数天，疼痛性质为搏动性或胀痛，可伴恶心呕吐。先兆性偏头痛患者发作前有眼前闪光、视觉暗点等先兆。④舌咽神经痛，疼痛部位在舌根、软腭、扁桃体、咽部及外耳道，疼痛性质与三叉神经痛相似，也表现短暂发作的剧痛。局麻药喷涂于咽部，可暂时镇痛。⑤蝶腭神经痛，又称 Sluder 综合征，鼻与鼻旁窦疾病易使翼腭窝上方的蝶腭神经节及其分支受累而发病，表现鼻根后方、上颌部、上腭及牙龈部发作性疼痛并向额、颞、枕、耳等部位扩散，疼痛性质呈烧灼样、刀割样，较剧烈，可持续数分钟至数小时，发作时可有患侧鼻黏膜充血、鼻塞、流泪。

（四）治疗

原发性三叉神经痛首选药物治疗，无效时可用封闭、神经阻滞或手术治疗。

1. 药物治疗

（1）卡马西平：为抗惊厥药，作用于网状结构－丘脑系统，可抑制三叉神经系统的病理性多神经元反射。初始剂量为 0.1g，每天 2 次，以后每天增加 0.1g，分 3 次服用，最大剂量为 1.0g/d，疼痛停止后，维持治疗剂量 2 周左右，逐渐减量至最小有效维持量。不良反应有头晕、嗜睡、走路不稳、口干、恶心、皮疹等。少见但严重的不良反应是造血系统功能损害，可发生白细胞减少，甚至再生障碍性贫血。罕见的有剥脱性皮炎等。

（2）苯妥英钠：初始量为 0.1g，每天 3 次，可每天增加 50mg，最大剂量为 0.6g/d，疼痛消失 1 周后逐渐减量。不良反应有头晕、嗜睡、牙龈增生及共济失调等。

（3）治疗神经病理性疼痛的新型药物：有加巴喷丁、普瑞巴林、奥卡西平等，具有疗效肯定、较少不良反应等优势，可结合患者病情、经济情况及个人意愿选用。

（4）辅助治疗：可应用维生素 B_1、维生素 B_{12}，疗程 4~8 周。

2. 封闭治疗

将无水乙醇或其他药物如甘油、维生素 B_{12}、泼尼松龙等注射到三叉神经分支或半月神经节内，可获镇痛效果。适应证为药物疗效不佳或不能耐受不良反应；拒绝手术或不适于手术者，疗效可持续 6~12 个月。

3. 半月神经节射频热凝治疗

在 X 线或 CT 导向下，将射频电极经皮插入半月节，通电加热 65~80℃，维持 1 分钟，适应证同封闭治疗。不良反应有面部感觉障碍、角膜炎和带状疱疹等。疗效可达90%，复发率为 21%~28%，重复应用仍有效。

4. 手术治疗

用于其他治疗方法无效的原发性三叉神经痛，手术方式有以下三种。①三叉神经显微血管减压术：近期疗效可达 80% 以上，并发症有面部感觉减退，听力障碍，滑车、外展或面神经损伤等。②三叉神经感觉根部分切断术。③三叉神经脊髓束切断术。

5. γ 刀或 X 线刀治疗

药物与封闭治疗效果不佳，不愿或不适于接受手术的，也可以采用 γ 刀或 X 线刀治疗，靶点是三叉神经感觉根。起效一般开始于治疗后 1 周。由于靶点周围重要结构多，毗邻关系复杂，定位需要特别精确。

二、特发性面神经麻痹

特发性面神经麻痹（idiopathic facial palsy）又称 Bell 麻痹或面神经炎，为面神经管中的面神经非特异性炎症引起的周围性面肌瘫痪。

（一）病因、病理与发病机制

病因尚不完全清楚，多认为当风寒、病毒感染和自主神经功能障碍致面神经内的营养血管痉挛，引起面神经缺血、水肿。由于面神经通过狭窄的骨性面神经管出颅，故受压而发病。另外，神经病毒感染一直是被怀疑的致病因素，如带状疱疹、单纯疱疹、流行性腮腺炎、巨细胞病毒等。近年的研究用不同的手段如病毒分离与接种、病毒基因组检测等证实了受损面神经存在单纯疱疹病毒感染。病理变化主要是神经水肿，有不同程度的脱髓鞘。由于面神经管为骨性腔隙，容积有限，如果面神经水肿明显，则使面神经的神经纤维受压，可致不同程度轴索变性，这可能是部分患者恢复不良的重要原因。

（二）临床表现

任何年龄均可发病，男性略多于女性。发病前常有受凉史。部分患者起病前后有患病一侧的耳后乳突区轻度疼痛。起病迅速，一侧面部表情肌瘫痪为突出表现。患者常于清晨洗漱时发现一侧面肌活动不利、口角歪斜，症状在数小时至数天内达到高峰。查体可见一侧面部额纹消失，睑裂变大，鼻唇沟变浅变平，病侧口角低垂，示齿时口角歪向健侧，做鼓腮和吹口哨动作时，患侧漏气。颊肌瘫痪使食物常滞留于齿颊之间。不能抬额、皱眉，眼睑闭合无力或闭合不全。闭目时眼球向上外方转动而露出巩膜，称 Bell 征。由于眼睑闭合不全，易并发暴露性角膜炎。下眼睑松弛、外翻，使泪点外转，泪液不能正常引流而表现流泪。

由于面神经病变部位的差别，可附加其他症状：

（1）茎乳孔处面神经受损，仅表现同侧周围性面瘫。

（2）面神经管内鼓索神经近端的面神经受损，除面神经麻痹外，还有同侧舌前 2/3 味觉丧失，唾液减少，为鼓索神经受累引起。

（3）如果在镫骨肌神经近端面神经受损除面神经麻痹外，还表现同侧舌前 2/3 味觉丧失和重听（听觉过敏）。

（4）病变在膝状神经节时，除表现为面神经麻痹、同侧舌前 2/3 味觉丧失和重听（听觉过敏）外，还有患侧乳突部疼痛、耳郭和外耳道感觉减退，外耳道或鼓膜出现疱疹，见于带状疱疹病毒引起的膝状神经节炎，称 Hunt 综合征。

（三）辅助检查

为除外桥小脑角肿瘤、颅底占位病变、脑桥血管病等颅后窝病变，部分患者需做颅脑 MRI 或 CT 扫描。

（四）诊断与鉴别诊断

根据急性发病、一侧的周围性面瘫，而无其他神经系统阳性体征即可诊断，但需与下列疾病鉴别。

1. 吉兰 - 巴雷综合征

可有周围性面瘫，但多为双侧性。少数在起病初期也可表现为单侧，随病程逐渐发展为双侧。其他典型表现如对称性四肢弛缓性瘫痪与脑脊液蛋白 - 细胞分离等。

2. 面神经附近病变累及面神经

急、慢性中耳炎，乳突炎，腮腺炎或肿瘤可侵犯面神经，邻近组织如腮腺肿瘤、淋巴结转移瘤的放射治疗可损伤面神经。应有相应原发病史。

3. 颅后窝肿瘤压迫面神经

如胆脂瘤、皮样囊肿、颅底的肉芽肿、鼻咽癌侵犯颅底等均可引起面神经损害。但起病较慢，有进行性加重的病程特点，且多伴有其他神经系统受累的症状及体征。

4. 脑桥内的血管病

脑桥内的血管病可致面神经核损害引起面瘫，但应有脑桥受损的其他体征如交叉性瘫痪等。

5. 莱姆病（Lyme disease）

莱姆病是由蜱传播的螺旋体感染性疾病，可引起脑神经损害，以双侧面神经麻痹常见，常伴皮肤红斑、肌肉疼痛、动脉炎、心肌炎、脾大等多系统损害表现。

（五）治疗

1. 急性期治疗

治疗原则是减轻面神经水肿，改善局部血液循环与防治并发症。①起病 2 周内多主张用肾上腺皮质激素治疗。地塞米松 10～15mg/d，静脉滴注，连用 1 周后改为泼尼松 30mg/d，顿服，1 周后逐渐减量。泼尼松 30～60mg，晨 1 次顿服，连用 7～10 天，以后逐渐减量。但近来国外学者对激素治疗有争议，故其有效性尚待循证医学研究的进一步证实。②补充 B 族维生素，如口服维生素 B_1、腺苷辅酶 B_{12} 或肌内注射维生素 B_1、维生素 B_{12} 等。③Hunt 综合征的抗病毒治疗可用阿昔洛韦（acyclovir）10～20mg/（kg·d），分 2～3 次静脉滴注，连用 2 周；或更昔洛韦（Ganciclovir）5～10mg/（kg·d）静脉滴注，分 1～2 次，连用 7～14 天，并注意血象、肝功能变化。④在茎乳孔附近行超短波透热、红外线照射或局部热敷治疗。注意保护角膜、结膜，预防感染，可采用抗生素眼水、眼膏点眼，戴眼罩等方法。

2. 恢复期治疗

病后第 3 周至 6 个月以促使神经功能尽快恢复为主要原则。可继续给予 B 族维生素治疗，可同时采用针灸、按摩、碘离子透入等方法治疗。

3. 后遗症期治疗

少数患者在发病 2 年后仍留有不同程度后遗症，严重者可试用面－副神经、面－舌下神经吻合术，但疗效不肯定。

三、面肌痉挛

面肌痉挛（facial spasm）又称面肌抽搐，以一侧面肌阵发性不自主抽动为特点。

（一）病因

面肌痉挛的异常神经冲动可能是面神经通路的某个部位受到压迫而发生水肿、脱髓鞘等改变。病变处纤维"短路"形成异常兴奋。国内外报道，经手术证实部分患者在面神经近脑干部分受邻近血管的压迫，以小脑后下动脉和小脑前下动脉压迫最多见。这与三叉神经痛有着相似的病理解剖机制。部分患者的病因为邻近面神经的肿瘤、颅内感染、血管瘤等累及面神经而引起。少数病例是面神经炎的后遗症。

（二）临床表现

多在中年以后发病，女性多于男性。多数患者首先从一侧眼轮匝肌的阵发性抽动开始，逐渐累及一侧的其他面肌，特别是同侧口角部肌肉最易受累。说话、进食或精神紧张、情绪激动可诱发症状加剧。入睡后抽动停止，神经系统检查可见一侧面部肌肉阵发性抽动，无其他阳性体征。

（三）辅助检查

肌电图于受累侧面肌可记录到同步阵发性高频率发放的动作电位。

（四）诊断与鉴别诊断

以单侧发作性面部表情肌的同步性痉挛为特点，神经系统检查无其他阳性体征，即可诊断。肿瘤、炎症、血管瘤引起的面肌抽搐多伴有其他神经症状和体征，应做 X 线片、脑 CT 或 MRI 检查，以明确病因。还应除外以下疾病：

1. 习惯性抽动症

习惯性抽动症多见于儿童及青壮年，为短暂的眼睑或面部肌肉收缩，常为双侧，可由意志暂时控制。其发病与精神因素有关。脑电图、肌电图正常，抽动时的肌电图所见，与正常肌肉主动收缩波形一致。

2. 部分性运动性癫痫

部分性运动性癫痫面肌抽搐幅度较大，多同时伴有颈部肌肉、上肢或偏身的抽搐。脑电图可有癫痫波发放。脑 CT 或 MRI 可能有阳性发现。

3. Meige 综合征

Meige 综合征即睑痉挛－口下颌肌张力障碍综合征。老年女性多发，表现为双侧眼睑痉挛，伴口舌、面肌、下颌及颈肌肌张力障碍。

4. 功能性眼睑痉挛

功能性眼睑痉挛常见于女性患者，多局限于双侧眼睑肌，下部面肌不受累。可伴有其他癔症症状，其发生、消失与暗示有关。

（五）治疗

1. 病因治疗

病因明确者应针对病因积极治疗。

2. 药物治疗

①可用抗癫痫药、镇静药，如卡马西平 0.1g，每天 2 次开始，渐增量至 0.2g，每天 3 次，或苯妥英钠 0.1g，每天 3 次，或地西泮 2.5mg，每天 3 次，可能出现头晕、乏力、嗜睡等不良反应。②近年来发展的 A 型肉毒毒素（botulinum toxin type A，BTX）注射方法可用于治疗包括本病在内的多种局限性异常或过度肌肉收缩，是目前治疗本病的主要方法之一。其作用机制是选择性作用于局部外周胆碱能神经末梢的突触前膜，抑制乙酰胆碱囊泡的量子性释放，使肌肉收缩力减弱，缓解肌肉痉挛，注射部位常为眼轮匝肌、颊肌、颧大小肌和颏肌。多数报道有效率在 90% 以上，并发症主要是面神经炎和暴露性角膜炎。

3. 理疗

可选用直流电钙离子透入疗法、红外线疗法或平流电刺激等，起到缓解肌肉痉挛的作用。

4. 显微神经血管减压术

自乳突后开颅，在手术显微镜下将血管与神经分开并垫入涤纶片、吸收性明胶海绵或筋膜等，多能收到较好的疗效，少数可并发面神经麻痹、听力下降及眩晕等。

四、多数脑神经损害

多数脑神经损害是指一侧或双侧多个脑神经同时受病变累及出现功能障碍或结构破坏。病变部位的不同可导致临床上形成特定的综合征。临床常见的多数脑神经损害综合征见表 7 - 1。

表 7 - 1　临床常见的多数脑神经损害综合征

综合征	受累脑神经	临床表现	常见病因
眶上裂综合征	Ⅲ、Ⅳ、Ⅵ、V_1	①全部眼肌麻痹，表现上睑下垂，眼球固定于正中位，瞳孔散大，对光反射消失，伴调节反应障碍；②眼裂以上的面部皮肤感觉障碍	眶上裂局部的骨折、垂体瘤、蝶骨嵴脑膜瘤、脊索瘤、动脉瘤或受鼻窦炎波及
眶尖综合征	Ⅱ、Ⅲ、Ⅳ、Ⅵ、V_1	眶上裂综合征的表现加上视力障碍即构成眶尖综合征。视力损害可表现中心暗点与周边视野缺损	眶尖部外伤、炎症与肿瘤
海绵窦综合征	Ⅲ、Ⅳ、Ⅵ、V_1或伴有 V_2、V_3	眶上裂综合征的表现之外，眼部静脉回流障碍所致眼睑、结膜水肿充血及眼球突出	继发于蝶窦或面部感染后的感染性海绵窦血栓形成、外伤性海绵窦动静脉瘘及邻近部位的肿瘤侵犯
岩尖综合征	Ⅴ、Ⅵ	外直肌麻痹，出现眼球内斜及复视；眼球后部、额部及面颊中部疼痛、感觉异常或减退	乳突炎、中耳炎、岩尖部肿瘤或外伤
脑桥小脑角综合征	Ⅴ、Ⅶ、Ⅷ可伴Ⅵ、Ⅸ、Ⅹ	耳鸣、耳聋、眼震、眩晕与平衡障碍；面部感觉障碍，角膜反射减低或消失；周围性面瘫	听神经瘤最常见，也见于局部炎症及其他占位病变、动脉瘤与血管畸形
颈静脉孔综合征	Ⅸ、Ⅹ、Ⅺ	同侧声带麻痹而声音嘶哑，咽部肌肉麻痹而咽下困难，同侧咽反射消失，向对侧转颈无力同侧耸肩不能	局部肿瘤、炎症

多数脑神经损害治疗措施主要是针对病因治疗。

第三节　脊神经疾病

脊神经疾病的主要临床表现是按照受损神经支配区分布的运动、感觉和自主神经功能障碍。肌力减退是运动功能障碍的最常见表现，可由轴索变性或神经传导阻滞引起，运动功能障碍还可表现为痛性痉挛、肌阵挛、肌束震颤等；大多数脊神经疾病可累及所有直径的感觉纤维，某些疾病会选择性破坏粗或细的感觉纤维，出现共济失调和深浅反射消失提示粗纤维受损；痛温觉损害提示细纤维受损；自主神经功能障碍见于无髓鞘纤维受损。

一、单神经病及神经痛

（一）正中神经麻痹

正中神经由来自 $C_5 \sim T_1$ 的纤维组成，沿肱二头肌内侧沟伴肱动脉下降至前臂分支，支配旋前圆肌、桡侧腕屈肌、各指屈肌、掌长肌、拇对掌肌及拇短展肌。

1. 病因

正中神经的常见损伤原因是肘前区静脉注射时，药物外渗引起软组织损伤，或腕部割伤，或患腕管综合征。

2. 临床表现

正中神经不同部位受损表现如下。

（1）正中神经受损部位在上臂时，前臂不能旋前，桡侧三个手指屈曲功能丧失，握拳无力，拇指不能对掌、外展。大鱼际肌出现萎缩后手掌平坦，拇指紧靠示指，若并发尺神经受损则呈现典型"猿手"。掌心、大鱼际、桡侧三个半手指掌面和 2、3 指末节背面的皮肤感觉减退或丧失。由于正中神经富含植物性纤维，损伤后常出现灼性神经痛。

（2）当损伤位于前臂中下部时，运动障碍仅有拇指的外展、屈曲与对指功能丧失。

（3）正中神经在腕部经由腕骨与腕横韧带围成的管状结构——腕管中到达手部，当腕管先天性狭窄或腕部过度运动而致摩擦损伤时，正中神经可受累，产生桡侧手掌及桡侧三个半指的疼痛、麻木、感觉减退、手指运动无力和大鱼际肌麻痹、萎缩，称为腕管综合征（carpal tunnel syndrome）。通常夜间症状加重，疼痛可放射到前臂甚至肩部。多见于女性，常双侧发病，但利手侧可能发生更早且症状较重。

3. 治疗

轻症采用局部夹板固定制动，服用非甾体抗炎药物，如布洛芬 0.2g，每天 3 次，配合腕管内注射泼尼松 0.5ml，加 2% 普鲁卡因 0.5ml，每周 1 次，2 次无效者考虑手术切断腕横韧带以解除正中神经受压。

（二）尺神经麻痹

尺神经由 $C_7 \sim T_1$ 的纤维组成，初在肱动脉内侧下行，继而向后下进入尺神经沟，再沿前臂掌面尺侧下行，主要支配尺侧腕屈肌、指深屈肌尺侧半、小鱼际肌、拇收肌与骨间肌，还支配手掌面 1 个半指、背面 2 个半指的皮肤感觉。

1. 病因

尺神经损伤的常见病因是腕、肘部外伤，尺骨鹰嘴部骨折、肘部受压等。

2. 临床表现

尺神经损伤的主要表现为手部小肌肉的运动丧失，精细动作困难；屈腕能力减弱并向桡侧偏斜；拇指不能内收，其余各指不能内收和外展；多数手肌萎缩，小鱼际平坦，骨间肌萎缩，骨间隙加深。拇指以外和各掌指关节过伸，第4、5指的指间关节弯曲，形成"爪形手"。感觉障碍以小指感觉减退或丧失最明显。

尺神经在肘管内受压的临床表现称为肘管综合征。肘管是由肱骨内上髁、尺骨鹰嘴和肘内侧韧带构成的纤维－骨性管道，其管腔狭窄，屈肘时内容积更小，加之位置表浅，尺神经易于此处受到嵌压。主要表现手部尺侧感觉障碍，骨间肌萎缩，肘关节活动受限，肘部尺神经增粗以及肘内侧压痛等。

3. 治疗

治疗主要包括肘关节制动、应用非甾体抗炎药物及手术减压。

（三）桡神经麻痹

桡神经源自 $C_5 \sim T_1$ 神经根，初行于腋动脉后方，继而与肱深动脉伴行入桡神经沟，转向外下至肱骨外上髁上方，于肱桡肌与肱肌间分为浅、深两终支分布于前臂及手背，支配肱三头肌、肘肌、肱桡肌、旋后肌、伸指肌及拇长展肌等，所支配各肌的主要功能是伸肘、伸腕及伸指。由于其位置表浅，是臂丛神经中最易受损的神经。

1. 病因

桡神经损伤的常见病因是骨折、外伤、炎症或睡眠时以手代枕、手术中上肢长时间外展和受压、上肢被缚过紧及铅中毒和酒精中毒等。近年来，醉酒深睡导致的桡神经受压损伤发病率有所增加，在病史询问中应予重视。

2. 临床表现

桡神经损伤的典型表现是腕下垂，但受损伤部位不同，症状亦有差异。

（1）高位损伤时（如腋部损伤），上肢所有伸肌瘫痪，肘关节、腕关节和掌指关节均不能伸直。前臂不能旋后，手呈旋前位，垂腕致腕关节不能固定，因而握力减弱。

（2）上臂中1/3以下损伤时，伸肘功能保留。

（3）肱骨下端、前臂上1/3损伤时伸肘、伸腕功能保留。

（4）腕关节部损伤时仅出现感觉障碍。

桡神经损伤的感觉障碍一般轻微，多限于手的虎口区，其他部位因邻近神经的重叠支配而无明显症状。

3. 治疗

桡神经再生能力较好，治疗后可恢复功能，预后良好。

（四）腓总神经麻痹

腓总神经源自 $L_4 \sim S_3$ 神经根，在大腿下1/3从坐骨神经分出，是坐骨神经的两个主要分支之一。其下行至腓骨头处转向前方，分出腓肠外侧皮神经支配小腿外侧面感觉，在腓骨颈前分为腓深和腓浅神经，前者支配胫骨前肌、趾长伸肌、踇长伸肌、踇短伸肌和趾短伸肌，后者支配腓骨长肌和腓骨短肌及足背2~5趾背面皮肤。

1. 病因

腓总神经麻痹的最常见原因为各种原因的压迫，如两腿交叉久坐，长时间下蹲位，下肢石膏固定不当及昏迷、沉睡者卧姿不当等；也可因腓骨头或腓骨颈部外伤、骨折等引起；糖尿病、感染、酒精中毒和铅中毒也是致病的原因。在腓骨颈外侧，腓总神经位置表浅，又贴近骨面，因而最易受损。

2. 临床表现

腓总神经麻痹（common peroneal nerve palsy）的临床表现包括足与足趾不能背屈，足下垂并稍内翻，行走时为使下垂的足尖抬离地面而用力抬高患肢，并以足尖先着地呈跨阈步态。不能用足跟站立和行走，感觉障碍在小腿前外侧和足背。

3. 治疗

治疗除针对病因外，可用神经营养药、理疗等。

（五）胫神经麻痹

胫神经由 $L_4 \sim S_3$ 神经根组成。在腘窝上角自坐骨神经分出，在小腿后方下行达内踝后方，分支支配腓肠肌、比目鱼肌、腘肌、跖肌、趾长屈肌和蹈长屈肌以及足底的所有短肌。其感觉分支分布于小腿下 1/3 后侧与足底皮肤。

1. 病因

胫神经麻痹多为药物、酒精中毒、糖尿病等引起，也见于局部囊肿压迫及小腿损伤。当胫神经及其终末支在踝管处受压时，可引起特征性表现——足与踝部疼痛及足底部感觉减退，称为踝管综合征。其病因包括穿鞋不当、石膏固定过紧、局部损伤后继发的创伤性纤维化以及腱鞘囊肿等。

2. 临床表现

胫神经损伤的主要表现是足与足趾不能屈曲，不能用足尖站立和行走，感觉障碍主要在足底。

3. 治疗

治疗除针对病因外，可用神经营养药、理疗等。

（六）枕神经痛

枕大神经、枕小神经和耳大神经分别来自 C_2、C_3 神经，分布于枕部、乳突部及外耳。

1. 病因

枕神经痛可由感染、受凉等引起，也见于颈椎病、环枕畸形、枕大孔区肿瘤等引起。

2. 临床表现

其分布区内的发作性疼痛或持续性钝痛，伴阵发性加剧为枕神经痛（occipital neuralgia）。多为一侧发病，可为自发性疼痛，亦可因头颈部的运动、喷嚏、咳嗽诱发或使疼痛加剧，部位多起自枕部，沿神经走行放射，枕大神经痛向头顶部放射，枕小神经痛、耳大神经痛分别向乳突部、外耳部放射，重时伴有眼球后疼痛感。枕大神经的压痛点位于乳突与第 1 颈椎水平后正中点连线的 1/2 处（相当风池穴）。枕部及后颈部皮肤常有感觉减退或过敏。

3. 治疗

治疗主要是针对病因，对症处理可采用局部热敷、封闭、理疗等。药物可口服镇痛药、B 族维生素。疼痛较重时局部封闭效果较好。

（七）臂丛神经痛

臂丛由 $C_5 \sim T_1$ 脊神经的前支组成，包含运动、感觉和自主神经纤维，主要支配上肢的运动和感觉。5 个脊神经前支经反复组合与分离在锁骨上方形成上干、中干和下干，在锁骨下方每个干又分成前股、后股，之后由上、中干的前股合成外侧束，下干的前股自成内侧束，三个干的后股汇合为后束。外侧束先分出一支组成正中神经，而后延续为肌皮神经，内侧束也有部分纤维参与正中神经，而后延续为尺神经。后束则分成一较细小的腋神经和一较粗大的桡神经。一些重要的神经分支起源于臂丛的最近端，靠近神经根的水平，如 C_5、C_6 和 C_7 的前根发出胸长神经支配前锯肌，C_5 发出的肩胛背神经支配菱形肌。

1. 病因

常见的病因是臂丛神经炎、神经根型颈椎病、颈椎间盘突出、颈椎及椎管内肿瘤、胸出口综合征、肺尖部肿瘤以及臂丛神经外伤。

2. 临床表现

臂丛神经痛是由多种病因引起的臂丛支配区的以疼痛、肌无力和肌萎缩为主要表现的综合征。

（1）臂丛神经炎（brachial neuritis）：也称为原发性臂丛神经病（idiopathic brachial plexopathy）或神经痛性肌萎缩（neuralgic amyotrophy），多见于成年人，男性多于女性。约 50% 患者有前驱感染史如上呼吸道感染、流感样症状，或接受免疫治疗、外科手术等。因而多数学者认为是一种变态反应性疾病。少数有家族史。

起病呈急性或亚急性，主要是肩胛部和上肢的剧烈疼痛，常持续数小时至 2 周，而后逐渐减轻，但肌肉无力则逐渐加重。大多数患者的无力在 2~3 周时达高峰。颈部活动、咳嗽或喷嚏一般不会使疼痛加重，但肩与上肢的活动可明显加重疼痛。肌无力多限于肩胛带区和上臂近端，臂丛完全损害者少见。数周后肌肉有不同程度的萎缩及皮肤感觉障碍。部分患者双侧臂丛受累。

（2）继发性臂丛神经痛：主要由于臂丛邻近组织病变压迫，神经根受压有颈椎病、颈椎间盘突出、颈椎结核、颈髓肿瘤、硬膜外转移瘤及蛛网膜炎等。神经干受压有胸出口综合征、颈肋、颈部肿瘤、结核、腋窝淋巴结肿大及肺尖部肿瘤。主要表现颈肩部疼痛，向上臂、前臂外侧和拇指放射，臂丛神经分布区内有不同程度的麻痹表现，可伴有局限性肌萎缩、上肢腱反射减弱或消失。病程长者可有自主神经障碍。神经根型颈椎病是继发性臂丛神经痛最常见的病因。主要症状是根性疼痛，出现颈肩部疼痛，向上肢放射。感觉异常见于拇指与示指；可有肌力减弱伴局限性肌萎缩、患侧上肢腱反射减弱或消失。

3. 辅助检查

为判定臂丛损伤的部位和程度，可根据患者情况选择脑脊液检查、肌电图与神经传导速度测定、颈椎摄 X 线片、颈椎 CT 或 MRI 检查可为诊断与鉴别诊断提供重要依据。

4. 治疗

臂丛神经炎急性期治疗可用糖皮质激素，如泼尼松 20 ~ 40mg/d，口服，连用 1 ~ 2 周或地塞米松 10 ~ 15mg/d，静脉滴注，待病情好转后逐渐减量。应合用 B 族维生素如维生素 B_1、维生素 B_{12} 等。可口服非甾体抗炎药，也可应用物理疗法或局部封闭疗法止痛。恢复期注意患肢功能锻炼，给予促进神经细胞代谢药物以及针灸等。约 90% 患者在 3 年内康复。

颈椎病引起的神经根损害大多数采用非手术综合治疗即可缓解，包括卧床休息、口服非甾体抗炎药如布洛芬、双氯芬酸钠等。疼痛较重者，可用局部麻醉药加醋酸泼尼松龙 25mg 在压痛点局部注射。理疗、颈椎牵引也有较好效果。有以下情况可考虑手术治疗：①临床与放射学证据提示伴有脊髓病变；②经适当的综合治疗疼痛不缓解；③受损神经根支配的肌群呈进行性无力。

（八）肋间神经痛

1. 病因

肋间神经痛（intercostal neuralgia）是肋间神经支配区的疼痛，分原发性和继发性。原发性者罕见，继发性者可见于邻近组织感染（如胸椎结核、胸膜炎、肺炎）、外伤、肿瘤（如肺癌、纵隔肿瘤、脊髓肿瘤）、胸椎退行性病变、肋骨骨折等。带状疱疹病毒感染也是常见原因。

2. 临床表现

主要临床特点：①由后向前沿一个或多个肋间呈半环形的放射性疼痛；②呼吸、咳嗽、喷嚏、哈欠或脊柱活动时疼痛加剧；③相应肋骨边缘压痛；④局部皮肤感觉减退或过敏。带状疱疹病毒引起者发病数天内在患处出现带状疱疹。

3. 辅助检查

胸部与胸椎影像学检查、腰穿检查可提示继发性肋间神经痛的部分病因。

4. 治疗

肋间神经痛有以下几种治疗方式。

（1）病因治疗：继发于带状疱疹者给予抗病毒治疗，阿昔洛韦（acyclovir）5 ~ 10mg/kg 静脉滴注，8 小时 1 次；或更昔洛韦（ganciclovir）5 ~ 10mg/（kg·d），分 1 ~ 2 次静脉滴注，连用 7 ~ 14 天。肿瘤、骨折等病因者按其治疗原则行手术、化学药物治疗及放射治疗。

（2）镇静镇痛：可用地西泮、布洛芬、双氯芬酸钠、曲马朵等药物。

（3）B 族维生素与血管扩张药物：如维生素 B_1、维生素 B_{12}、烟酸、地巴唑。

（4）理疗：可改善局部血液循环，促进病变组织恢复，但结核和肿瘤患者不宜使用。

（5）封闭：局部麻醉药行相应神经的封闭治疗。

（九）股外侧皮神经病

股外侧皮神经病（lateral femoral cutaneous neuropathy）也称为感觉异常性股痛（meralgia paresthetica）、股外侧皮神经炎。股外侧皮神经由 $L_2 \sim L_3$ 脊神经后根组成，是纯感觉神经，发出后向外下斜越髂肌深面达髂前上棘，经过腹股沟韧带下方达股部。在髂前上棘下 $5 \sim 10cm$ 处穿出大腿阔筋膜，分布于股前外侧皮肤。

1. 病因

股外侧皮神经病的主要病因是受压与外伤，如穿着紧身衣，长期使用硬质腰带或盆腔肿瘤、妊娠子宫等均是可能的因素。其他如感染、糖尿病、酒精及药物中毒以及动脉硬化等也是常见病因。部分患者病因不明。

2. 临床表现

起病可急可缓，多为单侧；大腿前外侧面皮肤感觉异常，包括麻木、针刺样疼痛、烧灼感，可有局部感觉过敏，行走、站立时症状加重，某些患者仅偶尔发现局部感觉减退。查体可有髂前上棘内侧或其下方的压痛点，股外侧皮肤可有限局性感觉减退或缺失。

3. 辅助检查

对症状持续者应结合其他专业的检查及盆腔 X 线检查，以明确病因。

4. 治疗

治疗除针对病因外，可给予口服 B 族维生素，也可给予镇痛药物，局部理疗、封闭也有疗效。疼痛严重者可手术切开压迫神经的阔筋膜或腹股沟韧带。

（十）坐骨神经痛

坐骨神经痛（sciatica）是沿着坐骨神经径路及其分布区域内以疼痛为主的综合征。坐骨神经是人体中最长的神经，由 $L_4 \sim S_3$ 的脊神经前支组成，经梨状肌下孔出盆腔，在臀大肌深面沿大腿后侧下行达腘窝，在腘窝上角附近分为胫神经和腓总神经，支配大腿后侧和小腿肌群，并传递小腿与足部的皮肤感觉。

1. 病因

坐骨神经痛有原发性和继发性两类。原发性坐骨神经痛也称为坐骨神经炎，为感染或中毒等原因损害坐骨神经引起，多与受凉、感冒等感染有关，是病原体或毒素经血液播散而致坐骨神经的间质性炎症。继发性者临床多见，是因坐骨神经通路受病变的压迫或刺激所致。根据发病部位可分为根性、丛性和干性。根性坐骨神经痛病变主要在椎管内以及脊椎，如腰椎间盘突出、椎管内肿瘤、脊椎骨结核与骨肿瘤、腰椎黄韧带肥厚、粘连性脊髓蛛网膜炎等；丛性、干性坐骨神经痛的病变主要在椎管外，常为腰骶神经丛及神经干邻近组织病变，如骶髂关节炎、盆腔疾病（肿瘤、子宫附件炎）、妊娠子宫压迫、臀部药物注射位置不当以及外伤等。

2. 临床表现

（1）青壮年男性多见，急性或亚急性起病。

（2）沿坐骨神经走行区的疼痛，自腰部、臀部向大腿后侧、小腿后外侧和足部放射，呈持续性钝痛并阵发性加剧，也有呈刀割样或烧灼样疼痛者，往往夜间疼痛加剧。

（3）患者为减轻疼痛，常采取特殊姿势。卧位时卧向健侧，患侧下肢屈曲；平卧位欲坐起时先使患侧下肢屈曲；坐下时以健侧臀部着力；站立时腰部屈曲，患侧屈髋屈膝，足尖着地；俯身拾物时，先屈曲患侧膝关节。以上动作均是为避免坐骨神经受牵拉而诱发疼痛加重所采取的强迫姿势。

（4）如为根性坐骨神经痛，常伴有腰部僵硬不适，在咳嗽、喷嚏及用力排便时疼痛加剧，患侧小腿外侧和足背可有针刺麻木等感觉。如为干性坐骨神经痛，其疼痛部位主要沿坐骨神经走行，并有几个压痛点：①腰椎旁点，在 L_4、L_5 棘突旁开 2cm 处；②臀点，坐骨结节与股骨大粗隆之间；③腘点，腘窝横线中点上 2cm；④腓肠肌点，腓肠肌中点；⑤踝点，外踝后边。

（5）神经系统检查可有轻微体征，Lasegue 征阳性，患侧臀肌松弛、小腿轻度肌萎缩，踝反射减弱或消失。小腿外侧与足背外侧可有轻微感觉减退。

3. 辅助检查

辅助检查的主要目的是寻找病因，包括腰骶部 X 线平片，腰部脊柱 CT、MRI 等影像学检查；脑脊液常规、生化及动力学（Queckenstedt test，奎肯施泰特试验）检查；肌电图与神经传导速度测定等。

4. 诊断与鉴别诊断

根据疼痛的分布区域、加重的诱因、可以减轻疼痛的姿势、压痛部位、Lasegue 征阳性及踝反射减弱或消失等，坐骨神经痛的诊断一般并无困难，但应注意区分是神经根还是神经干受损。诊断中的重点是明确病因，应详细询问病史、全面的体格检查、注意体内是否存在感染病灶、重点检查脊柱、骶髂关节、髋关节及盆腔内组织的情况，有针对性地进行有关辅助检查。

鉴别诊断：主要区别局部软组织病变引起的腰背、臀部及下肢疼痛。腰肌劳损、急性肌纤维组织炎、髋关节病变引起的局部疼痛不向下肢放散，无感觉障碍、肌力减退、踝反射减弱消失等神经体征。

5. 治疗

首先应针对病因治疗。如局部占位病变者，应尽早手术治疗。结核感染者需抗结核治疗，腰椎间盘突出引起者大多数经非手术治疗可获缓解。对症处理包括：①卧硬板床休息。②应用消炎镇痛药物如布洛芬 0.2g 口服，每天 3 次。③B 族维生素，维生素 B_1 100mg 肌内注射，每天 1 次；维生素 B_{12} 针剂 250～500μg 肌内注射，每天 1 次。④局部封闭。⑤局部理疗可用于非结核、肿瘤的患者。⑥在无应用禁忌的前提下可短期口服或静脉应用糖皮质激素治疗，如泼尼松 30mg 顿服，每天 1 次，地塞米松 10～15mg 加氯化钠注射液 250ml 静脉滴注，连用 7～10 天。

二、多发性神经病

多发性神经病（polyneuropathy）曾称作末梢神经炎，是由不同病因引起的、以四肢末端对称性感觉、运动和自主神经功能障碍为主要表现的临床综合征。

（一）病因与发病机制

引起本病的病因都是全身性的。

1. 代谢障碍与营养缺乏

糖尿病、尿毒症、血卟啉病、淀粉样变性等疾病由于代谢产物在体内的异常蓄积或神经滋养血管受损均可引起周围神经功能障碍；妊娠、慢性胃肠道疾病或胃肠切除术后，长期酗酒、营养不良等均可因维持神经功能所需的营养物质缺乏而致病。

2. 中毒

（1）药物：呋喃唑酮、呋喃西林、异烟肼、乙胺丁醇、甲硝唑、氯霉素、链霉素、胺碘酮、甲巯咪唑、丙米嗪、长春新碱、顺铂等。

（2）化学毒物：丙烯酰胺、四氯化碳、三氯乙烯、二硫化碳、正己烷、有机磷和有机氯农药、砷制剂、菊酯类农药等。

（3）重金属：铅、汞、铊、铂、锑等。

（4）生物毒素：白喉、伤寒、钩端螺旋体病、布氏杆菌病等。

3. 结缔组织病

系统性红斑狼疮、结节性多动脉炎、类风湿关节炎、硬皮病和结节病等可继发多发性神经病。

4. 遗传性疾病

遗传性运动感觉性神经病（hereditary motor sensory neuropathy，HMSN）、遗传性共济失调性多发性神经病（雷夫叙姆病）、遗传性淀粉样变性神经病、异染性白质营养不良等。

5. 其他

恶性肿瘤、麻风病、莱姆病（Lyme disease）与POEMS综合征等亦可出现多发性神经病，其机制与致病因子引起自身免疫反应有关。

（二）病理

主要病理改变是轴索变性与节段性脱髓鞘，以轴索变性更为多见。通常轴索变性从远端开始，向近端发展，即逆死性或称为远端轴索病（distal axonopathy）。

（三）临床表现

可发生于任何年龄。由于病因不同，起病可表现为急性和慢性过程。部分患者出现缓解—复发。病情可在数周至数月达高峰。主要症状体征包括：

1. 感觉障碍

呈手套袜套样分布，为肢体远端对称性感觉异常和深浅感觉缺失，常有感觉过敏。感觉异常可表现为刺痛、灼痛、蚁行感、麻木感等。

2. 运动障碍

肢体远端不同程度肌力减弱，呈对称性分布，肌张力减低。病程长者可有肌肉萎缩，常发生于骨间肌、蚓状肌、大小鱼际肌、胫前肌和腓骨肌。可有垂腕、垂足和跨阈步态。

3. 腱反射减低或消失

以踝反射明显且较膝腱反射减低出现得早。上肢的桡骨膜、肱二头肌、三头肌反射也可减低或消失。

4. 自主神经功能障碍

肢体远端皮肤变薄、干燥、苍白或青紫、皮温低。

由于病因不同，临床表现也略有不同，将常见的几种分述如下。

（1）呋喃类药物中毒：常见的呋喃类药物有呋喃唑酮（痢特灵）、呋喃妥因（呋喃坦丁）等。症状常在用药后 5～14 天出现。首先表现为肢体远端感觉异常、感觉减退和肢端疼痛。肢端疼痛剧烈者不敢穿鞋穿袜，怕风吹，怕盖被。肢端皮肤多汗，可有色素沉着。肌肉无力与肌萎缩相对较轻。应用此类药物时应密切观察周围神经症状。尤应注意不可超过正常剂量及长时间使用此类药物。

（2）异烟肼中毒：多发生于长期服用异烟肼的患者。临床表现以双下肢远端感觉异常和感觉缺失为主。可有肌力减弱与腱反射消失。其发病机制与异烟肼干扰维生素 B_6 的正常代谢有关。

（3）糖尿病：可继发中枢神经、神经根、神经丛及周围神经干的多种损害，但以周围神经为多；本节只讨论糖尿病性多发性神经病；本病表现为感觉、运动、自主神经功能障碍，通常感觉障碍较突出，如出现四肢末端自发性疼痛呈隐痛、刺痛、灼痛，可伴有麻木、蚁行感，夜间症状更重，影响睡眠。症状以下肢更多见。查体可有手套袜套样痛觉障碍，部分患者振动觉与关节位置觉消失，腱反射减弱或消失；也可出现肌力减低和肌萎缩。

（4）尿毒症：尿毒症引起的周围神经病，男性多于女性。运动与感觉神经纤维均可受累，呈对称性。早期可仅表现双下肢或四肢远端的感觉异常，如刺痛、灼痛、麻木与痛觉过敏。症状发生于足踝部者称烧灼足（burning feet），发生于双小腿者可表现为下肢不宁综合征。病情继续进展则出现双下肢麻木、感觉缺失、肌力减弱，严重者可有四肢远端肌肉萎缩。

（5）维生素 B_1 的缺乏：可因消化系统疾病引起的吸收功能障碍、长期酗酒、剧烈的妊娠呕吐、慢性消耗性疾病等导致维生素 B_1 缺乏。表现两腿沉重感、腓肠肌压痛或痛性痉挛。可有双足踝部刺痛、灼痛及蚁行感，呈袜套样改变。病情进展可出现小腿肌肉无力，表现垂足，行走时呈跨阈步态。腱反射早期亢进，后期减弱或消失。

（6）POEMS 综合征：为一种累及周围神经的多系统病变。病名由五种常见临床表现的英文字头组成，即多发性神经病（polyneuropathy）、脏器肿大（organomegaly）、内分泌病（endocrinopathy）、M 蛋白（M – protein）和皮肤损害（skin changes），也称本病为 Crow – Fukase 综合征（克罗 – 深濑综合征）。多中年以后起病，男性较多见。起病隐袭、进展慢。依照症状、体征、出现频率可有下列表现：①慢性进行性感觉运动性多神经病，脑脊液蛋白含量增高。②皮肤改变：因色素沉着变黑，并有皮肤增厚与多毛。③内分泌改变：男性出现阳痿、女性化乳房，女性出现闭经、痛性乳房增大和溢乳，可合并糖尿病。④内脏肿大：肝脾大，周围淋巴结肿大。⑤水肿：视盘水肿，胸腔积液，腹腔积液，下肢指凹性水肿。⑥异常球蛋白血症，血清蛋白电泳出现 M 蛋白（monoclonal protein），尿检可有本－周（Bence－Jones）蛋白。⑦骨骼改变：可在脊柱、骨盆、肋骨及肢体近端发现骨硬化性改变，为本病影像学特征。也可有溶骨性病变，骨髓检查可见浆细胞增多或骨髓瘤。⑧低热、多汗、杵状指。

（四）辅助检查

1. 电生理检查

以轴索变性为主的周围神经病表现为运动诱发波幅的降低和失神经支配肌电图表现，以脱髓鞘为主者则主要表现为神经传导速度减慢。

2. 血生化检测

重点注意检查血糖、尿素氮、肌酐、T_3、T_4、维生素 B_{12} 等代谢物质及激素水平。可疑毒物中毒者需做相应的毒理学测定。

3. 免疫学检查

对疑有自身免疫性疾病者可做自身抗体系列检查，疑有生物性致病因子感染者，应做病原体或相应抗体测定。

4. 脑脊液常规与生化检查

大多正常，偶有蛋白增高。

5. 神经活体组织检查

疑为遗传性疾病者可行周围神经活体组织检查，可提供重要的诊断证据。

（五）诊断与鉴别诊断

1. 诊断

根据四肢远端对称性运动、感觉和自主神经功能障碍可诊断。

2. 查找病因

主要依靠详细的病史、病程特点、伴随症状和辅助检查结果。

3. 鉴别诊断

亚急性联合变性发病早期表现与多发性神经病相似，随病情进展逐渐出现双下肢软弱无力，走路不稳，双手动作笨拙等；早期 Babinski 征可为阴性，随病情进展转为阳性；感觉性共济失调是其临床特点之一；肌张力增高、腱反射亢进、锥体束征阳性及深感觉性共济失调是区别于多发性神经病的主要鉴别点。

（六）治疗

1. 病因治疗

毒物中毒引起者应尽快停止与毒物的接触，应用补液、解毒剂等促进体内毒物的清除；药物引起者需停药，异烟肼引起如神经病变较轻，而抗结核治疗必须继续应用时，可不停药，加用维生素 B_6 治疗；代谢性疾病与营养缺乏所致者应积极控制原发病；与自身免疫病相关者需采用糖皮质激素，重症者用地塞米松 10mg 加氯化钠注射液 250ml 静脉滴注，连用 7～10 天，继续用泼尼松 30mg 清晨顿服，每天 1 次，依据病情逐渐减量。免疫球蛋白治疗按 0.15 ~ 0.4g/（kg·d），连用 5 ~ 7 天，或应用血浆置换疗法；恶性肿瘤所致者可用手术、化疗、放射治疗等手段治疗。

2. 一般治疗

急性期应卧床休息，补充水溶性维生素。维生素 B_1 100mg 肌内注射，每天 1 次；甲钴胺或氰钴胺 250 ~ 500μg 肌内注射，每天 1 次；维生素 B_6 及辅酶 A。选择使用各种神经生长因子。严重疼痛者可用抗癫痫药物，如加巴喷丁、普瑞巴林等。恢复期可增加理疗、康复训练及针灸等综合治疗手段。

第四节　吉兰 – 巴雷综合征

一、概述

吉兰 – 巴雷综合征（Guillain – Barré syndrome，GBS），是世界范围内引起急性弛缓性瘫痪最常见的疾病之一。临床呈急性起病，症状多在 2 周内达到高峰。主要表现为多发的神经根和周围神经损害，常见四肢对称性、弛缓性瘫痪。免疫治疗可以缩短病程，改善症状。主要包括以下几种亚型：急性炎症性脱髓鞘性多发性神经病（acute inflammatory demyelinating polyneuropathy，AIDP）、急性运动性轴索型神经病（acute motor axonal neuropathy，AMAN）、急性运动感觉性轴索型神经病（acute motor sensory axonal neuropathy，AMSAN）、Miller Fisher 综合征（Miller Fisher syndrome，MFS）、急性泛自主神经病（acute panautonomic neuropathy）和急性感觉神经病（acute sensory neuropathy，ASN）。

GBS 的研究史可分为三个阶段：第一阶段是 1916 年之前的时期，认识到急性弛缓性瘫痪的病因可以由周围神经疾病所致，并经病理学证实；第二阶段为 1916—1969 年，定义了 GBS 这种疾病，并且制定了诊断标准；第三阶段是 1969 年至今，提出了疾病的主要病理特点，确认了该病是自身免疫性疾病，对该病的不同症状和治疗有了更多的理解。20 世纪 90 年代初，我国李春岩等与 Asbury、Mckhann、Griffin 等合作研究了河北省中南部地区本病的电生理学、病理学与流行病学表现，经 19 例尸体解剖，发现一组临床表现符合 GBS 而病理学表现以脊神经运动根原发性轴索损害为特征的病例，在 1996 年提出急性运动性轴索型神经病（acute motor axonal neuropathy，AMAN）的概念，并认为是 GBS 的一个亚型。同时，对运动、感觉神经根均受累的轴索型 GBS 也作了概念限定，称为急性运动感觉性轴索型神经病（acute motor sensory axonal neuropathy，AMSAN），这些研究丰富了 GBS 的内涵。

二、流行病学

GBS 的年发病率（0.6 ~ 2.4）/10 万人，男性略多于女性，各年龄组均可发病。欧美的发病年龄在 16 ~ 25 岁和 45 ~ 60 岁出现两个高峰，我国尚缺乏系统的流行病学资料，但本病住院患者年龄资料分析显示，以儿童和青壮年多见。在北美与欧洲发病无明显的季节倾向，但亚洲及墨西哥以夏秋季节发病较多。

三、病因与发病机制

虽然 GBS 的病因尚未确定，但大多认为是多因素的，可从机体内外两个方面探讨。

（一）外在致病因素

超过 2/3 的患者发病前 4 周内有呼吸道或胃肠道感染症状。曾发现的前驱感染病原体包括空肠弯曲菌、巨细胞病毒、EB 病毒、肺炎支原体、乙型肝炎病毒和人类免疫缺陷病毒等。1982 年，有学者注意到了空肠弯曲菌（Campylobacter jejuni, Cj）感染与 GBS 发病有关，此后的研究发现在许多国家和地区 Cj 感染是最常见的 GBS 发病前驱因素，特别是以腹泻症状为前驱感染的 GBS 患者有 Cj 感染证据者高达 85%，从 AMAN 型 GBS 患者肠道分离出 Cj 更多见。

Cj 为一种革兰阴性弯曲菌，微需氧，适于在 40℃ 左右生长。按照菌体表面脂多糖 "O" 抗原的抗原性不同，Penner 血清分型方法可将 Cj 划分为多种血清型。从 GBS 患者肠道分离的 Cj，集中在 Penner O：2、O：4、O：5、O：19 型，我国以 O：19 型最常见。国外曾对 Penner O：19 型 Cj 的纯化脂多糖进行结构分析，发现其与人类神经组织中富含的神经节苷脂（GM_1、GD_{1a}、GT_{1a} 和 GD_3）有相同的抗原决定簇，这为以分子模拟学说解释 GBS 的发病机制奠定了重要的实验基础。

分子模拟（molecular mimicry）学说认为外来致病因子因具有与机体某组织结构相同或相似的抗原决定簇，在刺激机体免疫系统产生抗体后，这种抗体既与外来抗原物质结合，又可发生错误识别，与体内具有相同抗原决定簇的自身组织发生免疫反应，从而导致自身组织的免疫损伤。

依照分子模拟学说已经成功地建立了不同病理表现的 GBS 动物模型。应用周围神经髓鞘抗原 P2 蛋白可诱发实验性自身免疫性神经炎（experimental autoimmune neuritis, EAN）；应用 P1 可同时诱发 EAN 和实验性自身免疫性脑脊髓炎（EAE）；EAN 的病理改变与人类 AIDP 病变相似。应用神经节苷脂 GM_1 或混合的神经节苷脂，可诱发病理改变与 AMAN 相似的动物模型。

（二）机体因素

人所共知，对某种疾病是否易患，在不同的个体是有差别的。这在一定程度上与免疫遗传因素有关。与免疫相关的基因群结构和功能复杂，基因多态性的存在，使得不同个体对特定抗原物质的识别提呈及引起免疫反应的强弱存在差别。目前尚无公认的 GBS 易感基因被发现。

虽然 GBS 的确切发病机制仍不明确，但本病是由细胞免疫和体液免疫共同介导的自身免疫病这一观点已得到公认。证据如下：

（1）AIDP 的典型病变中存在大量淋巴细胞浸润，巨噬细胞也参与了病变的形成。

（2）电子显微镜观察 AMAN 患者周围神经，可见巨噬细胞自郎飞结处攻击裸露的轴突，进而继续移行至相对完整的髓鞘内，直接破坏轴突。

（3）早在光学显微镜没有可见的病理改变时，免疫电镜即可发现 AMAN 患者周围神经郎飞结部位出现抗原抗体复合物及补体的沉积。

（4）GBS 患者血中存在特异的循环抗体，部分患者的循环抗体与 GM_1 等神经节苷脂产生抗原抗体结合反应或与 Cj 的抗原成分有交叉反应；Fisher 综合征常有 GQ_{1b} 抗体存在并与 Cj 感染关系密切。

（5）将患者或动物模型的血清被动转移至健康动物的周围神经可引起与前者相似的病变，而将上述血清用 Cj 的抗原吸附后再转移至健康动物则不再产生病变。

四、病理学

AIDP 的主要病理改变是周围神经组织中小血管周围淋巴细胞与巨噬细胞浸润以及神经纤维的节段性脱髓鞘，严重病例出现继发轴突变性。Schwann 细胞于病后 1～2 周开始增殖以修复受损的髓鞘，此时致病因素对髓鞘的破坏可能尚未停止。

AMAN 的主要病变是脊神经前根和周围神经运动纤维的轴突变性及继发的髓鞘崩解，崩解的髓鞘形成圆形、卵圆形小体，病变区内少见淋巴细胞浸润。早期病变组织的电子显微镜观察可见巨噬细胞自朗飞结处移行至相对完整的髓鞘内破坏轴突。

AMSAN 的病理特点与 AMAN 相似，但脊神经前后根及周围神经纤维的轴突均可受累。

五、临床表现

多数患者起病前 4 周内有胃肠道或呼吸道感染症状，少数有疫苗接种史。该病呈急性起病，病情多在 2 周内达高峰。弛缓性瘫痪是最主要的特点，多数患者肌无力从双下肢向双上肢发展；少数严重病例，肌无力症状最早出现在双上肢或四肢同时出现，两侧相对对称，数日内逐渐加重。腱反射减低或消失，无病理反射。约 25% 病情严重者，出现呼吸肌麻痹，需要辅助呼吸。约 1/3 患者出现颈后部或四肢肌肉疼痛，有的出现脑膜刺激征。尤其在儿童，肌肉疼痛更为常见，并且常为首发症状。部分患者有不同程度的脑神经损害，可为首发症状而就诊，以双侧周围性面瘫最常见，其次为咽喉部肌肉瘫痪。眼球运动、舌肌及咬肌的瘫痪少见。部分患者有四肢远端感觉障碍，如手套袜套样分布的感觉减退；或感觉异常如刺痛、麻木、烧灼感等。部分患者有自主神经症状，如多汗、皮肤潮红，严重病例出现心动过速、期前收缩等心律失常，高血压或直立性低血压、一过性尿潴留等。AIDP、AMAN 和 AMSAN 的临床表现相似，只是 AMAN 没有明显的感觉异常。如果没有电生理或充分的病理资料，AMAN 和 AMSAN 与 AIDP 很难区分。

起病后症状迅速进展，50% 患者在 2 周内达高峰，约 90% 患者病后 4 周症状不再进展。多在症状稳定 1～4 周后开始恢复，肢体无力一般从近端向远端恢复，往往需要数周到数月的时间。本病的主要危险是呼吸肌麻痹。肺部感染、严重心律失常及心力衰竭等并发症也是致死的重要因素。

Fisher 综合征以眼外肌麻痹、共济失调和腱反射消失三联征为主要临床表现。其占 GBS 的 5% 左右，在亚洲报道较多前驱感染可有呼吸道感染、腹泻和空肠弯曲菌感染。急性起病，病情在数天至数周内达到高峰，多以复视起病，少数以肌痛、四肢麻木、眩晕和共济失调起病。在发病数天内出现进行性加重的眼外肌麻痹，对称或不对称，部分患者可伴有眼睑下垂，瞳孔对光反应多正常，部分患者可有瞳孔散大。躯干性共济失调或上下肢共济失调。腱反射减低或消失，而肌力正常或轻度减退。部分患者伴有其他脑神经麻痹，包括球部肌肉和面部肌肉无力。部分患者伴有感觉异常，表现为四肢远端和面部麻木和感觉减退。少数患者伴有膀胱功能障碍。病程有自限性，多在发病 2 周到 2 个月恢复，多数无残留症状。

六、实验室检查

1. 脑脊液检查

典型的表现是蛋白 – 细胞分离现象，即蛋白含量增高而白细胞数正常。蛋白增高常在起病后第 2 ~ 4 周出现，但较少超过 1.0g/L；白细胞计数一般 $< 10 \times 10^6$/L；糖和氯化物正常。部分患者脑脊液出现寡克隆区带。部分患者脑脊液神经节苷脂抗体阳性。

2. 神经电生理

通常选择一侧正中神经、尺神经、胫神经和腓总神经进行测定。电生理改变的程度与疾病严重程度相关，在病程的不同阶段电生理改变特点也有所不同。

中国专家推荐的各型 GBS 神经电生理诊断指南如下。

AIDP 诊断标准：①运动神经传导，至少有两条运动神经存在至少一项异常。a. 远端潜伏期较正常值延长 25% 以上；b. 运动神经传导速度比正常值减慢 20% 以上；c. F 波潜伏期比正常值延长 20% 以上和（或）出现率下降；d. 运动神经部分传导阻滞：周围神经远端与近端比较，复合肌肉动作电位（CMAP）负相波波幅下降 20% 以上，时限增宽 <15%；e. 异常波形离散：周围神经近端与远端比较，周围神经近端与远端比较，CMAP 负相波时限增宽 15% 以上。当 CMAP 负相波波幅不足正常值下限的 20% 时，检测传导阻滞的可靠性下降。远端刺激无法引出 CMAP 波形时，难以鉴别脱髓鞘和轴索损害。②感觉神经传导：一般正常，但异常时不能排除诊断。③针电极肌电图：单纯脱髓鞘病变肌电图通常正常，如果继发轴索损害，在发病 10 天至 2 周后肌电图可出现异常自发电位。随着神经再生则出现运动单位电位时限增宽、高波幅、多相波增多及运动单位丢失。

AMAN 的电生理诊断标准：电生理检查内容与 AIDP 相同，诊断标准有以下几点。①运动神经传导：a. 远端刺激时 CMAP 波幅较正常值下限下降 20% 以上，严重时引不出 CMAP 波形，2 ~ 4 周后重复测定 CMAP 波幅无改善；b. 除嵌压性周围神经病常见受累部位的异常外，所有测定神经均不符合 AIDP 标准中脱髓鞘的电生理改变（至少测定 3 条神经）。②感觉神经传导测定：通常正常。③针电极肌电图：早期即可见运动单位募集减少，发病 1 ~ 2 周后，肌电图可见大量异常自发电位，此后随神经再生则出现运动单位电位的时限增宽、波幅增高、多相波增多。

AMSAN 的电生理诊断标准：除感觉神经传导测定可见感觉神经动作电位波幅下降或无法引出波形外，其他同 AMAN。

MFS 的电生理诊断标准感觉神经传导测定可见动作电位波幅下降，传导速度减慢；脑神经受累者可出现面神经 CMAP 波幅下降；瞬目反射可见 R1、R2 潜伏期延长或波形消失。运动神经传导和肌电图一般无异常。电生理检查非诊断 MFs 的必需条件。

3. 神经活组织检查

不需要神经活组织检查确定诊断。腓肠神经活检可见有髓纤维脱髓鞘现象，部分出现吞噬细胞浸润，小血管周围可有淋巴细胞与巨噬细胞浸润，严重病例出现继发轴索变性。

4. 严重病例可有心电图改变

以窦性心动过速和 ST – T 改变最常见。

5. 血清学检查

AIDP 部分患者血清可检测到特殊抗体，如抗微管蛋白（tubulin）IgM、IgG 抗体、IgG 型抗神经节苷脂（GM_1、GM_{1b}、$G_{a1}NAc – GD_{1a}$）抗体。部分患者血清检测到抗空肠弯曲菌抗体、抗巨细胞病毒抗体等。

AMAN 部分患者血清中可检测到 IgG 型抗神经节苷脂 GM_1 抗体和（或）GM_{1b} 抗体，IgM 型抗神经节苷脂 GM_1 抗体阳性，少数可检测到 IgG 型抗 GD_{1a} 抗体，IgG 型抗 $G_{a1}NAc – GD_{1a}$ 抗体。部分患者血清空肠弯曲菌抗体阳性。

AMSAN 部分患者血清中可检测到抗神经节苷脂 GM_2 抗体。

MFS 大多数患者血清 GQ_{1b} 抗体阳性。部分患者血清中可检测到空肠弯曲菌抗体。

6. 细菌学检查

部分患者可从粪便中分离和培养出空肠弯曲菌。

七、诊断及鉴别诊断

首先临床医师需要进行定位诊断，分析病变是在周围神经，还是脑干、脊髓、传导束、神经肌肉接头、肌肉等部位。一旦定位在周围神经，GBS 最常见，但需要排除低钾性周期麻痹、重症肌无力、中毒性神经病、脊髓灰质炎等。在实际工作中，对于GBS 的诊断主要依靠临床，以便对病情典型且迅速加重的患者尽快诊断，尽快开始免疫治疗。因此，在没有电生理和脑脊液检查时机和检查条件的时候，临床拟诊十分重要。而临床加实验室检查有助于最终确诊、进行临床研究、对不典型患者进行最终诊断以及区分不同亚型。

1. 中国专家推荐的诊断指南（2010 年）

①常有前驱感染史，急性起病，进行性加重，多在 2 周左右达高峰。②对称性肢体和延髓支配肌肉、面部肌肉无力，重症者可有呼吸肌无力，四肢腱反射减低或消失。③可伴轻度感觉异常和自主神经功能障碍。④脑脊液出现蛋白 – 细胞分离现象。⑤电生理检查提示运动神经传导速度减慢、末端潜伏期延长、F 波异常、传导阻滞、异常波形弥散等。⑥病程有自限性。

2. 国际上广泛采用的 Asbury 修订诊断标准（1990 年）

（1）GBS 必备诊断标准：①超过 1 个以上肢体出现进行性肌无力，从轻度下肢力弱，伴或不伴共济失调，到四肢及躯干完全性瘫，以及延髓性麻痹、面肌无力和眼外肌麻痹等；②腱反射完全消失，如具备其他特征，远端腱反射丧失，肱二头肌反射及膝腱反射减低，诊断也可成立。

（2）高度支持诊断标准：①按重要性排序的临床特征有以下 7 种。a. 症状和体征迅速出现，至 4 周时停止进展，约 50% 的病例在 2 周、80% 在 3 周、90% 在 4 周时达到高峰。b. 肢体瘫痪较对称，并非绝对，常见双侧肢体受累。c. 感觉症状、体征轻微。d. 脑神经受累，50% 的病例出现面神经麻痹，常为双侧性，可出现眼球麻痹及眼外肌麻痹；约 5% 的病例最早表现眼外肌麻痹或其他脑神经损害。e. 通常在病程进展停止后 2~4 周开始恢复，也有经过数月后开始恢复，大部分患者功能可恢复正常。f. 可出现自主神经功能紊乱，如心动过速、心律失常、直立性低血压、高血压及血管运动障碍等，症状可为波动性，应除外肺栓塞等可能性。g. 发生神经症状时无发热。②变异表现（不按重要性排序）有以下 6 种。a. 发生神经症状时伴发热。b. 伴疼痛的严重感觉障碍。c. 进展超过 4 周，个别患者可有轻微反复。d. 进展停止但未恢复或遗留永久性功能缺损。e. 括约肌通常不受累，但疾病开始时可有一过性膀胱括约肌障碍。f. 偶有 CNS 受累，包括不能用感觉障碍解释的严重共济失调、构音障碍、病理反射及不确切的感觉平面等，但其他症状符合 GBS，不能否定 GBS 诊断。

（3）高度支持诊断的脑脊液特征：①主要表现 CSF 蛋白含量发病第 1 周升高，以后连续测定均升高，CSF 单个核细胞（MNC）数在 $10 \times 10^6/L$ 以下。②变异表现发病后 1~10 周蛋白含量不增高，CSF - MNC 数为 $(11~50) \times 10^6/L$。

（4）高度支持诊断的电生理特征：约 80% 的患者显示 NCV 减慢或阻滞，通常低于正常的 60%，但因斑片样受累，并非所有神经均受累；远端潜伏期延长可达正常 3 倍，F 波反应是神经干近端和神经根传导减慢的良好指标；约 20% 的患者传导正常，有时发病后数周才出现传导异常。

（5）怀疑诊断的特征：①明显的持续不对称性力弱；②严重的膀胱或直肠功能障碍；③发病时就有膀胱或直肠功能障碍；④CSF - MNC 数在 $50 \times 10^6/L$ 以上；⑤CSF 出现多形核白细胞；⑥出现明显感觉平面。

（6）除外诊断的特征：①有机物接触史；②急性发作性卟啉病；③近期白喉感染史或证据，伴或不伴心肌损害；④临床上符合铅中毒或有铅中毒证据；⑤表现单纯感觉症状；⑥有肯定的脊髓灰质炎、肉毒中毒、癔症性瘫痪或中毒性神经病诊断依据。

由上述标准可见，GBS 诊断仍以临床为主，支持 GBS 诊断的实验室证据均需具备必要的临床特征才能诊断。变异表现是在符合临床标准的 GBS 中偶尔出现特殊症状，这些症状虽不能除外 GBS，但应引起怀疑。如出现两个以上变异表现应高度怀疑 GBS 诊断，首先排查其他疾病。

3. 与其他疾病鉴别

（1）低血钾性周期性麻痹：为急性起病的两侧对称性肢体瘫痪，病前常有过饱、饮酒或过度劳累病史，常有既往发作史，无感觉障碍及脑神经损害，发作时血钾低及心电图呈低钾样改变，脑脊液正常。补钾治疗有效，症状可迅速缓解。

（2）重症肌无力全身型：可表现两侧对称性四肢弛缓性瘫痪，但多有症状波动如休息后减轻，劳累后加重即所谓晨轻暮重现象，疲劳试验及新斯的明试验阳性，脑脊液正常。重复电刺激低频时呈递减反应，高频时正常或递减反应，血清抗乙酰胆碱受体抗体阳性。

（3）急性脊髓炎：病变部位在颈髓时可表现四肢瘫痪，早期肌张力减低呈弛缓性，但有水平面型深、浅感觉消失，伴尿潴留。脊髓休克期过后表现四肢肌张力升高，腱反射亢进，病理反射阳性。

（4）脊髓灰质炎：起病时常有发热，肌力减低常不对称，多仅累及一侧下肢的1至数个肌群，呈节段性分布，无感觉障碍，肌萎缩出现早。脑脊液蛋白与细胞在发病早期均可升高，细胞数较早恢复正常，病后3周左右也可呈蛋白－细胞分离现象。确诊常需病毒学证据。

（5）肉毒毒素中毒：可导致急性弛缓性瘫痪。该病的病理生理机制已经阐明：毒素抑制运动神经末梢突触释放乙酰胆碱。典型的临床表现包括眼内肌和眼外肌麻痹、延髓麻痹、口干、便秘、直立性低血压。无感觉系统受损症状。出现眼内肌麻痹，早期出现视物模糊是与 GBS 的重要鉴别点。神经重复电刺激检查提示突触前膜病变特征，有助于诊断。大多数患者是由于摄入被肉毒杆菌或毒素污染的熟肉类食品发病的，多有流行病学资料支持。肉毒杆菌可从患者的大便培养。

（6）农药、重金属、有机溶剂等中毒可引起中毒性周围神经病：由于误服、劳动防护不利等因素，国内有较多报道这类毒物经消化道或呼吸道过量进入人体，引发急性或迟发性中毒性周围神经病。有明确病史并且两者间有明确时间关系的病例，鉴别诊断不难。神经电生理检查可见呈轴索损害为主，少数可有脱髓鞘损害的特点。临床表现多先累及下肢，与电生理提示轴索越长的部位易先受损相一致。

（7）副肿瘤性周围神经病：有多种临床类型，常见的如感觉性神经病、感觉运动性神经病、周围神经病合并浆细胞病等。单纯运动受累者少见。副肿瘤性周围神经病多见于肺癌、肾癌、异常蛋白血症。临床起病多呈亚急性病程，进展超过1个月。主要表现为四肢套式感觉障碍、四肢远端对称性肌无力且下肢常重于上肢、肌萎缩及腱反射减弱。脑脊液可正常或轻度蛋白升高。神经电生理检查多表现轴索损害的特点。血清学检查可见具有特征性的副肿瘤相关抗体。对周围神经病患者尤其是中年以上患者应注重肿瘤的筛查，尤其是呼吸系统、消化系统、女性生殖系统等，对前列腺癌、膀胱癌等亦应重视。副肿瘤性周围神经病的病程及严重程度与癌肿的大小及生长速度并不一定平行。神经损害表现可出现在已经确诊的肿瘤患者，也可出现在发现肿瘤之前数年。

（8）蜱咬性麻痹：十分少见，但是与 GBS 很相似。儿童比成年人更易受到感染，因此，这是儿童 GBS 患者需要进行鉴别的疾病。麻痹是由蜱产生的内毒素引起的。这种毒素引起疾病的分子病理生理机制尚未完全阐明，但很可能影响周围神经的轴突和神经肌肉接头处。在美国报告的病例，蜱的清除与数小时内的肌力改善有关。但是，在澳大利亚，去除蜱之后病情在一段时间内仍然进展，很可能是不同的毒素。蜱往往植根于头皮，需要仔细检查。

（9）GBS需与狂犬病鉴别：一些狂犬病例在有脑炎表现之前出现急性弛缓性瘫痪。国外曾有报告一例数年前被疯狗咬伤的患者，发病后迅速发展至瘫痪和死亡。最初的临床和病理诊断为AMSAN，因为脊髓或周围神经的病理检查没有炎症反应表现，却有运动神经元死亡，似乎支持AMSAN诊断。不过，之后在运动神经元和感觉神经元处发现有大量的狂犬病毒，表明该病毒长时间潜伏于此。国内也曾报道经脑组织病理证实的麻痹型狂犬病病例。

（10）Fisher综合征需要与Bickerstaff脑干脑炎相鉴别：日本报告该病例较多，临床表现的特征和病程与Fisher综合征相似，但常有中枢神经损害的表现，包括意识水平下降、眼球震颤、腱反射活跃、病理反射阳性、偏身型分布的感觉减退，神经影像学上显示明确的脑干、小脑异常病灶。神经电生理检查显示部分患者有周围神经损害。

八、治疗

国际上已经完成了一些关于AIDP免疫治疗的病例对照研究，AIDP成为相对少数的可以在循证医学证据基础上选择治疗的周围神经系统疾病。免疫治疗不仅可以缩短恢复时间，而且可防止疾病进展至更严重的阶段。但各种免疫疗法对轴索型GBS的疗效仍不十分清楚。GBS患者的总体治疗原则可分为：早期阶段防止病情进展，病情高峰及平台时期的精心护理、免疫治疗和之后的康复治疗。其中免疫治疗是以抑制免疫反应、清除致病因子、阻止病情发展为目标。

1. 一般治疗

一般治疗包括以下内容。

（1）疾病监测和早期教育：由于GBS患者的病情可迅速发展，急剧恶化。除了最轻微的病例外，拟诊GBS患者应立即住院观察。早期阶段，在例行检查进行诊断的同时，行呼吸和心血管功能监测，并告知患者和家属诊断及病程中可能发生的情况，进行疾病及其预后的教育。对病情进展快、伴有呼吸肌受累者，应该严密观察。

疾病进展阶段的关键是要监测血气或肺活量、脉搏、血压和吞咽功能。呼吸肌麻痹是本病最主要的危险之一，应密切观察呼吸困难的程度。当表现呼吸浅快、心动过速、出汗以及口唇甲皱由红润转为苍白或发绀，经鼻导管给氧及清理呼吸道后，短时间内仍无改善者；或有明显的呼吸困难，肺活量少于<12～15ml/kg或肺活量迅速降低，血气分析氧分压<80mmHg（10.66kPa）时，提示呼吸功能已不能满足机体需要，可尽早进行气管插管或气管切开术，给予机械通气；如需气管插管和呼吸器辅助呼吸，应当提前决定转重症监护病房。有呼吸困难和延髓性麻痹患者应注意保持呼吸道通畅，尤其注意加强吸痰及防止误吸。但还要综合考虑呼吸频率的变化，如果患者合并第Ⅸ、Ⅹ对脑神经麻痹，表现吞咽困难或呛咳，就存在发生窒息或吸入性肺炎的危险，应更早考虑行气管插管或气管切开术。有证据表明，任何患者发生高碳酸血症或低氧血症

时应尽早插管。

监测休息时的脉搏和血压，以及体位的变化时脉搏和血压，是诊断早期自主神经功能不全的方法。患者的自主神经功能不全时通气量减少或过度增加也是一个严重的问题。

（2）GBS患者的重症监护与防治并发症：尽管20世纪80年代之前GBS的病死率的统计不够全面，但严重患者病死率可高达15%～20%。国外报道，开始于20世纪80年代初的大规模多中心研究数据表明，经过现代重症监护和免疫治疗，病死率为1.25%～2.5%。重症监护单元死亡的原因通常不是因为呼吸衰竭，而是并发感染、心肌梗死或肺栓塞。如果患者病程较长，长时间停留在重症监护病房，会发生并发症。住院超过3周，有60%的患者发生肺炎、菌血症或其他严重感染。

重症患者应进行连续心电监护直至恢复期开始。窦性心动过速一般不需治疗，如症状明显或心率过快，可用小量速效洋地黄制剂适当控制；心动过缓可由吸痰操作引起，可用消旋山莨菪碱、阿托品治疗。严重心律失常少见，如心房颤动、心房扑动、传导阻滞等，可会同心血管专业医师解决。在自主神经功能障碍表现为高血压或低血压的患者也应注意调整和稳定血压。

坠积性肺炎与吸入性肺炎及由此引发的败血症、脓毒血症应早使用广谱抗生素治疗并可根据痰病原体培养与药敏试验结果调整抗生素。

延髓性麻痹者，因吞咽困难和饮水反呛，需给予鼻饲维持肠道营养供给，以保证足够每日热量、维生素和防止电解质紊乱。但若有合并有消化道出血或胃肠麻痹者，则应停止鼻饲，给予胃肠动力药物促进肠蠕动恢复，同时给予静脉营养支持。

为预防下肢深静脉血栓形成及由此引发的肺栓塞，应经常被动活动双下肢或穿弹力长袜，推荐没有禁忌证的患者使用低分子肝素皮下注射，5 000U，每天2次。应用脚踏板和患侧肢体被动运动也有助于减少静脉血栓形成的危险。如果没有其他应用指征，不推荐使用甘露醇治疗神经根和神经干水肿，因为不仅没有实际效果，还可能因为脱水作用导致血液浓缩诱发下肢深静脉血栓形成。患者面肌无力，暴露的角膜易于发生角膜炎，严重病例甚至可能留有后遗症，故应进行相应的防护性治疗。

许多患者在疾病早期出现四肢或全身肌肉疼痛与皮肤痛觉过敏，可适当应用镇痛药物。如果单纯镇痛药没有作用，可以使用镇静药。阿片类镇痛药的一大不良反应是便秘，所以监测肠蠕动和早期干预很重要。可应用润肠药与缓泻药保持大便通畅。

保持床面清洁平整并定期翻身以防止压疮，也可使用电动防压疮气垫。

有尿潴留者可做下腹部按摩促进排尿，无效时应留置尿管导尿。

重视患者焦虑与抑郁状态发生，做好心理疏导工作，保持对患者鼓励的态度，经常安慰患者虽然恢复较慢，但最后多可明显恢复。症状严重者也可配合抗焦虑与抗抑郁药物治疗。

2. 免疫治疗

免疫治疗有以下几种治疗方式。

（1）静脉滴注人血丙种球蛋白：是具有循证医学证据的治疗方法。静脉滴注丙种球蛋白（intravenous immunoglobulin，IVIg）能够缩短病程，阻止病情进展，减少需要辅助通气的可能，近期和远期疗效都很好；静脉滴注丙种球蛋白与血浆交换的效果类似，在机械通气时间、死亡率及遗留的功能障碍方面两种疗法无明显区别（Ⅰ级证据）。在儿童患者中使用也有效（Ⅱ级证据）。推荐的方法是 0.4g/（kg·d），连用 5 天。及早治疗更有效，一般在 2 周内应用。也有少数患者在疗程结束后神经功能障碍虽有部分改善，但仍存在需辅助通气等严重情况，可考虑间隔数日再用 1 个疗程。个别有轻微不良反应，如头痛、肌痛、发热，偶有并发血栓栓塞事件、肾功能异常、一过性肝损害的报道。

（2）血浆交换：是具有循证医学证据的治疗方法。血浆交换（plasma exchange，PE）的疗效，在过去的 20 年中被认为是 GBS 治疗的金标准，血浆交换治疗能够缩短 GBS 患者的病程，阻止病情进展，减少需要辅助通气的可能，近期（4 周）和远期（1 年）疗效也很好（Ⅰ级证据）。推荐用于发病 4 周之内的中度或重度患者，发病在 2 周之内的轻度患者也可以从血浆交换中受益。方法是在 2 周内共交换 5 倍的血浆量，隔日 1 次，并且进行得越早越好。每次血浆交换量为 30～40ml/kg，在 1～2 周进行 5 次。少于 4 次的血浆交换疗效差，而更多的血浆交换对于轻中度的患者也没有更多的获益。尽管 PE 疗效明确，但因该方法对设备和条件要求高，价格昂贵，还要注意医源性感染等问题，故一定程度上应用受到限制。PE 的禁忌证主要是严重感染、心律失常、心功能不全、凝血系统疾病等；其不良反应为血流动力学改变可能造成血压变化、心律失常，使用中心导管可引发气胸、出血等，以及可能合并败血症。

血浆交换和静脉滴注丙种球蛋白联合治疗效果不肯定，PE 治疗后给予 IVIg 疗效并不优于单独应用 IVIg 治疗（Ⅱ级证据）。临床中常遇到重症的 GBS 患者，在应用一个疗程 PE 或 IVIg 之后，病情仍没有好转甚至进展，这种情况下可以继续应用一个疗程，但需要除外亚急性或慢性炎症性脱髓鞘性多发性神经病。IVIg 没有严重的不良反应，而且使用方便，因此应用更广泛。

（3）激素治疗：曾经是治疗 GBS 的主要药物，近 10 多年来国外对 AIDP 治疗的一些随机对照研究结论认为激素无效。在病情恢复时间、需要辅助呼吸时间、病死率、一年之后恢复程度，应用激素与安慰剂都没有明显差别。不仅口服泼尼松或泼尼松龙等激素制剂治疗没有疗效，而且静脉滴注甲泼尼龙也没有明显的获益。虽然短期应用没有明显的不良反应，但是长期应用会带来严重的不良反应。单独应用 IVIg 与 IVIg 联合应用激素疗效没有明显差别。

应该看到，由于 GBS 有多个亚型且病情轻重、持续时间差别较大，病因是非单一性的，激素使用的时机、种类、剂量及给药方法也各不相同，因而也有认为就目前证据下结论为时尚早。尤其对不同亚型的 GBS，激素治疗的疗效还有待进一步探讨。

3. 辅助治疗

主要注意维持患者水、电解质与酸碱平衡，常规使用水溶性维生素并着重增加维生素 B_1、维生素 B_{12}（如甲钴胺、氰钴胺）的补充。可应用神经生长因子等促进神经修复。瘫痪严重时应注意肢体功能位摆放并经常被动活动肢体，肌力开始恢复时应主动与被动活动相结合，按摩、理疗等神经功能康复治疗。

九、预后

85% 的患者在 1~3 年完全恢复，少数患者留有长期后遗症，病死率约为 5%，常见死因为严重全身性感染、肺栓塞、心肌梗死、心力衰竭与心律失常、成人呼吸窘迫综合征等。老年患者、有严重神经轴突变性、辅助呼吸时间超过 1 个月或进展快且伴有严重自主神经功能障碍者预后不良。约 3% 的患者可能出现 1 次以上的复发。复发间隔可数月至数十年。这些患者应注意与 CIDP 的鉴别。

第五节　慢性炎症性脱髓鞘性多发性神经病

慢性炎症性脱髓鞘性多发性神经病（chronic inflammatory demyelinating polyneuropathy，CIDP）是获得性的周围神经系统疾病，其病因可能和自身免疫有关，表现为慢性进展或缓解复发病程，病情在数周到数月内亚急性或隐匿性进展。尽管病情可以自发缓解，但免疫调节治疗有效。CIDP 包括经典型和变异型，后者少见，如纯运动型、纯感觉型、远端获得性脱髓鞘性对称性神经病、多灶性获得性脱髓鞘性感觉运动神经病。

CIDP 是独立的疾病单位。Dyck 等对 53 例的病史、临床和电生理检查、CSF、病理进行研究后，首次提出"慢性炎症性多发性神经根神经病"这个名词。慢性炎症性多发性神经根神经病研究的病例包括运动型、感觉型、混合型患者，其中以后者最多见。病程可以反复发作，或逐渐进展直至瘫痪。电生理检查发现神经根、神经干、神经丛、周围神经的运动、感觉神经有不同程度的传导减慢伴部分传导阻滞。巨噬细胞诱导的节段性脱髓鞘常伴有神经肿胀和单核细胞浸润。因此，该名词又改为"慢性炎症性脱髓鞘性多发性神经根神经病"，两种炎症性脱髓鞘性多发性神经根神经病（AIDP 和 CIDP）都有 CSF 蛋白 - 细胞分离。

AIDP 和 CIDP 的不同点：①病程不同，AIDP 神经功能损害在数日至数周内进展（一般 <4 周）病情到达高峰后，逐渐恢复，复发十分罕见，在 2 次发病之中，神经功能恢复也十分完全，包括脑脊液蛋白也恢复正常；而 CIDP 病情进展十分缓慢，在数周、数月甚至数年内缓慢进展（一般进展超过 8 周）。部分发展很快类似 AIDP，偶尔见于儿童和年轻人。因此，常常在发病之后或病情复发时才能确诊。另外，少见的病例，病程在 4~8 周进展，称为亚急性脱髓鞘性多发性神经病（SIDP）。②前驱感染不同，约有 80% 的 AIDP 患者能回忆起在病前 3 个月中曾有某种感染。再次，系统的回顾性研究证实，对激素的反应不同，CIDP 患者激素治疗有效，而 AIDP 患者激素治疗无效。

一、流行病学

因为 CIDP 发病率较低，系统的人群研究很少。应用 CIDP 确诊标准，在日本某县估计的发病率为 0.81/100 000，英国南部为 1.24/100 000，澳大利亚某地为 1.9/100 000。

年龄在 50~70 岁发病的 CIDP 患者，病程多为单相进展型。还有 40%~60% 的 CIDP 患者为缓解－复发型，此型患者发病年龄较早，免疫调节治疗效果较好。

二、临床表现与分型

（一）经典型 CIDP

AIDP 多有明确的前驱感染，而 CIDP 则不然，可能因为患者隐匿起病缓慢发展，等到确诊为 CIDP 时，已不能回忆起病前是否有感染了。国内外报道 19%~32% 的 CIDP 与感染和免疫相关，表明这种疾病的发生并非偶然，但这些研究并非病例对照研究，因此，前驱感染是否确切尚需证实。也有报道 HIV 感染与 CIDP 有关。

CIDP 可在任何年龄发病，该病在儿童十分罕见。年轻患者尽管需要长期的免疫治疗，治疗效果和预后较好。CIDP 随年龄增长，发病率增加，50~70 岁易发病，常表现为对称的感觉、运动障碍，复发病例不常见，一般预后较差。

多数患者表现为肢体无力和感觉障碍，脑神经可受影响。通常以运动障碍为主，导致步态异常，容易跌倒，上楼、起坐困难。远端无力程度较严重，握力减弱很明显。很少有肌肉萎缩，腱反射常消失或减弱。感觉异常中刺痛更常见，而其他痛觉如烧灼感、闪击痛、酸痛较少见。有 5%~8% 的患者感觉障碍为主要表现或唯一表现。粗大震颤、共济失调则反映深感觉受损。较粗的神经纤维容易受累。感觉系统检查振动觉、位置觉减弱或消失。深感觉受损可导致不自主运动，称为假性手足徐动症，主要表现为手指震颤或粗大震颤；另外，姿势和步态严重共济失调，闭眼时更明显。其他感觉可轻微受损（如触觉、痛觉、温度觉）。

脑神经受损（动眼神经、面神经、延髓性麻痹）可见于 15% 的 CIDP 患者。某些慢性病例，可出现视盘水肿，脑脊液蛋白增高明显，可能由于 CSF 吸收障碍引起。呼吸肌也可受累，但很少需要气管插管和辅助呼吸，最终患者发展为需要轮椅或卧床。

排尿障碍见于 25% 的 CIDP 患者，可能由于膀胱感觉神经受累或排尿反射弧受损引起。另外，长期患 CIDP 的患者可有腰椎狭窄和马尾综合征（姿势相关腰背痛、腰部放射痛，肛门括约肌和性功能障碍，与活动相关的短暂运动、感觉障碍），大量肿胀的神经根使得神经根受压，椎管狭窄。颈胸部的神经根水肿导致该区域脊髓受压，可引起伸跖反射。

（二）变异型 CIDP

1. 纯运动型

纯运动型约占 10%，仅表现为肢体无力而无感觉症状。电生理检查没有感觉神经异常发现。

2. 纯感觉型

纯感觉型占 8%~17%，仅表现为感觉症状，如感觉性共济失调、麻木、疼痛等。但随着病程的延长可出现运动受累症状。有些病例尽管肌力正常，但是电生理检查发现不仅感觉神经纤维有脱髓鞘表现，运动神经纤维也存在脱髓鞘变化，这也提示该病变在周围神经十分广泛。

纯感觉型 CIDP 患者对各种免疫调节治疗有效，包括激素、IVIg、PE，这也提示该病病因与免疫有关。此型诊断需排除获得性脱髓鞘神经病，有 IgMκ 或 λ 单克隆球蛋白，有或无抗 - MAG 抗体。

3. 多灶性运动感觉脱髓鞘神经病（Lewis - Sumner 综合征）

该型多见于男性，40～50 岁发病，多呈慢性进展。最初主要为感觉症状如刺痛、麻木，单神经病也较常见（如正中神经、桡神经、尺神经、腓肠神经）。随后出现上肢对称的运动障碍（78%）。可在开始的数年仅有上肢症状，而电生理检查有广泛的亚临床神经受损。发病多年以后，出现广泛的神经受损。临床上仍有多灶性特点，有的出现局灶性神经增粗，多见于锁骨上，表现类似肿瘤。用臂丛 NMRI 发现 T_2 高信号可以确诊。神经传导异常是多发性单神经病的特征，部分运动和感觉传导阻滞局限于前臂，并持续多年。CIDP 患者出现广泛的 SNAP 波幅降低需与 MMN - CB 相区别，60% ～ 80% 的 CIDP 患者 CSF 蛋白轻度增高，未发现血清抗 GM_1 神经节苷脂抗体，与 MMN - CB 显著不同。此亚型 CIDP，激素治疗有效，约 2/3 患者明显好转，并且病情稳定。近年来多首选 IVIg 治疗，其有效率 >70%。某些患者需长期间断 IVIg 治疗。PE 不常用于治疗此亚型，有限的资料表明 PE 无显著疗效。

三、实验室检查

1. 电生理检查

神经传导检查包括 1 个上肢、1 个下肢（最好四肢都包括）；至少 2 条运动神经和 2 条感觉神经，包括近端神经部分。通常选择一侧的正中神经、尺神经、胫神经和腓总神经进行测定。另外，检查时肢体温度应达 36℃。运动神经传导测定提示周围神经存在脱髓鞘性病变，在非嵌压部位出现传导阻滞或异常波形离散对诊断脱髓鞘病变更有价值。神经电生理检测结果必须与临床表现相一致。

（1）中国专家推荐电生理诊断标准

1）运动神经传导：至少要有 2 根神经均存在下述参数中的至少 1 项异常。①远端潜伏期较正常值上限延长 50% 以上；②运动神经传导速度较正常值下限下降 30% 以上；③F 波潜伏期较正常值上限延长 20% 以上或无法引出 F 波；④运动神经部分传导阻滞：周围神经常规节段近端与远端比较，CMAP 负相波波幅下降 50% 以上；⑤异常波形离散：周围神经常规节段近端与远端比较 CAMP 负相波时限增宽 30% 以上。当 CMAP 负相波波幅不足正常值下限 20% 时，检测传导阻滞的可靠性下降。

2）感觉神经传导：可以有感觉神经传导速度减慢和（或）波幅下降。

3）针电极肌电图：通常正常，继发轴索损害时可出现异常自发电位、运动单位电位时限增宽和波幅增高，以及运动单位丢失。

（2）国际上临床研究常用诊断标准：见表 7 - 2。

CB 传导阻滞：近端和远端刺激点之间波幅下降百分数 >30%。

TD 波形弥散：近端刺激后持续时间延长 >15%。

表 7 - 2　电生理诊断脱髓鞘的标准

下列 1 条符合：
3 条或 3 条以上神经 CB 或 TD，且 CV 异常；1 条或 1 条以上的神经 DL 或 FW 异常
2 条神经 CB 或 TD，且 CV 异常；1 条或 1 条以上的神经 DL 或 FW 异常
1 条神经 CB 或 TD，且 CV 异常；2 条或 2 条以上的神经 DL 或 FW 异常
没有 CB 或 TD，但是 CV 异常；3 条或 3 条以上的神经 DL 或 FW 异常

CV 异常：传导速度 < 正常低限的 80%，波幅 > 正常低限的 80%；或传导速度 < 正常低限的 70%，波幅 < 正常低限的 80%。

DL 异常：远端潜伏期 > 正常高限的 125%，波幅 > 正常低限的 80%；或远端潜伏期 > 正常高限的 150%，波幅 < 正常低限的 80%。

FW 异常：最小 F 波潜伏期 > 正常高限的 125%，波幅 > 正常低限的 80%；或最小 F 波潜伏期 > 正常高限的 150%，波幅 < 正常低限的 80%；或 F 波未引出。

2. 常规的血液生化检查

有较大价值，无论 CIDP 患者有局灶症状还是对称症状，都需要常规检查以除外某些疾病，如感染性疾病（HIV、丙肝、莱姆病）、糖尿病、脉管炎、肉瘤样病。进行血清 IgG、IgA、IgM 定量测定，应用高分辨琼脂糖免疫电泳或免疫固定筛选血和尿中的单克隆球蛋白。某些病例需基因组 DNA 测序，除外常见的遗传性脱髓鞘神经病。

3. 腰穿 CSF 测定

可进一步确诊，白细胞数应 < 10×10^9/L。如果细胞数增高要考虑 HIV 感染。CSF 蛋白增高，65% 病例可检测出寡克隆蛋白。

4. 神经活检

只用于需除外的病例，拟诊 Lewis - Sumner 综合征时，如有神经痛，要除外脉管炎、神经束膜炎、肉芽瘤。

四、诊断标准

1. Dyck 提出的临床实用诊断标准

CIDP 表现为对称的多发性神经根神经病，肢体近端和远端无力为主要症状。本体感觉常常受累，肢体麻木和感觉异常也不少见。

运动神经和感觉神经纤维均出现多发的炎症性脱髓鞘，导致广泛的周围神经病变，脑神经也常受累。

CIDP 表现为进行性、阶梯式进展或复发缓解的病程，病程进展超过 8 周或复发缓解是诊断 CIDP 的必要条件。

CIDP 的诊断需要下列实验室检查的支持：

（1）CSF 中蛋白含量增高，淋巴细胞计数少于 10×10^9/L。

（2）电生理检查提示确切的脱髓鞘证据。

（3）病理检查：腓神经或腓肠神经活检发现特征性的炎性脱髓鞘，常伴有轴索变性。有时临床和电生理检查可以提示潜在的病理变化。

在一些难以确诊的拟诊患者，经试验性治疗，如果定量的临床评估和复查的电生理结果都提示治疗后病情有确切的改善则有助于诊断 CIDP。

2. 中国专家推荐的诊断标准

CIDP 的诊断目前仍为排除性诊断。符合以下条件的可考虑本病：①症状进展超过 8 周，慢性进展或缓解复发；②临床表现为不同程度的肢体无力，多数呈对称性，少数为非对称性，近端和远端均可累及，四肢腱反射减低或消失，伴有深、浅感觉异常；③脑脊液蛋白 – 细胞分离；④电生理检查提示周围神经传导速度减慢、传导阻滞或异常波形离散；⑤除外其他原因引起的周围神经病；⑥糖皮质激素治疗有效。

3. 建议临床研究应用的诊断标准

建议临床研究应用的诊断标准见表 7 – 3。

表 7 – 3　CIDP 诊断标准比较

	Barohn et al.	AAN	Saperstein et al.
必需的临床特征			
临床病变	对称的肢体近端 + 远端无力	超过 1 个肢体以上的运动和感觉功能障碍	主要：对称的肢体近端 + 远端无力 次要：只要肢体远端无力或感觉缺失
腱反射	消失或减退	消失或减退	消失或减退
病程	至少 2 个月	至少 2 个月	至少 2 个月
实验室检查			
电生理	运动神经传导速度 < 正常低限的 70%	见电生理检查标准	见电生理检查标准
脑脊液	蛋白质 >45mg/dl	必须：细胞数 <10/mm^3 支持：蛋白增高	蛋白质 >45mg/dl 支持：细胞数 <10/mm^{3*}
神经活检	显著的脱髓鞘特征，炎症反应	确切的髓鞘脱失和髓鞘再生特征	显著的脱髓鞘特征，炎症反应（不是必要的）
诊断标准			
确诊	临床、电生理、脑脊液、活检	临床、电生理、脑脊液、活检	临床主要、电生理、脑脊液、活检（支持，但非必须）
可能诊断	实验室检查 3 条中 2 条符合	临床、电生理、脑脊液	临床主要、电生理、活检；或临床主要、脑脊液、活检
可疑诊断	实验室检查 3 条中 1 条符合	临床、电生理	临床主要，实验室检查 3 条中 1 条符合；或临床次要，实验室检查 3 条中 2 条符合

＊：伴有 HIV 感染者，细胞数可 >50/mm^3

五、鉴别诊断

1. POEMS 综合征

POEMS 综合征是一组以多发性周围神经病和单克隆浆细胞增生为主要表现的临床综合征。病名由 5 种常见临床表现的英文字头组成，即多发性神经病（polyneuropathy）、脏器肿大（organomegaly）、内分泌病（endocrinopathy）、M 蛋白（M - protein）和皮肤损害（skin changes），也有称本病为 Crow - Fukase 综合征。多中年以后起病，男性较多见，起病隐袭、进展慢。依照症状、体征出现频率可有下列表现：①慢性进行性感觉运动性多神经病，脑脊液蛋白含量增高。②皮肤改变：因色素沉着变黑，并有皮肤增厚与多毛。③内分泌改变：男性出现阳痿、女性化乳房，女性出现闭经、痛性乳房增大和溢乳，可合并糖尿病。④内脏肿大：肝脾大，周围淋巴结肿大。⑤水肿：视盘水肿，胸腔积液、腹腔积液，下肢指凹性水肿。⑥异常球蛋白血症，血清蛋白电泳出现 M 蛋白（monoclonal protein），尿检可有本 - 周（Bence-Jones）蛋白。⑦骨骼改变：可在脊柱、骨盆、肋骨及肢体近端发现骨硬化性改变，为本病影像学特征。也可有溶骨性病变，骨髓检查可见浆细胞增多或骨髓瘤。⑧低热、多汗、杵状指。

2. 多灶性运动神经病

多灶性运动神经病（multifocal motor neuropathy，MMN）是一种仅累及运动神经的不对称性脱髓鞘性神经病，局部脱髓鞘常选择性影响运动纤维，上肢更易受累。成年男性多见，起病初期为不对称的上肢远端无力，逐渐累及上肢近端和下肢，也可下肢起病。受累肌肉分布呈现多数单神经病的特点。神经电生理检查提示为多灶分布的运动传导阻滞。发病机制与自身免疫有关。激素治疗无效，环磷酰胺或 IVIg 治疗有效。

3. 癌性周围神经病

癌性周围神经病（副肿瘤综合征）是由于恶性肿瘤引起的非转移性周围神经损害。周围神经受损可先于恶性肿瘤出现，也可同步或后继出现。感觉损害的症状较明显，表现肢体远端向近端发展的疼痛，深浅感觉减退或消失，可出现感觉性共济失调，少数有脑脊液蛋白 - 细胞分离。中年以上多发性神经病患者需详细检查，除外肿瘤。

4. 获得性脱髓鞘性多发性神经病

CIDP 也应与获得性脱髓鞘性多发性神经病区分，即所谓 CIDP - MGUS，多与单克隆球蛋白免疫球蛋白 A（IgA 抗体）、免疫球蛋白 G（IgG 抗体），或免疫球蛋白 M（抗体 IgM），特别是抗髓鞘相关糖蛋白（抗 MAG）相关。常见于老年男性，并表现为缓慢进展的感觉障碍和不平衡。任何运动的障碍通常涉及远端肢体肌肉。一般情况下，CIDP - MGUS 病程更加缓慢，但对免疫抑制药或免疫调节药治疗的反应较差。

5. 糖尿病性周围神经病

糖尿病性周围神经病（diabetic neuropathy，DNP）是糖尿病的代谢障碍导致的周围神经病。超过 50% 的糖尿病患者有糖尿病神经病变，最常见的是慢性感觉运动性的对称性糖尿病周围神经病变（DPN）表现为感觉、运动、自主神经功能障碍，通常感觉障碍较突出，如出现四肢末端自发性疼痛。症状以下肢更多见，也可出现肢体远端对称性感觉消失、营养不良性足跖溃疡、夏科关节。肢体无力通常较轻，但某些患者也可出现肢体近端无力和肌萎缩。特发性 CIDP 需与糖尿病引起的多发性神经病相鉴别。然而，糖尿病患者如果最近出现亚急性进展的无力，同时伴有感觉丧失和共济失调。应考虑并行诊断 CIDP。电生理检查显示典型的运动传导速度减低、部分 CB 和波形弥散，均提示脱髓鞘性多发性神经根神经病。在一个或更多神经出现明确的 CB 支持诊断并发 CIDP。这类患者往往对各种免疫调节治疗有良好反应。

6. 艾滋病相关的周围神经病

艾滋病病毒血清阳性者在早期阶段，通常在血清转化的时期，可发生脱髓鞘多发性神经病。患者脑脊液中淋巴细胞大量增加。艾滋病病毒相关 CIDP 的发病率不明。常用的治疗方法对艾滋病病毒相关 CIDP 的治疗有效。

六、治疗

1. 糖皮质激素

糖皮质激素为 CIDP 首选治疗药物。（一级证据）几项 RCT 研究评估了激素的短期治疗，结果表明，激素治疗明显有效，进展型与复发型患者效果等同。2 个回顾性大型研究也反映波尼松有远期疗效。中国专家提出的治疗指南建议：甲泼尼龙 500 ~ 1 000mg/d，静脉滴注，连续 3 ~ 5 天，然后逐渐减量或直接改口服泼尼松 1mg/(kg·d)，清晨顿服，维持 1 ~ 2 个月后逐渐减量；或地塞米松 10 ~ 20mg/d，静脉滴注，连续 7 天，然后改为泼尼松 1mg/(kg·d)，清晨顿服，维持 1 ~ 2 个月后逐渐减量；也可以直接口服泼尼松 1mg/(kg·d)，清晨顿服，维持 1 ~ 2 个月后逐渐减量。上述疗法口服泼尼松减量直至小剂量（5 ~ 10mg/d）均需维持 6 个月以上，再酌情停药。

尽管激素有效、方便、便宜、但长期应用可引起严重的不良反应。可能出现的不良反应包括体型改变、体重增加、失眠、情绪变化、高血压恶化、糖类不耐受、精神异常、消化道溃疡、白内障、骨质疏松导致的脊柱压缩性骨折、股骨头坏死。可以对症治疗减少不良反应，如抗酸药（H_2 受体拮抗药），低钠、低糖类、高蛋白质饮食和钙剂预防疏松，可加用免疫抑制药减少激素的剂量和疗程。

2. IVIg

RCT 研究表明，IVIg 对新诊断和未经治疗 CIDP 患者很有治疗价值。另有一项回顾性研究认为远期有效。有几个特点预示着 2 年以后，患者仍需人免疫球蛋白治疗：①疾病开始治疗时，即有严重的肢体无力；②经过 6 个月治疗后病情恢复不完全，遗留功能障碍（Rankin 评分大于 0 ~ 1 分）。如果有这样的情况，6 个月后需加免疫抑制药治疗。IVIg 治疗后感觉运动功能障碍持续时间短者可能预示预后较好。中国专家提出的治疗指南建议：400mg/(kg·d)，静脉滴注，连续 3 ~ 5 天为 1 个疗程。每月重复 1 次，连续 3 个月，有条件或病情需要者可延长应用数月。

与激素相比，IVIg 费用较高；长期应用激素带来的不良反应存在潜在的风险，可导致病死率上升。因此，应进行经济模式和费用效果分析。

3. 血浆交换

研究发现，PE 治疗短期有效，尤其对复发病例。PE 治疗开始后，仅数日内好转，停用后又恶化，复发后重复应用 PE 仍有效，只有加用激素或免疫抑制药才可有持续的好转。PE 可作为有用的辅助治疗，尤其对于脱髓鞘病变为主的疾病早期。Dyck 等进行随机双盲、病例对照研究发现，PE 有确切的短期疗效。中国专家提出的治疗指南建议：每个疗程 3~5 次，间隔 2~3 天，每次交换量为 30ml/kg，每月进行 1 个疗程。需要注意的是，在应用 IVIg 后 3 周内，不能进行血浆交换治疗。

PE 治疗较安全，很少有并发症，但是对于血管基础差或置有导管患者可能有增加感染风险，而且费用较高而且不是所有的医院能开展。

4. 其他免疫抑制药

如上述治疗效果不理想，或产生激素依赖或激素无法耐受者，可选用或加用硫唑嘌呤、环磷酰胺、环孢素、甲氨蝶呤等免疫抑制药。临床较为常用的是硫唑嘌呤，适用于对激素反应差或有严重不良反应的 CIDP 患者。使用方法为 1~3mg/(kg·d)，分 2~3 次口服，使用过程中需随访肝、肾功能及血常规等。

七、病程和预后

CIDP 呈缓解-复发或逐渐进展的病程，在诊断疾病时很难预料将来病程如何。缓解-复发 CIDP 患者多为青少年（≤20 岁），疾病复发多见于成年人，老年患者少见。起病时病情严重，但他们对免疫调节治疗有效，而且预后好。慢性进展型常见于老年人，预后较差。

总之，CIDP 免疫调节治疗有效，如果能早期治疗、长疗程、包括物理治疗在内的多种治疗，80% 的 CIDP 患者能改善症状，病情得以稳定。

第八章　脊髓疾病

第一节　概　述

一、脊髓的大体结构

脊髓位于椎管内，由三层结缔组织包绕，这三层结缔组织统称为脊膜。紧贴脊髓表面的一层为软脊膜，软脊膜外为延续自脑的蛛网膜，蛛网膜与软脊膜间为蛛网膜下腔，内有脑脊液循环流动；在最外层的结缔组织为硬脊膜，上自枕骨大孔水平接续硬脑膜，下至第 2 骶骨水平。硬脊膜外称硬膜外腔，硬脊膜与蛛网膜间称硬膜下腔。

在胚胎 3 个月以前，脊髓占据整个椎管，但自此以后，脊髓生长速度落后于椎管，脊髓逐渐上移，出生时，脊髓的末端对第 3 腰椎，至成年则相当于第 1 腰椎下端或第 2 腰椎上端。因此，通往各个椎间孔的神经根，只有在脊髓上部（颈部）是平行的，从胸髓开始，神经根便向下斜行，在脊髓圆锥以下的腰骶节段神经根，在椎管内的方向，则几乎是垂直的，构成马尾。

和脊髓的节段数相当，从脊髓发出 31 对运动前根，并有 31 对感觉后根进入脊髓，前根和后根在椎管内逐渐接近，通过位于椎间孔的脊神经节后合成一束，由两根构成的运动和感觉纤维总束从椎间孔穿出，称为根神经。脊神经的数目和名称一般与相应的椎体相对应，但由于第一对脊神经由第一颈椎的上方进出，故颈神经根节段有 8 个，颈 1 神经根从寰椎和枕骨之间进来，其余的颈脊神经在同名椎体上方进出，颈 8 神经从胸 1 椎体上方进出，在其他的脊柱节段，神经根节段以及脊神经的数目与相应的椎体完全一致，即胸神经 12 对、腰神经 5 对、骶神经 5 对，各神经根分别从相应椎体的下方进出，此外还可有 1 根或多根尾神经。

脊髓的结构大致为一扁圆形，在各椎体节段又稍有不同，在脊髓前面有前正中沟，后有后正中裂，在颈髓节段和腰髓节段分别有两个膨大，分别为颈膨大（$C_5 \sim T_2$）和腰膨大（$L_1 \sim S_2$）。脊髓下端逐渐变细成为圆锥，末端移行为终丝，其在硬膜囊内的部分称为内终丝，另一部分在穿出硬膜囊下界后包以终丝鞘，在髓管内呈扇状走行固定于尾椎，脊神经根在腰膨大水平纵行向下围绕终丝形成马尾神经根。

1. 脊髓灰质

在脊髓横断面的大体切片上，可明显地区分出位于中央的灰质与周围的白质，灰质呈四角伸展的蝴蝶形或"H"形，其中央有一狭窄的覆以室管膜的中央管，在正常状态下，中央管常常是闭合的，中央管前面的灰质横条称为灰质前连合，中央管后面的灰质称为后连合，灰质的其余部分分为脊髓前角和后角，在前角的外侧部灰质向外突出，称为侧角（在下颈髓和上胸髓中比较明显），由此走向后角的细条灰质网，称为网状结构，脊髓灰质由神经细胞、细胞突起以及胶质细胞组成。根据脊髓神经元的形态、大小、密度及细胞学的特征，将脊髓灰质划分为 $I \sim X$ 个细胞层，除第 X 层位于中央管周围外，其余大致与脊髓灰质的背侧面和腹侧面平行，第 $I \sim IX$ 层是皮肤感觉传入纤维的主要终止区，是节内和节间反射弧连接处，也是一些上行径路的起始区。

2. 脊髓白质

脊髓白质内的上、下行纤维是脊髓与脑之间和脊髓节段间的联络纤维，前者为位于表层的长纤维，后者为位于深层的短纤维，脊髓传导通路排列为三个环行层，最中央为 H 形的灰质，其外为由短纤维构成的固有束或基束，周围则为长纤维。

二、髓内的传导通路

1. 上行通路

薄束和楔束传导深感觉，薄束传递来自下半身的深感觉和识别性触觉，楔束自胸 4 以上出现，传导来自上半身的深感觉和识别性触觉。自下而上，薄束和楔束纤维逐渐向内加入，下半身的传导束逐渐被推向外侧。

脊髓丘脑前束在脊髓前联合处交叉于对侧前索内上行，传导触觉，脊髓丘脑侧束经前联合和灰质交叉到对侧，在后索内上行，传导痛、温觉。脊髓小脑前束及脊髓小脑后束传导来自身体深部部分本体感觉传入小脑，维持躯体平衡。

2. 下行通路

下行通路主要有皮质脊髓前束和皮质脊髓侧束即所谓锥体束，与运动的执行有关。另有顶盖脊髓束、红核脊髓束、网状脊髓束、前庭脊髓束、橄榄脊髓束与运动的维持和平衡有关。

三、脊髓的节段性支配

脊髓发出和根神经有节段性支配的特点，大致有以下几个临床常用的标志。肱二头肌反射为 $C_5 \sim C_6$，肱三头肌反射为 $C_7 \sim C_8$，桡骨膜反射为 $C_5 \sim C_6$，膝腱反射为 $L_2 \sim L_4$，跟腱反射为 $S_1 \sim S_2$，乳头平面为 T_4 节段，剑突水平为 T_6 节段，肋缘水平为 T_8 节段，平脐为 T_{10} 节段，腹股沟为 T_{12} 节段，上、中、下腹壁反射的反射中枢分别位于 $T_7 \sim T_8$、$T_9 \sim T_{10}$、$T_{11} \sim T_{12}$。

由于相邻神经节的皮节有重叠，故单一神经节损伤时往往不容易在临床上发现，多个神经节损伤时才会在由于支配的重叠存在，对确定损伤的上下界应当加以考虑。

四、脊髓的血液供应

1. 脊髓前动脉

来自两侧椎动脉的颅内段，多在延髓腹侧合并成一支，沿着脊髓前正中裂下行供应脊髓全长，接受各节段的分支动脉供血。在前正中裂内每 1cm 的脊髓前动脉分出 3 ～

4 支沟动脉，这些沟动脉不规则地左右交替深入脊髓，供应脊髓前 2/3 区域的血液，沟动脉系终支动脉，容易发生缺血性病变，上胸段血管细小容易发生缺血，引起脊髓前动脉综合征。脊髓前动脉供应的主要结构有脊髓前角、脊髓丘脑束和部分锥体束。

2. 脊髓后动脉

在上颈段由椎动脉发出，在脊髓的后外侧沟内表面下行，并不形成主干，略呈网状，也接受各节段动脉血。供应脊髓后 1/3 区域血液，供应的主要结构为后索、后根和脊髓灰质背侧部分，吻合支尚可供应前索和侧索。由于分支吻合较好，因此较少发生血液供应障碍。

3. 根动脉

颈段的来自椎动脉及甲状腺下动脉的分支，胸、腰段来自肋间、腰、髂腰和骶外各动脉的分支，因为这些分支都沿着脊神经根进入椎管，故统称为根动脉。根动脉进入椎间孔后分为根前动脉和根后动脉分别与脊髓前、后动脉吻合，构成围绕脊髓的冠状动脉环。

脊髓静脉回流通过与脊髓前、后动脉并行的根前和根后静脉回流至椎静脉丛，在胸段与胸腔内奇静脉及上腔静脉相通，在腹部与门静脉和盆腔静脉、下腔静脉有多处相通，椎静脉丛内的压力很低，没有瓣膜，常受胸、腹压力的变动而改变血流方向，成为感染和恶性肿瘤的颅内或椎管内转移的途径。

五、脊髓病变的特点

1. 脊髓横贯性损害

出现损害平面以下各种感觉缺失、上运动神经元瘫痪及括约肌功能障碍等，在急性脊髓炎和脊髓外伤的急性期往往出现脊髓休克症状，包括操作平面以下呈迟缓性瘫痪，肌张力低，腱反射减弱或消失，病理反射不能引出。休克期一般持续 3 ~ 4 周，以后逐渐转为上运动神经元瘫痪，包括肌张力增高，腱反射亢进，出现病理性反射及反射性排尿。

根据脊髓损害节段不同，其临床特点亦不相同，现分述如下。

（1）高颈段（C_1 ~ C_4）：四肢呈上运动神经元瘫痪，病变平面以下全部感觉缺失或减退，尿失禁，四肢及躯干常无汗，可有神经根痛，C_3 ~ C_5 段损害时，造成两侧膈神经麻痹，可出现呼吸困难、腹式呼吸运动减弱甚至消失、咳嗽无力，若该处受刺激，则发生呃逆；病变如损害一侧三叉神经脊束核，下端则出现同侧面部外侧痛、温觉缺失；若累及副神经核则出现胸锁乳突肌和斜方肌瘫痪、萎缩。由于该部位病变接近枕骨大孔，故可出现颅后窝病变的症状和体征，如眩晕、眼球震颤、共济失调、饮水返呛、吞咽困难及强迫头位等，若病变累及下部的心血管运动中枢和呼吸中枢，会引起呼吸、循环障碍而死亡，上颈段病变常伴高热。

（2）颈膨大（C_5 ~ T_2）：双上肢呈下运动神经元性瘫痪，双下肢呈上运动神经元性瘫痪，病灶平面以下各种感觉缺失，可有肩及上肢放射的根性神经痛，C_8 ~ T_1 节段侧角细胞受损时，可产生 Honer 综合征。上肢腱反射改变有助于病变节段的定位，如肱二头肌反射减弱或消失，而肱三头肌反射亢进，提示病损在 C_5 ~ C_6 水平，肱二头肌反射正常，而肱三头肌反射减弱或消失，提示病变在 C_7。

（3）胸段（T_3 ~ T_{12}）：胸髓因在脊髓中最长而血液供应较差，最易发病，胸髓横贯性损害时，两下肢呈现上运动神经元瘫痪（截瘫），病变平面以下各种感觉缺失，尿便功能性障碍，出汗异常，常伴受损节段相应、腹部根性神经痛和（或）束带感，感觉障碍的平面是确定脊髓节段的重要依据，如乳头平面为 T_4 节段，剑突水平为 T_6 节段，肋缘水平为 T_8 节段，平脐为 T_{10} 节段，腹股沟为 T_{12} 节段，上、中、下腹壁反射的反射中枢分别位于 T_7 ~ T_8、T_9 ~ T_{10}、T_{11} ~ T_{12}，故腹壁反射消失有助于定位。病变在 T_{10} ~ T_{11} 时，下半部腹直肌无力，而上半部肌力正常，口仰卧用力抬头时，可见脐孔被上半部腹直肌而向上移动，即 Beevor 征。

（4）腰膨大（L_1 ~ S_2）：受损时表现为两下肢下运动神经元性瘫痪，两下肢及会阴部感觉缺失，尿便功能障碍，损害平面在 L_2 ~ L_4 时膝腱反射消失，在 S_1 ~ S_2 时跟腱反射消失，S_1 ~ S_3 损害会出现阳痿。

（5）脊髓圆锥（S_3 ~ S_5 和尾节）受损时无肢体瘫痪及锥体束征，表现为鞍区感觉缺失，即肛门周围及会阴部皮肤感觉缺失，肛门反射消失和性功能障碍，真性尿失禁及直肠失禁。

（6）马尾：其病变与脊髓圆锥的病变相似，但损害时症状及体征为单侧或不对称，根性神经痛多见且严重，位于会阴部或小腿，咳嗽或用力时加重，可有 L_4 以下根性分布的感觉障碍，下肢可有下运动神经元性瘫痪，尿便功能障碍常不明显或出现较晚，这些可与圆锥病变相鉴别。

2. 脊髓半侧损害

表现为病变平面以下同侧肢体瘫痪，反射亢进，深感觉和触觉辨别觉障碍，对侧痛、温度觉障碍，而两侧粗触觉均保留，称为布朗 - 色夸综合征（Brown - Sequard syndrome），也称脊髓半切综合征，多见于脊髓外伤、髓外肿瘤的早期，椎间盘压迫出现不完全的脊髓半节损害。

3. 节段性损害

节段性运动障碍发生于前角或前根病变，表现为肌张力低、肌萎缩、反射消失以及电生理改变。下运动神经元瘫痪，特点是体征与病变的节段一致。

节段性感觉障碍发生于后根、后角或灰质前联合病变：后根病变可出现根性疼痛，各种感觉减退或消失，后角病变可不出现疼痛或仅有感觉异常，灰质前联合病变可出现节段范围内发冷、发热感等，有深、浅感觉分离。

六、脊髓病变的定位

1. 确定脊髓病变的上、下界

在确定脊髓病变的上界时神经根痛有重要意义。确定各种感觉更新换代的上界，也是确定病灶上界的重要根据；在脊髓休克解除后还可根据反射决定病灶水平，即反射消失的最高节段可能是病灶存在的节段。判定脊髓病变的下界时，首先要根据反射的变化，以反射亢进的最高节段常可推定病灶的下界；发汗试验可有助于确定病变的下界；某些内脏功能的改变有助于判定病灶下界，如膀胱功能的改变、Horner 征等。

2. 髓内病变与髓外病变的鉴别

髓内病变多起始于脊髓中央管周围，在发病后相当长的时间内，症状和体征仅限于病变的节段范围内，呈节段型感觉障碍，因不刺激神经根，很少发生根痛；髓外病变可早期出现神经痛，表现为条带样串痛，多伴脑脊液冲击征。

髓内病变与髓外病变的鉴别，见表 8-1。

表 8-1　髓内病变与髓外病变的鉴别

	髓内病变	髓外硬膜内病变	硬膜外病变
早期症状	多为双侧	一侧进展为双侧	多一侧开始
根痛	少见	早期剧烈，部位明显	早期可有
感觉障碍	早期出现分离性感觉障碍，上界可变	传导束性，一侧开始，自下向上发展	多为双侧传导束性
节段性肌无力和萎缩	早期出现明显	少见，局限	少见
锥体束征	不明显	早期出现，一侧开始	较早出现，多为双侧
括约肌功能障碍	早期出现	晚期出现	较晚期出现
棘突压痛、叩痛	无	较常见	常见
感觉过敏带	无	有	少见
椎管梗阻	晚期出现	早期出现	较早期出现
CSF 蛋白增高	不明显	明显	较明显
MRI 检查	脊髓梭形膨大	髓外占位，脊髓移位	硬膜外占位性病变

第二节　急性脊髓炎

急性脊髓炎（acute myelitis）是由免疫或感染等原因所诱发的脊髓急性炎症，是脊髓的一种非特异性炎性病变，而中毒、血管病、代谢疾病、营养障碍、放射性损害所引发的脊髓损伤，通常被称为脊髓病。炎症常累及几个脊髓节段的灰白质及其周围的脊膜，并以胸髓最易受侵而产生横贯性脊髓损害症状。临床特征为病损平面以下的肢体瘫痪，传导束性感觉缺失和自主神经功能损害，如尿便功能障碍。部分患者起病后，瘫痪和感觉障碍的水平均不断上升，最终甚至波及上颈髓而引起四肢瘫痪和呼吸肌麻痹，并可伴高热，危及患者生命安全，称为上升性脊髓炎。

一、病因

病因至今尚未明确，1975 年亚洲流感流行后，该病发病率一度明显增高，证明本病与病毒感染相关。常见于 2 型单纯疱疹病毒、水痘－带状疱疹病毒及肠道病毒，对亚洲流感后患者流感 A、B 病毒抗体滴度测定和患者脑脊液病毒抗体及特异性 DNA 的测定均显示病毒对脊髓的直接损害可能是主要原因，但尚未直接从病变脊髓或脑脊液中分离出病毒。推测病毒感染的途径可能为长期潜伏在脊神经节中的病毒，在人体抵抗力下降时，沿神经根逆行扩散至脊髓而致病，或者病毒感染身体其他部位后经血行播散至脊髓。根据其病前多有上呼吸道感染、腹泻、疫苗接种等病史，目前多数学者倾向于认为本病更可能与病毒感染后所诱导的自身免疫反应有关，而外伤和过度疲劳可能为诱因。

二、病理

病变可累及脊髓的任何节段，但以胸段最为常见（74.5%），其次为颈段和腰段。病损为局灶性或横贯性亦有多灶融合或散在于脊髓的多个节段，也可累及脑干或大脑，但较少见。病变多累及脊髓灰白质及相应的脊膜和神经根，多数病例以软脊髓、脊髓周边白质为主。肉眼观察受损节段脊髓肿胀、质地变软、软脊膜充血或有炎性渗出物。切面可见受累脊髓软化、边缘不整、灰白质界限不清。镜下可见软脊膜和脊髓内血管扩张、充血，血管周围炎性细胞浸润，以淋巴细胞和浆细胞为主，有时也可见少量中性粒细胞；灰质内神经细胞肿胀、碎裂，虎斑消失，尼氏体溶解，细胞核移位，白质中髓鞘脱失、轴突变性，病灶中可见胶质细胞增生。早期患者病变主要集中在血管周围，有炎细胞渗出和髓鞘脱失，病变严重者有坏死，可融合成片状或空洞，在这个过程中亦可以看到胶质细胞增生，以小胶质细胞增生为多见，若吞噬类脂质则成为格子细胞而散在分布于病灶中。后期病变部位萎缩，并逐渐形成纤维瘢痕，多伴星形胶状细胞增生，脊髓萎缩变细；脊膜多伴原发或继发改变，多表现为血管内皮细胞肿胀，炎细胞渗出，血管通透性增加，后期则可出现血管闭塞。

三、临床表现

一年四季均可发病，以冬春及秋冬相交时为多，各年龄组和职业均可患病，以青壮年和农民多见，无明显性别差异，散在发病。

患者多在脊髓症状出现前数天或 1~4 周可有发热、全身不适或上呼吸道感染或腹泻等症状，或有疫苗接种史。起病急，常先有背痛或胸腰部束带感，随后出现双下肢麻木、无力等症状，伴尿便障碍。多数患者在数小时至数天内症状发展至高峰，出现脊髓横贯性损害症状。临床表现多变，取决于受累脊髓节段和病变范围。

1. 运动障碍

以胸髓受损害后引起的截瘫最常见，一方面可能胸段脊髓较长，损害概率较大；另一方面由于 T_4 为血管供应交界区，容易缺血而受到炎症损伤，因此胸髓病变以 T_4 部位多见。表现为双下肢截瘫，早期主要表现为脊髓休克现象，呈弛缓性瘫痪，病变水平以下肢体肌张力降低，腱反射减弱或消失，病理征多为阴性，腹部及提睾反射消失。一般认为该现象的产生是由于脊髓失去高级神经中枢的抑制后，短期内尚未建立独立功能，因此出现的一种暂时性的功能紊乱。休克期持续时间差异较大，从数天到数周不等，也有多达数月的情况，后者少见。一般持续 3~4 周，其时间跨度与脊髓损伤程度和并发症密切相关，脊髓损伤完全者其休克期较长，并发尿路感染、压疮者，休克期更长，甚至数月至数年无法恢复。经过积极治疗后，脊髓自主功能可逐渐恢复，并逐渐过渡到痉挛性瘫痪，即瘫痪肢体肌张力由屈肌至伸肌逐渐增高，腱反射逐渐增高，肌力恢复始于远端，如足趾，逐渐膝、髋等近端关节运动逐步恢复，甚至可恢复行走能力。若脊髓损害完全，休克期后可以出现伸性反射、肌张力增高，但肌力恢复较差，尽管其脊髓本身神经兴奋性有恢复，甚至高于正常水平。脊髓损伤不完全的患者，下肢可表现为内收、足内旋，刺激下肢皮肤可引起肢体的抽动。严重损伤患者，在其足底、大腿内侧或腹壁给予轻微刺激，即可引起强烈的肢体痉挛，伴出汗、竖毛，甚至出现二便失禁，临床上称该现象为"总体反射"。该类型患者预后大多不良。部分患者并发症较少，但截瘫长期恢复不佳，反射消失，病理征阴性，可能与脊髓供血障碍或软化相关。

如颈髓受损则出现四肢瘫痪，并可伴有呼吸肌麻痹而出现呼吸困难。若病变部位在颈膨大，则出现双上肢弛缓性瘫痪和双下肢中枢性瘫痪，胸段病变引起双下肢中枢性瘫痪，腰段脊髓炎胸腹部不受累，仅表现双下肢弛缓性瘫痪，骶段病变则无明显肢体运动障碍和锥体束征。

2. 感觉障碍

损害平面以下肢和躯干的各类感觉均有障碍，重者完全消失，呈传导束型感觉障碍，系双脊髓丘脑束和后索受损所致。有的患者在感觉缺失上缘常有 1~2 个节段的感觉过敏带，病变节段可有束带样感觉异常。少数患者表现为脊髓半切综合征样的感觉障碍，出现同侧深感觉和对侧浅感觉缺失，主要是因为脊髓炎的局灶性损伤所致。骶段脊髓炎患者多出现马鞍区感觉障碍、肛门及提睾反射消失。另有一些儿童患者由于脊髓损伤较轻而无明显的感觉平面，恢复也较快。随着病变恢复，感觉障碍平面会逐渐下降，逐渐恢复正常，但恢复速度较运动功能恢复更慢。甚至有些患者终身遗留部分感觉功能障碍。

3. 自主神经障碍

脊髓休克期，由于骶髓排尿中枢及其反射的功能受到抑制，排尿功能丧失，因膀胱对尿液充盈无任何感觉，逼尿肌松弛，而呈失张力性膀胱，尿容量可达 1 000ml 以上；当膀胱过度充盈时，尿液呈不自主地外溢，出现尿失禁，称之为充盈性尿失禁或假性尿失禁，此时需给予导尿。在该期患者直肠运动不佳，常出现大便潴留，同时由于肛门内括约肌松弛，还可出现大便失禁。当脊髓休克期过后，随着脊髓功能逐渐恢复，因骶髓排尿中枢失去大脑的抑制性控制，排尿反射亢进，膀胱内的少量尿液即可引起逼尿肌收缩和不自主排尿，谓之反射性失禁。如病变继续好转，可逐步恢复随意排尿能力。随着脊髓功能恢复，大便功能可逐渐正常。在脊髓休克期，如果膀胱护理不得当，长期引流，无定期地膀胱充盈，在脊髓恢复期可出现尿频、尿急、尿量少，称为痉挛性小膀胱或急迫性尿失禁。个别患者由于脊髓损伤较重，长期弛缓性瘫痪，膀胱功能难以恢复正常。痉挛性屈曲性截瘫者常有便秘，而长期弛缓性瘫痪者结肠运动和排便反射均差。此外，损害平面以下躯体无汗或少汗、皮肤干燥、苍白、发凉、立毛肌不能收缩；截瘫肢体水肿、皮肤菲薄、皮纹消失、趾甲变脆，角化过度。休克期过后，皮肤出汗及皮肤温度均可改善，立毛反射也可增强。如是颈髓病变影响了睫状内脏髓中枢则可出现 Horner 征。

急性上升性脊髓炎少见，但病情凶险，在数小时至数日内脊髓损害即可由较低节段向上发展，累及较高节段，临床表现多从足部向上，经大腿、腹胸、上肢到颈部，出现瘫痪或感觉障碍，严重者可出现四肢完全性瘫痪和呼吸肌麻痹，而导致呼吸困难、吞咽困难和言语不能，甚至累及延髓而死亡。当上升性脊髓炎进一步累及脑干时，出现多组脑神经麻痹，累及大脑可出现精神异常或意识障碍，病变超出脊髓范围，称为弥漫性脑脊髓炎。

四、辅助检查

1. 实验室检查

急性期周围血白细胞总数可稍增高，合并感染可明显增高。腰穿查脑脊髓液压力多正常，少数因脊髓肿胀至椎管轻度阻塞，一般无椎管梗阻现象。外观多无明显异常，脑脊液细胞总数特别是淋巴细胞和蛋白含量可有不同程度的增高，但也可正常，多以淋巴细胞为主。脑脊液蛋白定量正常或轻度升高，葡萄糖及氯化物正常。蛋白和白细胞数的变化多于脊髓的炎症程度和血脑屏障破坏程度相一致。

2. X 线和 CT

脊柱 X 线片常无明显异常改变，老年患者多见与脊髓病变无关的轻、中度骨质增生。CT 多用于除外继发性脊髓疾病，如脊柱病变引起的脊髓病、脊髓肿瘤等。

3. MRI

磁共振成像能早期显示脊髓病变的性质、范围、程度，是确诊急性脊髓炎最可靠的方法，其分辨率和准确率均优于 CT。急性期可见病变部位水肿、增粗，呈片状长 T_1、长 T_2 异常信号，信号均匀，增强可有斑片状强化，也可早期发现多发性硬化的病理变化。

4. 视觉诱发电位、脑干诱发电位

多用于排除脑干和视神经的早期损害，对鉴别视神经脊髓炎作用明显。

五、诊断和鉴别诊断

多在青壮年发病，病前两周内有上呼吸道感染、腹泻症状，或疫苗接种史，有外伤、过度疲劳等发病诱因。急性起病，迅速出现肢体麻木、无力，病变相应部位背痛和束带感。体检发现：①早期因"脊髓休克期"表现为弛缓性瘫痪，休克期后病变部位以下支配的肢体呈现上运动神经元瘫痪；②病损平面以下深浅感觉消失，部分可有病损平面感觉过敏带；③自主神经障碍：尿潴留、充盈性尿失禁、大便失禁。休克期后呈现反射性膀胱、大便秘结、阴茎异常勃起等。辅助检查发现：①急性期外周血白

细胞计数正常或稍高。②脑脊液压力正常，部分患者白细胞和蛋白轻度增高，糖、氯化物含量正常。③脊髓 MRI 示病变部位脊髓增粗，长 T_1、长 T_2 异常信号。

根据急性起病，病前的感染史，横贯性脊髓损害症状及脑脊液所见，不难诊断，但需与下列疾病鉴别：

1. 周期性麻痹

多有反复发作病史，但无传导束型感觉障碍及二便障碍，发病时离子检查可见血钾低于正常（<3.5mmol/L），补钾后症状迅速缓解，恢复正常。

2. 脊髓压迫症

常见的有脊髓硬膜外血肿、脓肿、脊柱转移瘤和脊柱结核。脊髓肿瘤一般发病慢，逐渐发展成横贯性脊髓损害症状，常有神经根性疼痛史，多呈进行性痉挛性瘫痪，感觉障碍呈传导束型，常从远端开始不对称减退，脑脊液细胞多正常，但蛋白增高，与椎管梗阻有关，属于髓外压迫。硬膜外脓肿起病急，脓肿所在部位压痛明显，但常有局部化脓性感染灶、全身中毒症状较明显，瘫痪平面常迅速上升，脊髓造影可见椎管有梗阻，属髓外硬膜外压迫。

3. 吉兰-巴雷综合征

与急性脊髓炎休克期相似，表现为急性起病的四肢弛缓性瘫痪，不同之处在于该综合征感觉障碍应为末梢型而非传导束型，运动障碍远端重，脑脊液可见蛋白-细胞分离现象。

4. 急性脊髓血管病

脊髓前动脉血栓形成呈急性发病，剧烈根性疼痛，损害平面以下肢体瘫痪和痛温觉消失，但深感觉正常。脊髓血管畸形可无任何症状，也可表现为缓慢进展的脊髓症状，有的也可表现为反复发作的肢体瘫痪及根性疼痛，且症状常有波动，有的在相应节段的皮肤上可见到血管瘤或在血管畸形部位所在脊柱处听到血管杂音，须通过脊髓造影和选择性脊髓血管造影才能确诊。

5. 视神经脊髓炎

急性或亚急性起病，兼有脊髓炎和视神经炎症状，常有复发缓解，如两者同时或先后相隔不久出现，易于诊断。与急性脊髓炎相比，首次发病后脊髓功能恢复较差，胸脊液白细胞数、蛋白量有轻度增高。常规行视觉诱发电位及 MRI 检查可帮助早期明确诊断。

6. 急性脊髓灰质炎

儿童多见，多有发热、腹泻等前驱症状后，出现不完全、不对称性的软瘫，无传导束型感觉障碍及尿便障碍。

7. 脊髓出血

多急性起病，起病时多诉背部突发剧痛，持续数分钟或数小时后出现瘫痪，可有感觉障碍，二便无法控制，腰穿脑脊液呈血性。

六、治疗措施

针对病因制订治疗方案，有明确病原感染者，需针对病原用药；大多急性脊髓炎以炎性脱髓鞘损害为主要病理改变，因此治疗重点在于早期调节免疫，努力减轻脊髓损害，防止并发症，促进功能恢复。

1. 皮质类固醇疗法

本病急性期治疗应以激素为主，早期静脉给予甲泼尼龙 1g/d，3～5 天后减量，也可选用地塞米松 10～20mg 或者氢化可的松 100～300mg 静脉滴注，10～14 天为 1 个疗程，每天一次；以后可改为泼尼松 30～60mg/d 或者地塞米松 4.5mg/d 口服，病情缓解后逐渐减量，5～6 周停用。应注意给予补充足够的钾盐和钙剂，加强支持，保证足够的入液量和营养，必要时给予抗生素预防感染，对于高血压、糖尿病、消化系统溃疡患者应谨慎使用。

2. 脱水

有研究显示脊髓炎早期脊髓水肿肿胀，适量应用脱水药，如 20% 甘露醇 250ml 静脉滴注，每天 2 次；或 10% 葡萄糖甘油 500ml 静脉滴注，每天 1 次，可有效减轻脊髓水肿，清除自由基，减轻脊髓损伤。

3. 免疫球蛋白

可调节免疫反应，通过中和血液的抗髓鞘抗体及 T 细胞受体，促进髓鞘再生及少突胶质细胞增生。一般 0.4g/（kg·d），缓慢静脉滴注，连续 5 天为 1 个疗程。对急性期的危重症患者尤为适合，不良反应少，偶有高黏血症或过敏反应。

4. 改善血液循环，促进神经营养代谢

可给予丹参、烟酸、尼莫地平或低分子右旋糖酐或 706 代血浆等改善微循环、降低红细胞聚集、降低血液黏稠度；同时可给予神经营养药物如 B 族维生素、维生素 C、胞磷胆碱、三磷腺苷、辅酶 A、辅酶 Q_{10} 等药物口服，肌内注射或静脉滴注，有助于神经功能恢复。

5. 抗感染治疗

预防和治疗肺部及泌尿系统感染。患者大多有尿便障碍，导尿常会继发泌尿系统感染。危重患者，尤其是上升型脊髓炎患者多有呼吸肌麻痹，肺部感染多见，同时由于激素治疗，进一步影响了患者的抵抗力，容易感染。因此，根据感染部位和细菌培养结果，尽早选择足量敏感抗生素，以便尽快控制感染。部分学者主张常规应用抗病毒药如板蓝根、阿昔洛韦、利巴韦林等。

6. 血液疗法

对于激素治疗收效甚微且病情急进性进展的患者可应用血浆置换疗法，该法可以将患者血液中自身抗体和免疫复合物等有害物质分离出来，再选用正常人的血浆、白蛋白等替换补充，减轻免疫反应，防止损害进一步加重，改善肌力，促进神经肌肉功能恢复，但所需设备及费用比较昂贵，难以普遍使用。相对经济的方法包括新鲜血浆输注疗法，200～300ml，静脉滴注，2～3 次/周，可提高患者免疫力，也可缓解患者病情，减轻肌肉萎缩，但疗效较血浆置换差。

7. 中药治疗

可给予板蓝根、金银花、赤芍、杜仲、牛膝、地龙等药物，清热解毒、活血通络，促进肢体恢复。

8. 其他

可给予转移因子、干扰素等调节机体免疫力，对有神经痛者给予镇痛对症治疗。有学者指出可给予高压氧治疗，改善和纠正病变部位的缺血缺氧损害，利于机体组织再生和修复。

七、防治并发症

1. 维护呼吸功能

上升性脊髓炎常因呼吸肌麻痹而出现呼吸困难，危及患者生命，因此保持呼吸道通畅，防治肺部感染，成为治疗成功的前提，应按时翻身、变换体位、协助排痰，对无力咳痰者必要时及时做气管切开，如呼吸功能不全可酌情使用简易呼吸器或人工呼吸机。

2. 压疮的防治

（1）压疮的预防和护理

1）避免局部受压。每2小时翻身1次，动作应轻柔，同时按摩受压部位。对骨骼突起处及易受压部位可用气圈、棉圈、海绵等垫起加以保护，必要时可使用气垫床或水床等。

2）保持皮肤清洁干燥，勤翻身、勤换尿布，对大小便失禁和出汗过多者，要经常用温水擦洗背部和臀部，在洗净后敷以滑石粉。

3）保持床面平坦、整洁、柔软。

（2）压疮的治疗与护理：主要是不再使局部受压，促进局部血液循环，加强创面处理。局部皮肤红肿、压力解除后不能恢复者，用50%乙醇局部按摩，2~4次/天，红外线照射10~15分钟，1次/天。皮肤紫红、水肿、起疱时，在无菌操作下抽吸液体、涂以甲紫、红外线照射，2次/天。水疱破裂、浅度溃烂时，创面换药，可选用抗生素软膏，覆盖无菌纱布。坏死组织形成、深度溃疡、感染明显时，应切除坏死组织，注意有无无效腔，并用1:2 000高锰酸钾或过氧化氢或1:5 000呋喃西林溶液进行清洗和湿敷，创面换药，红外线照射。创面水肿时，可用高渗盐水湿敷。如创面清洁、炎症已消退，可局部照射紫外线，用鱼肝油纱布外敷，促进肉芽生长，以利愈合，如创面过大，可植皮。

3. 尿潴留及泌尿道感染的防治

尿潴留阶段，在无菌操作下留置导尿管，每4小时放尿1次。有研究认为为预防感染，可用1:5 000呋喃西林溶液或4%硼酸溶液或生理盐水（0.9% NaCl溶液）冲洗膀胱，2次/天，但也有学者认为该法对预防尿道感染不仅无效，有可能有害，因此不主张对膀胱进行冲洗。切忌持续开放尿管，以免膀胱挛缩，容积减少。鼓励患者多饮水，及时清洗尿道口分泌物和保持尿道口清洁。每周更换导管一次。泌尿道发生感染时，应选用抗生素。若膀胱出现节律性收缩，尿液从导管旁渗出时，应观察残余尿量，若残余尿量在100ml左右时，拔除导尿管。

4. 直肠功能障碍的护理

鼓励患者多吃含粗纤维的食物，多吃蔬菜瓜果，无法正常进食者应尽早鼻饲饮食，保证患者营养。对便秘患者应及时清洁灌肠，并可服缓泻药，防止肠麻痹。对大便失禁患者应及时识别排便信号，及时清理。

5. 预防肢体挛缩畸形，促进功能恢复

瘫痪肢体应保持功能位，早期被动活动，四肢轮流进行，应及时地变换体位和努力避免发生肌肉挛缩，促进瘫痪肢体功能恢复。如患者仰卧时宜将其瘫肢的髋、膝部置于外展伸直位，避免固定于内收半屈位过久。棉被不宜过重，注意防止足下垂，并可间歇地使患者取俯卧位，以促进躯体的伸长反射。瘫痪下肢可用简易支架，早期进行肢体的被动活动和自主运动，并积极配合针灸、按摩、理疗和体疗等。

八、预防及预后

增强体质，预防上呼吸道感染或其他感染对防治本病意义重大，一旦发病应尽早就诊和治疗，鼓励患者积极配合治疗。急性脊髓炎患者如发病前有发热、腹泻、上感等前驱症状，脊髓损伤局限，无压疮、呼吸系统及泌尿系统感染等严重并发症，治疗及时有效，通常多数在 3～6 个月可治愈。如脊髓损伤较重，并发症较多，治疗延误，则往往影响病情恢复，或留有不同程度的后遗症。上升性脊髓炎如治疗不力，可于短期内出现呼吸功能衰竭。因此，患者应及时诊治。对本病的诊治专科性较强，劝告患者及其家庭应到有条件的神经疾病专科诊治。关于本病与多发性硬化的关系在疾病早期尚难肯定，有少数病者以后确诊为多发性硬化，因此，应长进行随访观察。

第三节　脊髓血管疾病

脊髓血管疾病（vascular diseases of the spinal cord）分为缺血性、出血性及血管畸形三大类。发病率远低于脑血管疾病，对脊髓血管病的基础和临床研究亦滞后于脑血管病。虽然两者的疾病谱相似，都可发生出血、缺血、畸形、炎症等病变，但脊髓血液循环有着完全不同的特点，决定了它的临床表现及治疗的明显不同。

（1）脊髓循环呈节段性供血，自颈颅交界到圆锥通常有 6～8 根主要根髓动脉为脊髓提供血流，其充分的侧支循环使脊髓对缺血的耐受性明显高于脑组织。节段性供血的不利因素是在两根动脉供血区域之间存在一个血供的"分水岭"（如 T_4 和 L_2 水平），这一区域血供相对较少，因而更易受到缺血性的损害。实验证明颈段和腰段脊髓血流量明显高于胸段，特别是上胸段。

（2）根髓动脉大多起自肋间动脉和腰动脉，胸、腹腔大动脉的压力变化将直接影响脊髓血供，如手术操作、大动脉的阻断均可反应为脊髓缺血。

（3）脊髓静脉回流入胸腰腔，且回流静脉缺乏静脉瓣，胸腹腔的炎症、肿瘤等病变常能轻易侵入椎管腔静脉丛。可以理解，为什么硬脊膜外转移性肿瘤多来自胸腹腔的原发灶。胸腹腔压力的突然变化，可以直接反应为椎管内静脉压力升高，成为椎管内出血的原因之一。

（4）脊髓供血动脉均穿过骨性孔道进入椎管腔，因而这些动脉可因脊椎骨折和椎间盘突出等原因而造成供血动脉被阻断，并因此产生脊髓缺血性损害。脊髓前动脉亦可因后纵韧带钙化等机械因素造成脊髓缺血。

（5）脊髓位于骨性管道之内，且神经结构紧密，即使是较小的血管损害亦可能造成严重的神经功能障碍。近20年来，由于MRI的问世，选择性血管造影及介入治疗的广泛应用，显微外科技术的发展，特别是对脊髓显微解剖及血流动力学的研究成果，使人们对脊髓血管病有了更正确认识，使治疗更趋合理。

一、脊髓缺血

（一）病因

动脉硬化是脊髓缺血的主要原因，而且近年来缺血性脊髓病的发生率趋于上升，对高龄人群的影响更明显。由于血供不足可以造成短暂的脊髓缺血的症状，严重者可发展成为永久性脊髓损害。其他病因产生的短暂性血压过低，可以使上述病理过程加重或加速发展。由于脊髓血供大多数来自肋间动脉和腰动脉，主动脉的血流障碍可直接减少脊髓供血，主动脉病变如夹层动脉瘤、损伤和主动脉手术时临时阻断，均可使脊髓缺血加重，甚至产生脊髓软化，造成永久性截瘫。

（二）病理

临床及实验均证实脊髓对缺血有较好的耐受性。在实验室条件下，狗的脊髓可耐受20~26分钟的缺血而不致造成永久性神经损害。间歇性供血不足既可因适当的治疗和休息而得到缓解，又可因继发性缺血加重而致病情恶化。轻度神经损害在供血恢复后可完全消失。严重缺血则造成永久性的脊髓梗死。

（三）症状

下肢远端无力和间歇性跛行为其特点。下肢无力情况在行走后更加明显，同时可以出现下肢腱反射亢进及病理反射。休息或使用扩血管药物可使无力现象缓解，病理反射也消失。病情继续进展则造成永久性损害，下肢无力不再为休息和药物治疗所缓解，并出现肌肉萎缩、共济失调和感觉障碍，晚期出现括约肌功能障碍。

（四）诊断

虽然近年来本病的发生率有所上升，但较之其他脊髓疾病依然较低。因此，当出现脊髓功能损害时，应首先考虑其他常见的脊髓疾病，以免延误诊断。根据足背动脉搏动的存在可以与周围血管疾病所造成的间歇性跛行相区别。

（五）治疗

主要针对动脉硬化治疗。轻病例早期增强心脏输出功能和服用扩血管药物都有助于症状的缓解；血压较低的患者可使用腹部束紧的办法，以改善脊髓的血液循环状况。任何原因造成的短暂性低血压均可能使症状加重，应尽量避免。

二、脊髓动脉血栓形成

（一）病因

动脉硬化是老年人动脉血栓形成的主要原因。结节性动脉周围炎、糖尿病、大动脉夹层动脉瘤等也可能成为致病原因。梅毒及结核性动脉炎曾经是动脉血栓形成的主要原因。但是，脊髓动脉血栓形成的机会远较脑动脉少。从200例脑动脉硬化的尸检中，仅发现2例伴有动脉硬化性脊髓病。而235例进行性脊髓病的高龄患者中，几乎均有脊髓动脉硬化的表现。轻微损伤能够引起脊髓前动脉血栓形成已被尸检证实。但应首先考虑到椎间盘突出、脊髓肿瘤等对动脉压迫所致的闭塞或出血。轻微损伤导致脊髓血管畸形闭塞或出血的报道亦不鲜见。

（二）病理

肉眼观察可见脊髓动脉呈节段性或区域性闭塞，动脉颜色变浅。病变的早期有脊髓充血水肿，可以发生脊髓前部或后部的大片梗死，这要依脊髓前或是脊髓后动脉受累而定。脊髓梗死的范围可达数个乃至十几个节段。组织学改变取决于发病时间的长短和侧支循环建立的情况。

（三）临床表现

1. 脊髓前动脉综合征

起病突然，亦有数小时或数日内逐步起病者。剧烈的根痛为最早出现的症状，少数病例为轻微的酸痛。疼痛的部位一般在受累节段上缘相应的水平，偶尔与受累节段下缘相符合。颈部脊髓前动脉闭塞，疼痛部位在颈部或肩部。瘫痪出现之后，疼痛仍可持续数日到数周。瘫痪一般于最初数小时内发展到顶峰，很少有延迟到数日者。个别病例瘫痪发生后旋即好转，数日后再度恶化。瘫痪可以是不对称的，早期表现为脊髓休克，肌张力减低，腱反射消失。脊髓休克过去以后，病变相应节段出现松弛性瘫痪，病变水平以下为痉挛性瘫痪，肌张力增高，腱反射亢进，并出现病理反射。早期就有大小便功能障碍。感觉分离是其特征性表现：痛觉和温觉丧失而震动觉和位置觉存在。侧支循环建立后，感觉障碍很快得到改善。

当动脉闭塞发生在胸段，则仅有相应节段的肌肉瘫痪，常缺乏感觉分离现象。

腰段受累主要表现为下肢远端的轻瘫、括约肌功能障碍，缺乏感觉分离的特征。感觉消失区有皮肤营养障碍。

如果闭塞仅累及脊髓前动脉的小分支，可能发生局部小的软化灶，临床表现为单瘫或轻度截瘫，不伴有感觉障碍。

2. 脊髓后动脉血栓形成

脊髓后动脉有较好的侧支循环，因而对血管闭塞有较好的耐受性。当脊髓后动脉闭塞时，经常没有广泛的神经损伤，所以也不构成综合征。临床表现为深反射消失、共济失调、神经根痛和病变水平以下的感觉丧失，但括约肌功能常不受影响。

（四）诊断与鉴别诊断

能够造成横断性或部分性脊髓损害的疾病很多，因而为脊髓动脉血栓形成的诊断带来困难。急性脊髓炎的感觉丧失是完全的，没有感觉分离现象，同时伴发热及脑脊液中炎性细胞增加等感染征象，有助于鉴别诊断。如果怀疑有脊髓肿瘤或出血，可借助于腰椎穿刺、脊髓造影、CT 或 MRI 加以鉴别。

（五）治疗

脊髓动脉血栓形成与脑血栓形成的治疗原则相同。对截瘫患者应注意防止发生压疮和尿路感染。

三、自发性椎管内出血

椎管内出血不常见，可伴发于外伤特别是脊椎骨折时，或伴发于脊髓血管畸形或椎管内肿瘤等，亦可因腰穿或硬脊膜外麻醉而起病。医源性因素（如使用抗凝药）或与凝血相关的疾病可使椎管内出血的概率明显增加。患者可因日常活动，如排便、翻身、咳嗽甚至握手等轻微动作而诱发椎管内出血。

（一）硬脊膜外血肿

1. 症状

椎管内血肿大部分为硬脊膜外血肿，血肿几乎全部位于背侧。早期症状为突然发生的背痛，数分钟到数小时之内出现神经根刺激症状，并迅速出现神经损害症状，继而逐步发生脊髓圆锥受累的表现。

2. 诊断

除根据典型症状外，腰穿和脑脊液检查、脊髓造影加高分辨率 CT 扫描均有助于确诊。MRI 的诊断意义最大，有条件时可作为首选诊断手段。

3. 鉴别诊断

包括所有能引起急性背痛和根性损害的疾病。硬脊膜外脓肿及急性椎间盘突出，虽然症状类似，但其感染和外伤史是重要鉴别点。

4. 治疗与预后

预后与脊髓损害的程度、患者的年龄及处理是否及时有关。硬脊膜外血肿多采用尽早椎板减压清除血肿的办法。术后近 50% 病例可望部分或完全恢复。

（二）硬脊膜下血肿

发病率低于硬脊膜外血肿。虽然理论上有可能性，但临床上很少有硬脊膜内、外同时发生血肿者。除损伤因素外，硬脊膜内血肿的发病大多与抗凝治疗有关，少数与腰穿、肿瘤出血有关。

1. 症状

起病与临床表现和硬脊膜外血肿极其相似。急性背痛和根性症状是其特点，继之以病变节段以下的截瘫。

2. 诊断

脑脊液动力学检查常显示蛛网膜下腔梗阻，甚至出现抽不出脑脊液的"干池"现象。脊髓造影、CT 及 MRI 是明确诊断的重要依据。

3. 治疗

椎板减压和（或）血肿引流使 30%～50% 的患者可望恢复。

（三）脊髓型蛛网膜下腔出血

自发性脊髓型蛛网膜下腔出血的发病率很低，不及外伤性蛛网膜下腔出血的 1%。常见的出血原因为脊髓动静脉畸形、血管瘤（包括感染性动脉瘤、海绵状血管瘤等）、主动脉缩窄症及脊髓肿瘤，其中许多病例在接受抗凝治疗中发病。

1. 症状

突然起病的背痛并迅速出现截瘫，当血液进入颅内时可产生与颅内蛛网膜下腔出血相似的表现。

2. 诊断

症状典型者诊断不难。腰穿可获得血性脑脊液。脊髓造影和 MRI 有助于明确病因。本病需与快速累及脊髓的其他脊髓病相鉴别。

3. 治疗

如有血肿存在应考虑椎板减压术，同时需注意纠正凝血功能障碍和病因治疗。

（四）脊髓内出血

脊髓内出血又称出血性脊髓炎，很罕见。通常的致病原因有：①脊髓动静脉畸形；②血友病或其他凝血障碍性疾病；③髓内肿瘤；④脊髓空洞症；⑤其他不明原因。

脊髓内出血起病突然，以剧烈的背痛为首发症状，持续数分钟到数小时后疼痛停止，代之以截瘫、感觉丧失、大小便失控和体温升高。上颈段受累时可发生呼吸停止，重症者可于数小时之内死亡。度过脊髓休克期后出现痉挛性截瘫。轻者可于发病后数日或数周后恢复。但多半会遗留下或轻或重的神经损害，且存在复发的可能性。

急性期主要是对症处理，保持呼吸道通畅，防止并发症。同时注意病因学检查，以确定进一步的诊治方案。

四、脊髓血管畸形

脊髓血管畸形常与其他原因所致的脊髓病相混淆。其临床表现的多变性给诊断带来许多困难。近年来，对脊髓血流动力学和选择性脊髓血管造影的深入研究，使人们对这种疾病有了更正确的认识，治疗也更趋合理。

（一）分类

从血流动力学角度考虑，脊髓血管畸形可分为以下各型。

1. 脊髓血管畸形 I 型

脊髓血管畸形 I 型即硬脊膜动静脉瘘，又称硬脊膜动静脉畸形、葡萄状脊髓动静脉血管病等，是最常见的脊髓血管畸形，占该类患者的 75%～80%。其病理基础是硬脊膜接近神经根地方的动静脉直接交通。血供来自根动脉，沿软脊膜静脉丛回流。

I A：由单一根髓动脉供血。

I B：由多根根髓动脉供血。

2. 脊髓血管畸形Ⅱ型

脊髓血管畸形Ⅱ型即血管团样髓内动静脉畸形，是由单根或多根髓动脉供应的髓内团块样血管畸形。血管团较局限，病理血管之间没有神经组织，与正常脊髓组织之间有一层胶质细胞相隔。

3. 脊髓血管畸形Ⅲ型

脊髓血管畸形Ⅲ型称为幼稚型髓内动静脉畸形，是髓内巨大而复杂的血管团块状结构异常，血供丰富，与正常神经组织之间没有明确界限，且与Ⅱ型一样可与正常神经组织共享供血动脉，因而危害更大，治疗更困难。

4. 脊髓血管畸形Ⅳ型

脊髓血管畸形Ⅳ型为脊髓表面动静脉畸形，亦称脊髓动静脉瘘，是脊髓软脊膜的动静脉直接沟通。血管造影时出现的粗大静脉及静脉压力增高为其特征，亦为症状产生的主要原因。多呈逐步起病，病程可长达 2~25 年。根据血供情况分为 3 个亚型：

ⅣA 型：仅有一个供血动脉，血流慢，压力中等。

ⅣB 型：血供及引流情况介于ⅣA 和ⅣC 之间。

ⅣC 型：有多根巨大供血动脉和团块样引流静脉。

5. 脊髓海绵状血管瘤

脊髓海绵状血管瘤脊髓海绵状血管瘤或称海绵状血管畸形，由局限性海绵状的毛细血管扩大而构成，其间不含神经组织。

（二）病理生理

脊髓血管畸形对临床的影响取决于许多因素，而且这些因素可以单独起作用或相互叠加。

1. 缺血

缺血是引起脊髓损害症状的主要因素之一，缺血可以是盗血、静脉高压所致脊髓低灌注状态的结果，缺血对神经功能的影响是长期渐进的。

2. 压迫作用

压迫作用常来自扩张的引流静脉或动静脉畸形血管团或海绵状血管瘤。脊髓对压迫的反应很敏感，因而导致神经损害。

3. 出血

出血可使脊髓血管畸形呈卒中样起病或病情突然恶化。海绵状血管瘤的多次髓内小量出血，可表现为临床症状的反复发作。

4. 血栓形成

血黏度升高，血流淤滞及血管损伤可能是造成血栓形成的基础。动脉血栓形成造成脊髓急性缺血，而静脉受累则加重了静脉淤滞，使脊髓低灌注和受压状况进一步恶化。

（三）临床表现

1. 脊髓动静脉畸形

（1）绝大部分 45 岁以前发病，其中约 50% 的患者 16 岁以前出现症状，男女之比

3:1。临床特点是突然起病、症状反复再发，急性发病者系畸形血管破裂所致，出现蛛网膜下腔出血或脊髓内血肿；缓慢起病多见。逐渐加重，亦可呈间歇性病程，有症状缓解期。

（2）血管畸形出血可在该脊髓神经支配区突发剧烈神经根疼痛、根性分布感觉障碍或感觉异常，受累水平以下神经功能缺失，如上和（或）下运动神经元性瘫，表现不同程度截瘫，根性或传导束性分布感觉障碍，以及脊髓半切综合征，少数病例出现后索性感觉障碍或脊髓间歇性跛行，括约肌功能障碍早期尿便困难，晚期失禁。少数表现为单纯脊髓蛛网膜下腔出血，可见颈强直及 Kerning 征等。

（3）约 2/3 的髓内 AVM 首发症状是不完全性瘫，有时病前有轻度外伤史，发生 AVM 破裂出血，一年内复发率接近 40%。血管畸形压迫和浸润脊髓可引起亚急性脊髓病变或位内病变症状体征，如分离性感觉障碍、病变节段以下运动障碍等。瘫痪常可自行好转，不久又可复发。

（4）脊髓血管畸形常伴同节段其他组织畸形，1/4 ~ 1/3 的患者合并脊柱附近皮肤血管瘤、血管痣、椎体血管畸形、颅内血管畸形、脊位空洞症及下肢静脉曲张等，对脊髓血管瘤定位有一定价值。

2. 髓周硬膜下动静脉瘘

髓周硬膜下动静脉瘘多发于 14 ~ 42 岁，无性别差异。起始症状为脊髓间歇性跛行，主要表现为不对称性根 – 脊髓综合征，临床进展缓慢，发病 7 ~ 9 年可能导致截瘫。

3. 硬脊膜动静脉瘘

硬脊膜动静脉瘘多见于男性，平均发病年龄大于髓周硬膜下动静脉瘘。病灶几乎均位于胸腰髓，常见疼痛、感觉异常、括约肌功能障碍和上下运动神经元同时受损症状，症状常在活动或改变姿势后加重。典型病例呈慢性进行性下肢瘫，有时类似脊髓肿瘤或周围神经病（如慢性炎症性脱髓鞘性多发性神经病），至今尚无该病引起出血的报道。

4. 海绵状血管瘤

海绵状血管瘤表现为进行性脊髓功能障碍，髓内海绵状血管瘤多见于中青年，常引起进行性或阶段性感觉运动障碍。

（四）辅助检查

1. 脑脊液检查

如椎管梗阻可见脑脊液蛋白增高，压力低。血管畸形破裂发生脊髓蛛网膜下腔出血可见血性脑脊液。

2. 脊柱 X 线平片

脊柱 X 线平片可显示科布综合征患者椎体、椎板及附件破坏。脊髓碘水造影可确定血肿部位，显示脊髓表面血管畸形位置和范围，不能区别病变类型。可显示碘柱内粗细不均扭曲状透亮条影附着于脊髓表面，透视下可发现畸形血管搏动。注入造影剂后患者仰卧如显示"虫囊样"可提示本病。脊髓造影可显示盆周硬膜下动静脉瘘异常血管影，病变血管水平出现梗阻或充盈缺损，脊髓直径正常，也可显示科布综合征脊髓膨大、髓周血管影及硬膜外占位征象。

3. CT 及 MRI 检查

CT 及 MRI 检查对脊髓血管畸形有重要诊断价值，可显示脊髓局部增粗、出血或梗死等，增强后可发现血管畸形。CT 及 MRI 可显示椎体呈多囊性或蜂窝状结构改变。MRI 可见髓内动静脉畸形，硬脊膜动静脉瘘血管呈蜿蜒线状或脊髓背侧环绕圆形低信号血管影，海绵状血管瘤表现局部脊髓膨大，内有高低混杂信号。

4. 选择性脊髓动脉造影

选择性脊髓动脉造影对确诊脊髓血管畸形有价值，可明确区分血管畸形类型，如动静脉畸形、动静脉瘘、海绵状血管瘤及成血管细胞瘤等，显示畸形血管大小、范围及与脊髓的关系，可对病变精确定位，有助于治疗方法选择。脊髓血管造影能清楚显示髓内动静脉畸形的大小、供血动脉管径及引流静脉，显示髓周硬膜下动静脉瘘或硬脊膜动静脉瘘的瘘口部位、大小、供血动脉、引流静脉及循环速度等；海绵状血管瘤血管造影正常。选择性动脉血管造影并向大动脉胸部分支注射造影剂可能找到供应该畸形的动脉分支。

（五）诊断及鉴别诊断

1. 诊断

根据患者的病史及症状体征，脊髓造影或选择性脊髓血管造影可为诊断提供确切证据。临床诊断要高度重视突然起病及症状反复再发的临床特征，也要注意到可以呈缓慢起病的间歇性病程。急性发病时剧烈神经根疼痛，以及慢性病程中脊髓性间歇性跛行都高度提示本病，合并同节段血管痣、皮肤血管瘤对本病诊断及定位有意义。

2. 鉴别诊断

此病诊断较困难，早期常被误诊为其他类型脊髓病，须注意鉴别。

（六）治疗

脊髓血管畸形治疗根据患者情况可采取选择性介入栓塞治疗，血管显微神经外科畸形血管结扎术或切除术，这些技术应用极大地提高了本病的临床疗效。

（1）脊髓动静脉畸形治疗：①治疗前应先行 MRI 和 DSA 检查，明确病灶体积、形态及其纵向与横向延伸、血流流速、供血动脉、引流静脉方向或有无静脉瘤样扩张等，伴动静脉瘘须了解瘘口部位、大小及循环速度等，根据畸形类型选择及制订合适的治疗方案。②髓内 AVM 含丰富弥散的畸形血管团，手术难度大，致残率高，临床首选超选择性介入栓塞疗法。该治疗通过动脉导管将栓塞剂注入畸形血管。③脊髓 AVM 威胁到脊髓功能时，属显微外科手术彻底切除病变适应证，是目前脊髓血管畸形标准化治疗方法，由于本病预后差，尽可能早期诊断，早期手术治疗，一旦出现严重脊髓功能损害再行手术则无裨益。

（2）髓周动静脉瘘治疗可根据脊髓 DSA 显示影像，如超选择性插管可到达瘘口前端，可选择栓塞法；若供血动脉细长，导管很难到位，手术直接夹闭瘘口治愈率也相当高。

（3）硬脊膜动静脉瘘需首选栓塞治疗，不便于栓塞治疗或治疗失败者可手术夹闭。

（4）椎体和椎旁动静脉畸形多伴脊髓压迫症状，术前栓塞可减少 AVM 大部分血供，减轻椎管内静脉高压，手术能有效去除占位效应，通常可选栓塞与手术联合治疗。

（5）对此类脊髓血管畸形除针对病因治疗，还须使用脱水药、止血药等对症治疗。截瘫患者应加强护理，防止并发症如压疮和尿路感染。急性期过后或病情稳定后应尽早开始肢体功能训练及康复治疗。

五、脊髓血管栓塞

脊髓血管栓塞与脑血管栓塞的病因相同，但其发病率远较后者低。血凝块、空气泡、脂肪颗粒、炎性组织碎块、转移性恶性肿瘤组织和寄生虫都可能成为脊髓血管栓塞的栓子。

（一）临床表现

脊髓血管栓塞常常与脑血管栓塞同时发生，因而临床症状常被脑部损害症状所掩盖。来自细菌性内膜炎或盆腔静脉炎的炎性组织块所造成的脊髓血管栓塞，除因动脉梗阻产生的局灶坏死外，还可能因炎性栓子的侵蚀造成弥漫性点状脊髓炎或多发性脊髓脓肿，临床表现为严重的截瘫和括约肌功能障碍。

减压病是高空飞行和潜水作业者的常见病，气栓栓塞偶尔成为胸腔手术或气胸者的并发症。在游离气泡刺激脊髓神经根时，可发生奇痒、剧痛等不愉快的感觉，进而产生感觉障碍、下肢单瘫或截瘫。

转移性肿瘤所致的脊髓血管栓塞，常伴有脊柱和椎管内的广泛转移、根痛和迅速发生的瘫痪为其特点。

疟疾患者偶尔伴发脊髓损害，随着体温的升高出现周期性截瘫和大小便失禁，数小时后随着体温的正常恢复正常。截瘫的原因可能是由于被疟原虫寄生的红细胞阻塞了毛细血管，因而造成脊髓缺血水肿。抗疟疾治疗可制止它的再发。

（二）治疗

主要治疗措施与脑血管栓塞相同。

第四节　脊髓栓系综合征

脊髓栓系综合征（tethered cord syndrome，TCS）是指由于先天或后天的因素使脊髓受牵拉、圆锥低位，造成脊髓出现缺血、缺氧、神经组织变性等病理改变，临床上出现下肢感觉、运动功能障碍或畸形、大小便障碍等神经损害的综合征。TCS 可于任何年龄段发病，由于病理类型及年龄的不同，其临床表现各异。造成脊髓栓系的原因有多种，如先天性脊柱裂，硬脊膜内、外脂肪瘤，脊髓脊膜膨出，腰骶手术后脊髓粘连，脊髓纵裂畸形等原因。脊髓栓系的部位，多数是脊髓圆锥或终丝末端，但颈、胸段脊髓由于各种因素被牵拉，形成各种神经损害的症状也属于脊髓栓系综合征的范畴。

一、病因

目前关于脊髓栓系综合征的病因及分型各家报道不一。有学者根据发病年龄及是否有手术史分为原发性及继发性。原发性病因不甚明确，一般认为与终丝粗大、椎管内脂肪瘤、畸胎瘤、表皮样囊肿、脊髓纵裂等有关，常见于新生儿及小儿，常常伴有不同程度的脊柱裂。继发性常与手术、炎症、外伤后椎管内瘢痕形成、粘连有关，它好发于成年人，常见于脊髓脊膜膨出修补术后及蛛网膜炎。成年人脊髓栓系综合征分为如下五类：脊髓脊膜膨出修复术后型、终丝紧张型、脂肪瘤型、脊髓纵裂畸形型、蛛网膜粘连型。根据发病年龄分为小儿型及成年型。近年来通过回顾性分析，根据病因学分为脊髓脊膜膨出修补术后型、终丝增粗及终丝脂肪瘤型、脂肪脊髓脊膜膨出及圆锥脂肪瘤型、脊髓纵裂。该分型对患者手术疗效判断有一定的帮助，目前为较多国外学者所采用。

二、病理

TCS 可能是由于脊髓末端发育不良引起的。脊髓脊膜膨出的患儿腰骶部神经数量明显减少，周围神经元体积变小。有报道腰骶部脊髓外翻胎儿脊髓结构中仅有灰质，不见白质，灰质中神经元的胞体和神经纤维都明显减少，后角区域内无神经元胞体。但目前关于脊髓发育不良学说的证据尚少，仅见少数个案报道。

随着动物模型的成功构建，人们对其发病机制有了更深入的了解，关于脊髓受牵拉，压迫学说也越来越受广大学者认同。TCS 是由于脊髓受到异常牵拉、脊髓缺血、缺氧、氧化代谢作用受损从而引起神经功能障碍，临床手术所见也证实了这一观点。在外科手术中观察到脊髓背侧血管变细，表面苍白，搏动明显减弱。利用彩色多普勒测量了儿童患者术前术后脊髓远端血流量的变化并与对照组比较，发现外科松解后局部血流量有显著增加，而对照组则无明显变化。

三、诊断

通过临床症状和体征可以对该病进行初步诊断。X 线、CT、脊髓造影、MRI 等影像学检查对成人脊髓栓系综合征诊断有很大的帮助。MRI 是诊断脊髓栓系综合征的有效方法，可以出现以下表现：①终丝粗大（直径＞2mm），蛛网膜下腔阻塞，提示尾部脊髓或神经根粘连；②低位、变细的脊髓圆锥；③脊髓圆锥或终丝移位；④骶管内蛛网膜下腔扩张；⑤造成栓系的因素，如脂肪瘤、皮样囊肿等；⑥脊髓脊膜膨出以及修复术后的改变。

影像学检查在诊断脊髓栓系综合征时也有一定局限性。因此，只有根据患者病史、症状和体征，仔细地观察神经症状，结合影像学检查，才能对成人脊髓栓系综合征做出正确的诊断。

四、治疗

目前唯一有效的治疗方法是手术松解。手术的目的是在尽量减少新的损伤情况下彻底松解脊髓圆锥，解除牵拉、压迫，以达到缓解患者临床症状及防止神经功能进一步恶化。

关于手术时机各家说法不一，对于小儿患者一般都主张早期手术。因为虽然神经功能损害大多数呈不可逆，但由于小儿出现症状时间短，神经功能损害一般较轻，早期积极的手术干预常常能收到显著的效果。有学者主张对脊膜膨出合并脊髓栓系的患者在手术修补时要同时探查硬膜囊，如发现脊髓张力增加，也要及时行松解术。对于成年患者，是否需要手术仍有很大争议。有学者认为，成年患者一般病程较长，大多数有脊膜膨出修补病史，手术效果不明显，手术治疗要慎重。如果患者一般情况允许，国内外大多数学者都主张早期积极手术，手术要求在切开硬膜囊后全部在显微镜下操作，手术的目的是缓解临床症状，防止神经功能障碍的进一步加重，而且收到了明显的效果。症状和体征方面，疼痛改善最为明显。

尽管各报道对于脊髓栓系综合征的预后有差异，但可以肯定的是手术对治疗脊髓栓系综合征是很有意义的。疼痛最容易得到控制。文献报道，78%～83%的患者术后腰腿痛得到改善。术前运动障碍进行性加重的患者，64%术后症状改善；27%的患者术后症状未再加重，而感觉障碍（如麻木、感觉异常等）改善不佳；50%的患者术后泌尿系症状得以改善，但仍有45%的患者未改善；足畸形和脊柱侧弯等症状术后部分改善。有报道14%～60%患者膀胱功能改善，术前膀胱功能障碍持续少于3～5年的患者预后相对较好。

成人脊髓栓系综合征术后复发率较低。有报道在平均8年的随访期中9例（16%）因复发需要再次手术。认为脊髓脊膜膨出和广泛的蛛网膜下腔瘢痕粘连被认为是预后较差的因素。

第五节　肝性脊髓病

肝性脊髓病（hepatic myelopathy）是继发于慢性肝病，以痉挛性截瘫为主要症状的脊髓疾病，可伴或不伴肝性脑病而存在，多发生于门静脉-体静脉分流后。在慢性肝病自发性门-体静脉分流后也有可能出现本病。

一、病因

各种慢性肝脏疾病均有发生本病的可能，如肝炎、肝硬化、肝纤维化、肝坏死等均可出现，多见于行门-体分流手术后或自发形成门-体分流后的患者，可能与血中代谢产物升高未经肝脏解毒直接进入体循环有关。有的患者血氨水平有明显升高，但也有报道血氨水平正常的患者也可发生本病。

二、病理表现

肝性脊髓病的病理解剖上主要可见脊髓侧柱的脱髓鞘改变，病理切片上可见从颈段到腰段的锥体束均可有髓鞘脱失，胸段的锥体束最易受累，胸段的脊髓丘脑侧束及脊髓小脑束也可见轻度髓鞘缺失；髓鞘脱失区域可以看到脂肪吞噬细胞和纤维胶质增生；极少量淋巴细胞浸润，脊髓背侧柱基本没有髓鞘脱失，灰质相对完整，脊髓的动静脉基本正常，感觉神经及自主神经很少受累。

三、临床表现

本病以青壮年男性多见，多发生在 40~50 岁，肝脏病变行分流手术或自发产生分流后 4~5 年最常出现。消化系统症状表现为慢性肝病的症状，如纳差、腹胀、乏力、肝脾大、腹腔积液、蜘蛛痣、ALT 升高、血清总蛋白降低、A/G 比值倒置、血氨升高、食管胃底静脉曲张、腹壁静脉曲张及上消化道出血等。可出现或不出现肝性脑病的表现，脊髓病呈缓慢进行性加重的痉挛性截瘫为主要表现。往往以步态异常为首发症状，大多隐袭起病，逐渐进展。以双下肢先后发生僵硬无力、走路不稳开始，双下肢肌肉颤动，活动不灵活，逐渐发展成两侧对称痉挛性截瘫，早期呈伸直性痉挛性截瘫，呈强直状，膝部和踝部直伸，肌张力增加，有"折刀现象"，腱反射亢进，常有肌阵挛，锥体束征阳性，行走呈痉挛步态、剪刀步态，晚期也可出现屈曲性截瘫。少数患者可出现四肢瘫。感觉受累少见，偶有深感觉减退，痛、温觉多正常。自主神经症状少见，括约肌功能多不受累。

四、诊断

目前尚无统一的诊断标准，具有以下症状应想到本病。①有慢性肝病病史或临床有肝脏疾病的表现或肝功能异常；②有门 - 体分流的证据（手术或自发出现）；③缓慢或隐袭起病，逐渐出现的双下肢痉挛性截瘫；④排除其他原因所致的脊髓病变。凡隐袭起病，缓慢进行性痉挛性截瘫，伴或不伴肌萎缩、感觉及括约肌功能障碍者，如进一步检查有肝功能损害或门静脉高压症的证据，则应怀疑肝性脊髓病。在病程中出现黄疸、腹腔积液、呕血及腹壁静脉怒张，食管静脉曲张等广泛体内自然侧支循环的形成或有门 - 腔静脉吻合术史，尤其是先后反复出现一过性脑症状者，则肝性脊髓病的可能性极大。

五、辅助检查

实验室检查包括胆红素、转氨酶、血氨、白蛋白等与肝脏功能有关指标，胆红素、转氨酶、血氨水平往往升高，而白蛋白多降低，出现白/球比例倒置；肌电图检查可发现神经源性损伤；脊髓的 MRI 检查可无异常发现，有助于鉴别诊断。

六、鉴别诊断

本病需与其他可造成进行性痉挛性截瘫的疾病鉴别，如亚急性联合变性、脊髓血管病、脊髓压迫症状等，亚急性联合变性为维生素 B_{12} 缺乏所致，脊髓 MRI 检查可以鉴别脊髓血管病及脊髓压迫；肝性脊髓病有慢性肝脏病变，有肝功能的异常及代谢产物的异常堆积，可能发现门 – 体静脉分流的证据。

七、治疗

目前肝性脊髓病已证明有效的治疗手段是进行肝脏移植。许多研究已证明，行肝脏移植后，进行痉挛性截瘫可被有效地逆转。其他的治疗包括保护肝脏、减少含氮食物的吸收、减少血氨水平等，促进脊髓功能恢复。

第九章 脑血管病

第一节 概 述

脑血管病（cerebrovascular disease，CVD）是指各种原因导致脑血管损害从而引起的脑组织病变。急性发病并迅速出现脑功能障碍的脑血管疾病称为急性脑血管病，也称脑卒中（stroke）或脑血管意外（cerebral vascular accident），多表现为突然发生的脑部受损征象，如意识障碍、局灶症状和体征。

一、脑部血液供应及其特征

脑的血管系统大体可分为动脉系统和静脉系统。动脉系统又可分为颈动脉系统和椎基底动脉系统，颅脑的血液供应主要来自颈前的两根颈总动脉和颈后的两根椎动脉（图 9 - 1）。脑血管的最大特点是颅内动脉与静脉不伴行。

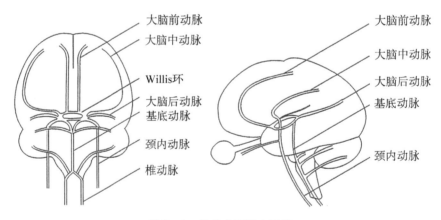

图 9 - 1 脑的主要供血动脉

（一）颈动脉系统（前循环）

颈动脉系统包括颈总动脉、颈外动脉和颈内动脉及其分支（图 9 - 2）。

颈总动脉，左右各一根，分别提供一侧颅脑的供血。右侧的颈总动脉起自头臂干动脉，左侧的颈总动脉直接起自主动脉弓。双侧颈总动脉在气管两侧向上走行，在甲状软骨略上水平分为颈内动脉和颈外动脉，在颈部可以触摸到颈总动脉及其分叉部。

颈外动脉在其经过途中发出 9 个分支。向前 3 支：甲状腺上动脉、舌动脉和面动脉。向后 3 支：胸锁乳突肌动脉、枕动脉和耳后动脉。向内 1 支：咽升动脉；向上 2

支：上颌动脉与颞浅动脉。颈外动脉分支供应头皮、颅骨、硬膜及颌面部器官，颈内动脉则向上走行穿颅骨进入颅内，分支供应垂体、眼球及大脑等。

颈内动脉的主要延续性分支为大脑前动脉和大脑中动脉，此外还有眼动脉、脉络膜前动脉等。颈动脉系统主要供应大脑半球前 3/5 的血液，故又称为前循环。颈内动脉包括颈内动脉颅外段和颈内动脉颅外段，颈内动脉颅外段没有分支，但通常不是笔直的，而是有一定的弧度。在颅外段的起始处有梭形膨大，为颈动脉窦，是压力感受器，可调节血压。在颈总动脉分叉处后壁上，有一扁椭圆形小体借结缔组织附于壁上，是颈动脉体，可感受血液中的 O_2 和 CO_2，调节呼吸。

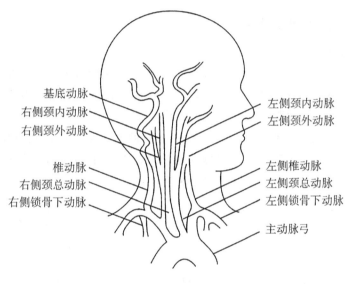

图 9-2 颈部血管

大脑前动脉于视交叉外侧、嗅三角后方，以近乎直角的方向自颈内动脉发出，向中线走行，直至大脑纵裂，后在胼胝体上方折向后走行。左右大脑前动脉由前交通动脉相连。大脑前动脉皮质支供应大脑半球内侧面、额叶底面的一部分和额、顶叶上外侧面的上部，中央支供应内囊前肢、部分膝部、尾状核、豆状核前部等。

大脑中动脉是颈内动脉的直接延续，在颈内动脉的分支中最为粗大。大脑中动脉在视交叉外下方向横过前穿质进入大脑外侧沟，再向后外，在岛阈附近分支。大脑中动脉皮质支供应大脑半球上外侧面的大部分和岛叶，中央支供应尾状核、豆状核、内囊膝和后肢的前部。

脉络膜前动脉从颈内动脉或大脑中动脉主干向下发出，沿视束下面向后行，经大脑脚与海马旁回沟之间进入侧脑室下角，终止于脉络丛。供应外侧膝状体、内囊后肢的后下部、大脑脚底的中 1/4 及苍白球等。

（二）椎基底动脉系统（后循环）

椎基底动脉系统的主要来源血管为椎动脉，左右各一。

右侧椎动脉发自头臂干动脉，左侧椎动脉发自左锁骨下动脉。椎动脉逐节穿过颈椎横突孔向上走行，至颅骨和第一颈椎之间进入颅内。两侧的椎动脉入颅后汇合形成基底动脉。椎动脉主要分支有脊髓前、后动脉和小脑后下动脉。小脑后下动脉供应小脑下面后部。

基底动脉在脑干的前方向上走行，至大脑半球的底部分叉为双侧的大脑后动脉。主要分支有：①小脑下前动脉，供应小脑下部的前部。②内听动脉，供应内耳迷路。③脑桥动脉，供应脑桥基底部。④小脑上动脉，供应小脑上部。

大脑后动脉在脑桥上缘，由基底动脉发出，绕大脑脚向后，沿海马旁回的沟转至颞叶和枕叶内侧面。皮质支供应颞叶的内侧面、底面和枕叶。中央支供应背侧丘脑、内侧膝状体、下丘脑和底丘脑等。

（三） 脑动脉的侧支循环

1. 脑底动脉环

（1） Willis环（大脑动脉环）：位于脑底面下方、蝶鞍上方，下视丘及第三脑室下方，灰结节、垂体柄和乳头体周围，由前交通动脉、两侧大脑前动脉始段、两侧颈内动脉末段、两侧后交通动脉和两侧大脑后动脉始段吻合而成（图9-3）。将颈内动脉和椎基底动脉相互联系，继而将前后循环以及左右两侧大脑半球的血液供应相互联系，对调节、平衡这两大系统和大脑两半球的血液供应起着重要作用。当某一动脉血流减少或被阻断时，血液借此得以重新分配和平衡。

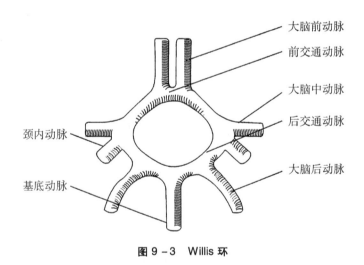

图9-3　Willis环

（2） 延髓动脉环：延髓动脉环为左右椎动脉与脊髓前动脉共同构成。因脊髓前动脉细小，代偿潜能不大。

2. 软脑膜内吻合

在大脑半球软膜内，大脑前动脉、大脑中动脉、大脑后动脉皮质末梢存在着丰富的侧支吻合。吻合网呈带状分布，位于3条大脑动脉供血的交错区。

在小脑表现，一侧小脑上动脉、小脑下前动脉和小脑下后动脉分支之间存在着广泛吻合。两侧对应的小脑动脉之间也存在着丰富的吻合。

此外，大脑前动脉胼胝体动脉和大脑后动脉的胼胝体背侧动脉于胼胝体背侧也有侧支血管吻合，称胼周吻合。

3. 脑内动脉吻合

大脑各动脉的中央支从脑底进入脑的深部，供应基底节、后脑、内囊等部位，各中央支之间存在侧支血管吻合，但这些吻合血管属于微动脉吻合和前毛细血管吻合，不足以建立有效的侧支循环，临床上某中央支突然闭塞常表现出相应的功能障碍。若闭塞形成缓慢，可发展侧支循环起到一定的代偿功能。

4. 颈内动脉和颈外动脉分支间的吻合

头皮、颅骨、硬膜和脑的动脉系统既相对分隔，又存在着广泛的吻合。在正常情况下，这些吻合血管的血流量很小。当某些血管狭窄或闭塞时，这些吻合血管则起到一定的代偿作用，是调节脑部血液分配的另一重要途径。如颈内动脉分出的眼动脉与颈外动脉分出的颞浅动脉相吻合，大脑前、中、后动脉的皮质支与脑膜中动脉相吻合（图9-4）。

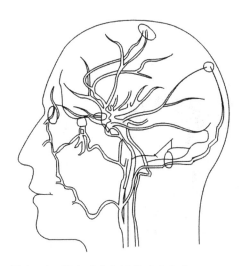

图9-4 颈内动脉和颈外动脉分支间的吻合

5. 颈内动脉与基底动脉间的胚胎遗留血管

在人类胚胎早期，颈内动脉系和椎基底动脉系之间有原始三叉动脉、原始耳动脉和原始舌下动脉等，这些动脉有的可保留到生后。

（四）静脉系统

脑静脉多不与动脉伴行，其管壁较薄，且无瓣膜。大脑的静脉分为浅深两组，浅组收集脑浅层的血液，深组收集脑深部实质内的血液。两组静脉经硬脑膜静脉窦最终回流至颈内静脉。

浅组分为3组：大脑上静脉有6～12条，引流大脑半球上外侧面和上内侧面的血液，入上矢状窦，其中以中央沟静脉（Golando静脉）和上吻合静脉（Trolard静脉）较为粗大；大脑中静脉有浅、深之分，大脑中浅静脉引流外侧裂附近的静脉血注入海绵窦，大脑中深静脉引流脑岛的血液注入基底静脉，大脑中浅静脉还借上吻合静脉（Trolard 静脉）注入上矢状窦，借一些吻合支与大脑下静脉相连；大脑下静脉有 1～7 条，引流半球上外侧面、内侧面和下面的血液，注入海绵窦、横窦、岩上窦和基底静脉。

深组主要有 3 个大干：大脑大静脉（Galen 静脉）由两侧大脑内静脉合成一条粗短的深静脉干，最后注入直窦；大脑内静脉由透明隔静脉和丘脑纹状体静脉汇合而成，位于第三脑室顶部两侧的脉络丛内，左右各一，收集胼胝体、透明隔、尾状核、豆状核、丘脑、侧脑室和第三脑室脉络丛的血液；基底静脉又称 Rosenthal 静脉，由大脑前静脉和大脑中深静脉汇合而成，最后注入大脑大静脉。

人的硬脑膜静脉窦可分为后上群与前下群。后上群包括上矢状窦、下矢状窦、左右横窦、左右乙状窦、直窦、窦汇及枕窦等，前下群包括海绵窦、海绵间窦、左右岩上、岩下窦、左右蝶顶窦及基底窦等（图 9－5）。硬脑膜窦的血液流向方向，见表 9－1。

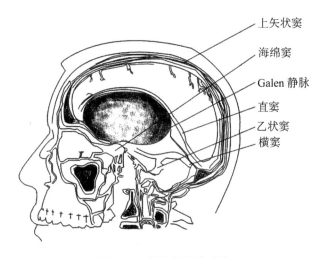

图 9－5　颅脑的静脉系统

表 9－1　硬脑膜窦的血液流向方向

二、脑血管病的分类

临床常见的急性脑血管病，主要是动脉血管的病变，分为两大类：缺血性脑血管病和出血性脑血管病。前者依据发作形式和病变程度分为脑梗死和短暂性脑缺血发作；后者根据出血部位不同，主要分为脑出血和蛛网膜下腔出血。静脉血管的病变以静脉窦血栓形成较常见。

三、脑血管病的危险因素

与脑血管病发生有密切因果关系的因素称为危险因素，其可以是一种疾病或生理状态。脑血管病的危险因素又可分为可干预与不可干预两种，其中可干预的危险因素根据证据强度的不同，又分为证据充分的可干预危险因素、证据不充分或潜在的可干预危险因素。

不可干预的危险因素系指不能控制和治疗的危险因素，包括以下几种。①年龄：是最重要的独立危险因素。如55岁以后，每增加10岁，脑血管疾病发病率增加1倍以上。②性别：男性脑血管疾病的危险度较女性高。③低出生体重。④人种/种族：如黑种人脑血管疾病的发生率明显高于白种人。亚洲人群脑血管病发病率也相对较高。⑤遗传：家族中有脑血管疾病的子女发生脑血管疾病的可能性明显升高。

证据充分的可干预的危险因素包括以下几种。①高血压：血压和心血管病的风险呈线性相关，且独立于其他危险因素。②吸烟：吸烟导致脑血管疾病的危险性与吸烟的量成正比，最高可达不吸烟人群的6倍。戒烟可以降低脑血管病的危险性。③糖尿病：系脑血管病常见的独立危险因素。糖尿病患者发生缺血性脑血管病的危险性是普通人群的2~3倍。④心房颤动：心房颤动可以单独增加卒中的风险3~4倍。⑤其他心脏事件：其他类型心脏病也可能增加血栓性卒中的危险，包括扩张型心肌病、瓣膜性心脏病（例如二尖瓣脱垂、心内膜炎、瓣膜修复），以及先天性心脏缺陷（如卵圆孔未闭、房间隔缺损、房间隔动脉瘤）。⑥血脂异常：系脑血管病的重要危险因素。⑦无症状颈动脉狭窄：当狭窄程度加重或发生血流动力学改变时，则可发生缺血性脑血管病。⑧镰状细胞病：20岁镰状细胞病患者卒中的发生率至少为11%，其中相当一部分是通过大脑磁共振发现的"静息"卒中。幼童时期卒中的发生率最高。⑨绝经后激素疗法：绝经后如大量使用激素治疗，卒中危险性升高约40%。⑩饮食和营养：钠的摄入量多伴随卒中危险性增高。同时钾摄入量的增多伴随卒中危险性降低。增加水果和蔬菜的摄入量与降低卒中的危险性之间存在着剂量效应方式。⑪缺乏锻炼：体育锻炼被证实对卒中能够起到有益的作用，体育活动的部分保护效应可能是通过降低血压，控制心血管疾病其他危险因素，控制糖尿病等机制发挥作用。

证据不充分或潜在可干预的危险因素包括以下几种。①代谢综合征：代谢综合征能够预测冠心病，心血管疾病（包括冠心病和卒中）以及因此产生的死亡率。然而，并没有关于卒中特异性危险方面的充分证据。②酗酒：长期、轻中度地饮用葡萄酒可以降低卒中的危险度，而重度饮酒增加其危险度。③药物滥用：包括可卡因、苯丙胺、二醋吗啡，与卒中的危险性增加有关。④口服避孕药：与卒中危险性的相关性不高，一些女性特别是既往有血栓病史的患者，可能表现出高危险性。⑤睡眠呼吸紊乱：和一系列其他卒中危险因素相关，对心血管事件不利并且独立作用于卒中危险性。有效地治疗呼吸睡眠暂停综合征可以降低血压，有可能预防卒中。⑥偏头痛：在年轻女性中偏头痛和卒中之间存在关联。⑦高同型半胱氨酸血症：流行病学和前瞻性研究表明血浆同型半胱氨酸水平和卒中之间存在正相关。⑧高脂蛋白 a：脂蛋白 a 类似低密度脂蛋白微粒，可以促进动脉粥样硬化的形成。⑨脂蛋白相关性磷脂酶 A_2 升高：脂蛋白相关性磷脂酶 A_2 是一种与人血浆中的低密度蛋白相关的钙依赖性血清脂肪酶。脂蛋白相关性磷脂酶 A_2 在血浆中水平升高会导致心血管意外的增加，也可能是卒中的危险因素。⑩高凝状态：缺血性卒中的年轻女性患者血中抗磷脂抗体浓度容易较高。大量的病例对照研究并没有发现其化遗传性血液高凝状态和卒中的关系。⑪炎症：在动脉粥样硬化性心血管疾病病理生理学机制中，炎症反应所起的作用正在研究中。⑫感染：尽管在冠状动脉及颈动脉的斑块中发现了多种细菌，但使用抗生素治疗并未被证实可以降低卒中的风险。

四、脑血管病的诊断

脑血管病的诊断依赖于准确的病史采集、临床及辅助检查，但脑血管病的诊断与其他疾病存在一些差异。

（一）病史采集

根据临床是否需要对脑血管病患者紧急处理，可以采取有针对性的病史采集策略（表 9 - 2）。

表 9 - 2　病史的主要组成

症状发生
近期事件
脑卒中
心肌梗死
外伤
手术
出血
伴随疾病
高血压
糖尿病
药物使用
抗凝剂
胰岛素
降压药

1. 系统化的病史采集

系统的病史采集对于判断脑血管病的病因、发病机制以及采取个体化的诊断和治疗是必不可少的。在脑血管病的病史采集中，应着重下列几点。

（1）要问清首次发作的起病情况：确切的起病时间；起病时患者是在安静的状态还是在活动或紧张状态；是急性起病，还是逐渐起病；有无脑血管病的先兆发作——短暂脑缺血发作；患者有多少次发作，如为多次发作，应问清首次发作的详细情况，以及最近和最严重的发作情况，每次发作后有无意识障碍、智力和记忆力改变、说话及阅读或书写困难、运动及感觉障碍、视觉症状、听力障碍、平衡障碍以及头痛、恶心、呕吐等症状。

（2）询问前驱症状及近期事件：在脑血管病的形成过程中，常有脑血液循环从代偿阶段到失代偿阶段的变化过程，代偿阶段的改变表现在临床上就是本病的前驱症状。如能仔细询问这些前驱症状，找到症状的诱发因素以及病因线索，给予合理治疗，有时可避免或延缓完全性卒中的发生，或可减少病情进展。

（3）伴随疾病：患者有无高血压、糖尿病、心脏病、高脂血症、吸烟和饮酒情况、贫血等。

（4）用药情况：对有脑血管病病史的患者询问服用药物情况，有些药物可诱发低血压和短暂脑缺血发作，如降压药物、吩噻嗪类衍生物；有的药物可并发脑内出血，如抗凝剂；有时可并发高血压危象和脑血管病。还有一些药物如酒精、降血糖药物、黄体酮类避孕药等也可引起脑血管病，故在询问脑血管病患者时，要仔细询问服用药物情况。

2. 快速判断卒中方法

急诊处理时，由于时间紧迫，难以进行详细的病史采集，当患者或家属主诉以下情况时，常提示卒中的可能，应及时采取有效的处理措施，待病情平稳后，再进行详细的病史采集。

提示患者卒中发作的病史：

（1）症状突然发生。

（2）一侧肢体（伴或不伴面部）无力、笨拙、沉重或麻木。

（3）一侧面部麻木或口角歪斜，说话不清或理解语言困难，双眼向一侧凝视。

（4）一侧或双眼视力丧失或视物模糊。

（5）视物旋转或平衡障碍。

（6）既往少见的严重头痛、呕吐。

（7）上述症状伴意识障碍或抽搐。

（二）脑血管病的特殊检查

脑血管病除了进行内科系统及神经科查体外，还有特殊的检查：

1. 神经血管检查

神经血管学检查是临床脑血管病检查的最基本内容，是血管检查的开始。标准的临床神经血管检查包括：①供血动脉相关的触诊，主要是颈动脉和桡动脉的触诊（图

9-6），获得动脉搏动强度和对称性的信息。②双上肢血压的同时测量（图9-7），了解双上肢血压的一致性。③脑血管的听诊，选择钟形听诊器对脑动脉主要体表标志进行听诊，主要听诊区包括颈动脉听诊区、椎动脉听诊区、锁骨下动脉听诊区和眼动脉听诊区（图9-8），了解血管搏动的声音对称性以及有无杂音。听诊时要注意找到准确的体表标志，杂音的最强部位，通过适当加压可以判断。

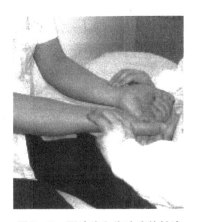

图9-6　颈动脉和桡动脉的触诊

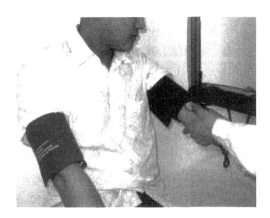

图9-7　双侧血压的测量

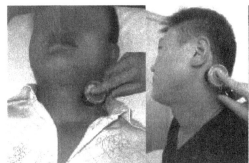
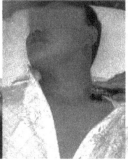
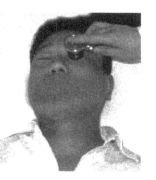

图9-8　脑血管的听诊

2. 临床严重程度的评估

准确记录患者的病情严重程度，是有效观察患者病情变化的前提。临床上，常采取一些量表来记录患者的病情。如NIHSS（美国国立卫生研究院卒中量表）是一个省时方便、可信有效且内容较全面的综合性脑卒中量表（表9-3），它所评定的神经功能缺损范围大，在脑血管的病情判断中被广泛采用。

3. 影像学检查

脑血管病的影像学检查最近几年来，得到了长足的进步。尤其在急性期，早期、快速的影像学检查对急性脑血管病患者的诊治至关重要。脑血管病的影像学检查需要注意，不仅需要进行结构影像学的评估，还应进行血管影像学与灌注影像学的评估，主要的检查方法有以下4种。

表 9 - 3 美国国立卫生研究院卒中量表（简表）

检查项目	名称	反应和评分
1A	意识水平	0——清醒
		1——嗜睡
		2——昏睡
		3——昏迷/无反应
1B	定向力提问（2个问题）	0——回答都正确
		1——1个问题回答正确
		2——2个问题回答都不正确
1C	指令反应（2个指令）	0——2个任务执行正确
		1——1个任务执行正确
		2——2个任务都不执行
	2　凝视	0——水平运动正常
		1——部分凝视麻痹
		2——完全凝视麻痹
	3　视野	0——无视野缺损
		1——部分偏盲
		2——完全偏盲
		3——双侧偏盲
	4　面部运动	0——正常
		1——轻微面肌无力
		2——部分面肌无力
		3——完全单侧面瘫
	5　运动功能（臂）	0——无漂移
	a. 左	1——不到5秒即漂移
	b. 右	2——不到10秒即落下
		3——不能对抗重力
		4——不能活动
	6　运动功能（腿）	0——无漂移
	a. 左	1——不到5秒即漂移
	b. 右	2——不到5秒即落下
		3——不能对抗重力
		4——不能活动
	7　肢体共济失调	0——无共济失调
		1——1个肢体共济失调

续表

检查项目	名称	反应和评分
		2——2 个肢体共济失调
	8 感觉	0——无感觉缺失
		1——轻度感觉缺失
		2——重度感觉缺失
	9 语言	0——正常
		1——轻度失语
		2——重度失语
		3——缄默或完全失语
	10 发声	0——正常
		1——轻度构音障碍
		2——重度构音障碍
	11 感觉消退或忽视	0——无
		1——轻度（丧失 1 种感觉模态）
		2——重度（丧失 2 种感觉模态）

（1）头部 CT：平扫 CT 由于应用广泛、检查时间短、检查费用较低，以及可准确检出蛛网膜下腔出血和脑实质出血等优点，仍是评估急性脑血管病最常用的影像学方法。平扫 CT 还有助于提示由于动脉再灌注损伤而出现的出血转化。在大多数情况下，CT 能为急诊治疗的决策提供重要信息。

多模式 CT 可以提供更多信息，细化脑血管病的诊断。多模式 CT 通常包括 CT 平扫（noncontrast CT，NCCT）、CT 灌注成像（CT perfusion，CTP）和 CT 血管成像（CT angiography，CTA）。CTP 有助于显示梗死区和缺血半暗带。CTA 有助于显示颈内动脉、大脑中动脉、大脑前动脉、基底动脉和大脑后动脉的血管狭窄或闭塞状况，显示颅内动脉瘤和其他血管畸形。

（2）磁共振：在急性脑血管病中，MR 平扫用于排除脑内出血以及其他病变，明确有无新梗死灶。磁共振因为限制因素较多，一般不作为检查脑内出血的首选检查。

在急性脑血管病，尤其是缺血性脑血管病中，多模式 IRI 可以提供更多信息，改善脑血管病的诊断。多模式 MRI 通常包括 T_1 加权成像（T_1WI）、T_2 加权成像（T_2WI）、T_2^*WI、FLAIR、MR 血管成像（IR angiography，MRA）、弥散加权成像（DWI）和灌注加权成像（PWI）。MRA 能显示潜在的脑动脉形态异常。PWI 有助于显示梗死区和缺血半暗带。

CEMRA 用以显示主动脉弓至颅内动脉的形态异常。

MRV 用于显示上矢状窦、直窦、横窦、乙状窦及大脑大静脉的狭窄或闭塞的部位和程度。

（3）超声检查：颈动脉彩色超声检查和经颅多普勒超声检查用于筛查动脉血管内

病变。

（4）数字减影血管造影（DSA）：DSA 能动态全面地观察主动脉弓至颅内的血管形态，包括动脉和静脉，是脑血管检查的金标准。

目前，随着影像学技术的快速发展，影像学资料可以为急性脑血管病，尤其是缺血性脑卒中患者的个体化治疗方案提供越来越多的依据。

五、治疗原则

急性脑血管病起病急、变化快、异质性强，其预后与医疗服务是否得当有关，在急性脑血管病的处理时，应注意：①遵循"循证医学（evidence-based medicine，EBM）与个体化分层相结合"的原则；②按照"正确的时间顺序"提供及时的评价与救治措施；③系统性，即应整合多学科的资源，如建立组织化的卒中中心或卒中单元系统模式。

1. 临床指南

循证医学是通过正确识别、评价和使用最多的相关信息进行临床决策的科学。循证医学与传统医学相比，最大特点是以科学研究所获得的最新和最有力的证据为基础，开展临床医学实践活动。以循证医学为指导，能够保证临床决策的规范化。但再好的证据也不一定适合所有患者。临床决策的最高原则仍然是个体化。循证医学时代衡量临床医师专业技能的标准是能否将个人的经验与所获取的最新证据有机地结合起来，为患者的诊治做出最佳决策。合格的临床医师应该对研究对象、研究方案、研究结果进行辩证的分析和评价，结合具体病例采用有效、合理、实用和经济可承受的证据。必须真心诚意地服务于患者，临床决策时理应充分考虑患者的要求和价值取向。

2. 急诊通道

急性脑血管病是急症，及时的治疗对于病情的发展变化影响明显。

缺血性卒中溶栓治疗的时间窗非常短暂。脑卒中发病后能否及时送到医院进行救治，是能否达到最好救治效果的关键。发现可疑患者应尽快直接平稳送往急诊室或拨打急救电话由救护车运送至有急救条件的医院。在急诊，应尽快采集病史、完成必要的检查、做出正确判断，及时进行抢救或收住院治疗。通过急诊绿色通道可以减少院内延误。

因为紧急医疗服务能提供最及时的治疗，所有发生急性卒中的患者应启用这一服务，如拨打"120"或"999"电话。患者应被快速转运到能提供急诊卒中治疗的最近的机构以便评估和治疗。对于疑似卒中的患者，紧急医疗服务（EMS）应当绕过没有治疗卒中资源的医院，赶往最近的能治疗急性卒中的机构。但据调查，急性卒中患者接受 EMS 的比例较低仅约 29%。

初步评价中最重要的一点，是患者的症状出现时间。

不能为了完成多模式影像检查而延误卒中的急诊治疗。

3. 卒中单元

卒中单元（stroke unit）是一种多学科合作的组织化病房管理系统，旨在改善住院卒中患者管理，提高疗效和满意度。卒中单元的核心工作人员包括临床医师、专业护士、物理治疗师、职业治疗师、语言训练师和社会工作者。它为卒中患者提供药物治疗、肢体康复、语言训练、心理康复和健康教育。

卒中单元被认为是治疗脑卒中最有效的办法。哥本哈根一项权威性的临床对照研究试验证实：卒中单元和普通病房比较，住院期死亡的危险性降低了40%，尤其严重卒中患者可降低86%，丧失生活能力的危险性降低50%，严重患者达83%，并且缩短了患者的平均住院时间2周。卒中单元对任何卒中患者都有好处，治疗和康复的有效性明显，这与溶栓、抗凝及神经保护剂等受治疗时间窗限制明显不同。Meta分析发现在目前所有缺血性脑卒中的治疗中，最为有效的方法是卒中单元（OR值为0.71），其次是溶栓（OR值为0.83）、抗血小板（OR值为0.95）和抗凝（OR值为0.99）。另外，卒中单元有利于二期预防的宣教。

按照收治的患者对象和工作方式，卒中单元可分为以下4种基本类型。

（1）急性卒中单元（acute stroke unit）：收治急性期的患者，通常是发病1周内的患者。强调监护和急救，患者住院天数一般不超过1周。

（2）康复卒中单元（rehabilitation stroke unit）：收治发病1周后的患者。由于病情稳定，康复卒中单元更强调康复，患者可在此住院数周，甚至数月。

（3）联合卒中单元（combined acute and rehabilitation stroke unit）：也称综合卒中单元（comprehensive stroke unit），联合急性和康复的共同功能。收治急性期患者，但住院数周，如果需要，可延长至数月。

（4）移动卒中单元（mobile stroke unit）：也称移动卒中小组（mobile stroke team），此种模式没有固定的病房。患者收到不同病房，由一个多学科医疗小组去查房和制订医疗方案，因此没有固定的护理队伍。也有学者认为，此种形式不属于卒中单元，只是卒中小组。

六、预防

与卒中的治疗相比，脑血管病的预防对人类健康的影响更大。Sacco在2006年的Feoberg论坛上，提出了新的脑血管病的预防策略，应进行全面的血管危险评估。完善如下几个方面的评价：

（1）心脑血管疾病传统的危险因素（例如吸烟、缺乏锻炼、高血压和糖尿病等）。

（2）亚临床事件的评估，包括亚临床脑损害（例如无症状梗死、白质高信号和微出血等）和亚临床血管疾病（例如颈动脉斑块、动脉内－中膜增厚等），这些亚临床的表现可能是从无症状性血管事件至症状性血管事件的中间环节，有利于准确评估疾病的进展情况。

（3）与血管疾病相关的生物标记物和基因指标（例如纤维蛋白原、C反应蛋白、同型半胱氨酸等），也有利于对血管危险因素的全面评估。

根据全面的血管评估结果，建议一个准确预测卒中发生的测量方法，有益于识别哪些人群是卒中的高危人群，并对所有可干预的危险因素进行适当的干预。

脑血管病的预防包括一级预防和二级预防。

脑血管病的一级预防系指发病前的预防，即通过早期改变不健康的生活方式，积极主动地控制各种危险因素，从而达到使脑血管病不发生或推迟发病年龄的目的。我国是一个人口大国，脑血管病的发病率高。为了降低发病率，必须加强一级预防。

脑卒中的复发相当普遍，卒中复发导致患者已有的神经功能障碍加重，并使死亡率明显增加。首次卒中后 6 个月内是卒中复发危险性最高的阶段，所以在卒中首次发病后有必要尽早开展二级预防工作。

二级预防的主要目的是为了预防或降低再次发生卒中的危险，减轻残疾程度，提高生活质量。针对发生过一次或多次脑血管意外的患者，通过寻找脑卒中发生的原因，治疗可逆性病因，纠正所有可预防的危险因素，这在相对年轻的患者中显得尤为重要。

此外，要通过健康教育和随访，提高患者对二级预防措施的依从性。

第二节　短暂性脑缺血发作

随着影像学的进展，对短暂性脑缺血发作（transient ischemia attack，TIA）的认识已由关注其临床症状持续时间转变到关注其引起组织学损害过程。2009 年的定义为：脑、脊髓或视网膜局灶性缺血所致的、未伴发急性梗死的短暂性神经功能障碍。TIA 的诊断均是回忆性诊断。支持 TIA 诊断的临床特点有：症状突然出现、发病时即出现最大神经功能缺损、符合血管分布的局灶性症状、发作时表现为神经功能缺损、可快速缓解。神经影像学检查有助于排除其他发作性疾病，而且神经影像学的发展，特别是弥散、灌注加权的 MRI，已经从基本上改变了对于 TIA 病理生理学的理解。治疗上，目前常依据 ABCD2 评分，来对 TIA 患者进行分层治疗。

传统"基于时间"的 TIA 概念起源于 20 世纪 50 年代，1956 年 Fisher 在第二次普林斯顿脑血管病会议上，认为 TIA 可以持续几小时，一般为 5～10 分钟；1964 年，Acheson 和 Hutchinson 支持使用 1 小时的时间界限；Marshel 建议使用 24 小时概念；1965 年，美国第四届脑血管病普林斯顿会议将 TIA 定义为"突然出现的局灶性或全脑神经功能障碍，持续时间不超过 24 小时，且排除非血管源性原因"。美国国立卫生研究院（National Institute of Health，NIH）脑血管病分类于 1975 年采用了此定义。然而，随着现代影像学的进展，基于"时间和临床"的传统定义受到了诸多质疑。研究表明，大部分 TIA 患者的症状持续时间不超过 1 小时。超过 1 小时的患者在 24 小时内可以恢复的概率很小，而且一些临床症状完全恢复的患者的影像学检查提示已经存在梗死。美国 TIA 工作组在 2002 年提出了新的 TIA 概念："由于局部脑或视网膜缺血引起的短暂性神经功能缺损发作，典型临床症状持续不超过 1 小时，且在影像学上无急性脑梗死的证据。"2009 年 6 月美国心脏病协会（American Heart Association，AHA）/美国卒中协会（American Heart Association，ASA）在 *Stroke* 杂志上发表指南，提出新的 TIA 定义：脑、脊髓或视网膜局灶性缺血所致的，未伴发急性梗死的短暂性神经功能障碍。

在此定义下，症状持续的时间不再是关键，是否存在梗死才是 TIA 与脑卒中的区别所在。

纵观前后三次概念的修改，对 TIA 的认识已由关注其临床症状持续时间转变到关注其引起组织学损害过程。与 1965 年 TIA 的定义比较，2002 年的定义强调了症状持续时间多数在 1 小时内，并且增加了影像学是否有脑梗死的证据。2009 年最新的 TIA 定义则完全取消了对症状持续时间的限制，是否存在脑组织的梗死是 TIA 和脑卒中的唯一区别，同时提示不论 TIA 的临床缺血过程持续多久，都有可能存在生物学终点。从 3 次定义的变化中不难看出，症状持续时间在诊断中的比重不断下降，从 24 小时到 1 小时，直到现在笼统地描述为"短暂性神经功能缺损"；另一方面，积极提倡对 TIA 患者进行影像学检查以确认有无脑梗死并探讨其病因的重要性不断得到强化。传统定义与新定义的区别，见表 9-4。

表 9-4 TIA 传统定义与新定义比较

	传统定义	新定义
诊断依据	症状持续时间	是否有脑组织损伤
时间限定	症状持续时间是否超过了 24 小时或 1 小时	无任何时间限定
预后评价	短暂缺血症状是良性的过程	短暂缺血症状可引起永久脑损伤
诊断途径	注重症状持续过程而非病理学证据	通过影像学手段评价脑损伤的程度及原因
干预	对急性脑缺血的干预比较消极	提倡对急性脑缺血的早期积极干预
病理界定	对缺血性脑损伤的界定模糊	更确切地反应是否存在缺血性脑组织损伤
TIA 与卒中的关系	与"心绞痛"和"心肌梗死"的关系不统一	与"心绞痛"和"心肌梗死"的关系一致

一、病因与发病机制

目前短暂性脑缺血的病因与发病机制尚未完全明确。一般认为，TIA 病因与发病机制常分为 3 种类型：血流动力学型、微栓塞型和梗死型。

血流动力学型 TIA 是在动脉严重狭窄基础上血压波动导致的远端一过性脑供血不足引起的，血压低的时候发生 TIA，血压高的时候症状缓解，这种类型的 TIA 占很大一部分。

微栓塞型又分为心源性栓塞和动脉-动脉源性栓塞。动脉-动脉源性栓塞是由大动脉源性粥样硬化斑块破裂所致，斑块破裂后脱落的栓子会随血流移动，栓塞远端小动脉，如果栓塞后栓子很快发生自溶，即会出现一过性缺血发作。心源性栓塞型 TIA 的发病机制与心源性脑梗死相同，其发病基础主要是心脏来源的栓子进入脑动脉系统引起血管阻塞，如栓子自溶则形成心源性 TIA。微栓塞型与血流动力学 TIA 的临床鉴别要点，见表 9-5。

表 9 - 5　血流动力学型与微栓塞型 TIA 的临床鉴别要点

临床表现	血流动力学型	微栓塞型
发作频率	密集	稀疏
持续时间	短暂	较长
临床特点	刻板	多变

此外随着神经影像技术的进展，国外有学者提出了梗死型 TIA 的概念，即临床表现为 TIA，但影像学上有脑梗死的证据。据此，将 TIA 分为 MRI 阳性 TIA 和 MRI 阴性 TIA，早期的磁共振弥散加权成像（DWI）检查发现，20% ~40% 临床上表现为 TIA 的患者存在梗死灶。对于这种情况到底应该怎样临床诊断，是脑梗死还是 TIA，目前概念还不是十分清楚，多数人接受了梗死型 TIA 这一概念。但根据 TIA 的新概念，只要出现梗死灶就不能诊断 TIA。

血管痉挛学说认为，在传统的观念中，血管痉挛学说是 TIA 的病因之一。但是目前没有资料支持血管痉挛学说。

二、病理

有关 TIA 病理的研究较少，通常认为 TIA 不引起明显的病理损害。

三、临床表现

因为 TIA 是血管事件，因此其临床表现也符合血管分布区。前循环包括颈内动脉、大脑中动脉，大脑前动脉，以及血管分支。前循环 TIA 临床表现，见表 9 - 6。黑矇提示颈内动脉的分支眼动脉功能异常。感觉或运动功能障碍，伴有失语或失认，提示皮质受累。计算困难、左右混乱、书写困难，也提示皮质受累。相反，只有感觉或运动障碍，没有失语和失认时，提示皮质下小血管病。肢体抖动 TIA 是前循环 TIA 不常见的一种形式，是颈动脉闭塞性疾病和腔隙性梗死的先兆，被认为是前循环缺血的表现，表现为简单、不自主、粗大不规则的肢体摇摆动作或颤抖，可以只累及手臂，也可以累及手臂及腿，有时被误认为是抽搐。

表 9 - 6　前循环 TIA 的临床表现

动脉	穿支	症状
ICA	—	严重狭窄可以导致"肢体抖动型 TIA"和分水岭梗死（临床表现可有变异）±MCA 症状
	眼动脉	黑矇

续表

动脉	穿支	症状
MCA （大脑中动脉）	M_1：近端 MCA	左 M_1：完全性失语，右侧面部及上肢瘫痪重于下肢，右侧偏身感觉缺失，右侧同向性偏盲 右 M_1：左侧忽略，左侧面部及上肢瘫痪重于下肢，左侧偏身感觉缺失，左侧同向性偏盲
	M_2 上干分支	左 M_2 上干：运动性失语，左侧面部及上肢瘫痪重于下肢 右 M_2 上干：左侧忽略，左侧面部及上肢瘫痪重于下肢
	M_2 下干分支	左侧 M_2 下干：感觉性失语，右侧偏身感觉缺失，轻微无力 右侧 M_2 下干：左侧偏身感觉缺失，轻微无力，对侧
ACA （大脑前动脉）	小血管病（腔隙性）	对侧偏瘫，下肢重于上肢和面部，失禁
	感觉运动综合征 （丘脑内囊区域）	对侧运动和感觉缺失
	纯运动综合征（位置变异）	对侧偏瘫
	纯感觉综合征（位置变异）	对侧感觉缺失
	震颤性轻偏瘫综合征 （位置变异）	对侧偏瘫，辨距困难（与无力不成比例）

ICA：颈内动脉；MCA：大脑中动脉；ACA：大脑前动脉

后循环包括椎动脉，基底动脉，大脑后动脉，以及上述血管的分支。大约20%患者的大脑后动脉血流来自于前循环。后循环 TIA 的临床表现，见表 9 - 7。脑神经症状、共济失调、头晕，以及交叉性症状（如一侧面部受累，对侧上肢和下肢受累）提示椎基底动脉疾病。

既往所称的椎基底动脉供血不足（vertebro - basilar artery insufficiency，VBI）指后循环血流减少引起椎基底系统缺血或 TIA 引起的症状。通常，晕厥或眩晕症状不能归于 VBI。椎基底动脉供血不足很少仅出现 1 个症状或体征。VBI 也用于描述锁骨下动脉盗血综合征，由于在发出椎动脉前锁骨下动脉狭窄，导致椎动脉血流反流，引起缺血。椎基底动脉缺血和梗死最常见的原因是栓塞、动脉粥样硬化（尤其是起始部位）、小血管病（由于高血压）、椎动脉夹层，尤其是颅外段。椎动脉在解剖上变异较大，可以只有 1 个，或者以 1 个为主。头部旋转引起的 1 个椎动脉闭塞的缺血症状，称为弓猎人综合征（bow hunter syndrome）。

表 9-7 后循环 TIA 的临床表现

动脉	穿支	症状
椎动脉	延髓背外侧综合征（Wallenberg 综合征）	眩晕，恶心，呕吐，声音嘶哑，呃逆，同侧 Horner 征，同侧辨距障碍，同侧面部痛觉和温度缺失，对侧上肢/下肢痛觉和温度觉缺失
大脑后动脉	皮质盲	对侧偏盲（伴有右侧同向性偏盲、失读，不伴有失写）
基底动脉	闭锁综合征（当基底动脉完全闭塞时）	症状多变，可包括最小意识状态、视幻觉、辐辏运动障碍、交叉瘫、昏迷
小血管病（腔隙性）	Weber 综合征（中脑）	同侧动眼神经麻痹，对侧肢瘫
	Benedikt 综合征（中脑）	同侧动眼神经麻痹，对侧肢体震颤或辨距不良
	Claude 综合征（中脑）	同侧动眼神经麻痹，对侧无力，震颤和失认
	Millard-Gubler 综合征（脑桥）	同侧眼外展麻痹（展神经），同侧面肌瘫痪（面神经），对侧上肢和下肢瘫痪

临床上，易被误认为是 TIA 的症状如下。

（1）晕厥在美国急诊医师协会的临床策略中，被定义为一种临床综合征，表现为短暂的意识丧失和无法保持姿势紧张，无须通过药物治疗即可自发完全恢复。此定义与欧洲心脏病协会的定义类似，后者的定义为：一个短暂的自限性的意识丧失，通常导致跌倒。发病相对快速，随后的复苏是自发、完整和相对快速的。其基本机制是一个全脑的短暂性缺血。TIA 与之不同，其表现为脑或视网膜的缺血症状。一般来说，晕厥是短暂意识丧失，而无局灶性神经体征或症状，而 TIA 有短暂局灶性神经系统体征和症状，但通常没有意识丧失。需要指出的是，短暂脑缺血发作与晕厥不是 100% 互相排斥，在一项 242 例晕厥患者的研究中，有 5 例（2%）最后被诊断为 TIA。准确病史询问是必要的，缺少前驱症状（如轻度头昏、全身无力、意识丧失前有预判）以及出现脑干功能障碍，有助于 TIA 的诊断。

（2）头昏眼花、眩晕、平衡功能障碍（称为"头晕综合征"），在急诊中是常见的表现。头昏可以是脑干功能障碍的表现，但是不常见。有研究发现，头晕是唯一症状的患者中，只有 0.7% 的患者最终诊断为卒中或 TIA。因此对于头晕患者，全面的神经科评估是必要的，包括步态的观察，确定有无共济失调。

（3）"跌倒发作"是旧名词，是一个突发事件，无预警的跌倒，可以伴有短暂的意识丧失。多数患者年龄较大，向前跌倒，膝盖和鼻子跌伤。"跌倒发作"原因不详，约 1/4 的患者是脑血管病或心脏的原因。

（4）短暂性全面遗忘症（transient global amnesia，TGA）偶尔会与 TIA 或卒中混淆。患者通常表现为在一段时间内的。顺行性失忆，没有意识障碍或个性的改变。患者除了一再盘问周边的环境，在发作期间的其他行为是正常的。通常持续不到 24 小时，但即使在发作后，对发作期间的记忆无法恢复。发病机制包括颞叶癫痫、偏头痛、下丘脑缺血。最有力的证据似乎是为单侧或双侧海马回的低灌注。

四、诊断

TIA 的诊断多是回忆性诊断。症状持续时间越长，最后诊断是 TIA 的可能性越小。如症状持续几分钟时，在 24 小时内完全恢复从而诊断为 TIA 的可能性近 50%，但是当症状持续 2 小时后，可能性只有 10%。

1. 支持 TIA 诊断的临床特点

（1）症状突然出现：通常患者或旁观者可以描述症状出现时他们在做什么，因为 TIA 发生时很少有患者会不确定症状何时开始。

（2）发病时即出现最大神经功能缺损：若患者症状为进展性或由身体的一部分扩散至其他部分，则更支持癫痫（若症状出现急骤，从几秒钟到 1～2 分钟）或偏头痛（若症状出现较缓慢，数分钟以上）的诊断。

（3）符合血管分布的局灶性症状：脑循环的部分血供异常可以导致局灶性症状，而全面性神经功能障碍，例如意识模糊（排除失语所致表达错误）、晕厥、全身麻木、双眼视物模糊及单纯的眩晕等症状很少见于 TIA 患者，除非伴有其他局灶性症状（表 9-5、9-6）。

（4）发作时为神经功能缺损症状：典型的 TIA 常为"缺损"症状，即局灶性神经功能缺损，例如单侧运动功能或感觉障碍，语言障碍或视野缺损。TIA 很少引起"阳性"症状，例如刺痛感、肢体抽搐或视野中闪光感等。

（5）可快速缓解：大多数 TIA 症状在 60 分钟内缓解，若症状超过 1 小时仍不缓解则更可能为卒中。

TIA 是一个临床诊断，而脑影像学检查主要是用于排除卒中类似疾病。多种脑部疾病可以引起一过性神经系统症状，而这些疾病很难与 TIA 相区别。头 CT 可以有效地排除其中一些疾病，如硬膜下血肿和某些肿瘤等，而另外一些疾病（如多发性硬化、脑炎、缺氧性脑损伤等）应用 MRI 可以更好地诊断。也有一些卒中类似疾病（如癫痫、代谢性脑病等）无法通过脑影像学检查发现，需要通过病史与其他检查鉴别。

影像学技术的快速发展还对于理解 TIA 的病理生理过程贡献很大。现代 TIA 的神经影像评估的目的是：①得到症状的血管起源的直接（灌注不足或急性梗死）或间接（大血管狭窄）证据；②排除其他非血管起源；③确定基本血管机制（大血管粥样硬化、心源性栓塞、小血管腔隙），然后选择最佳治疗；④预后结果分类。

神经影像学的研究，特别是弥散灌注加权的 MRI，已经从基本上改变了对于 TIA 病理生理学的理解。在常规的临床实践中，MRI 可以明确病灶缺血而非其他导致患者缺陷的疾病过程，提高血管狭窄和 TIA 的诊断准确率，并且评估先前存在脑血管损伤的程度。因此，MRI 包括弥散序列，应该被考虑作为一种排查潜在 TIA 患者的优先诊断性检查，包括血管成像、心脏评估和实验室检查在内的其他检查方法应该参照急性卒中。

2. 鉴别诊断

TIA 主要与一些发作性的疾病相鉴别。

（1）部分性癫痫：特别是单纯部分发作，常表现为持续数秒至数分钟的肢体抽搐，从躯体的一处开始，并向周围扩展，多有脑电图异常，CT/MRI 检查可发现脑内局灶性病变。

（2）梅尼埃病：发作性眩晕、恶心、呕吐与椎基底动脉 TIA 相似，但每次发作持续时间往往超过 24 小时，伴有耳鸣、耳阻塞感、听力减退等症状，除眼球震颤外，无其他神经系统定位体征。发病年龄多在 50 岁以下。

（3）心脏疾病：阿 – 斯综合征，严重心律失常如室上性心动过速、室性心动过速、心房扑动、多源性室性早搏、病态窦房结综合征等，可因阵发性全脑供血不足，出现头晕、晕倒和意识丧失，但常无神经系统局灶性症状和体征，心电图、超声心动图和 X 线检查常有异常发现。

（4）其他：颅内肿瘤、脓肿、慢性硬膜下血肿、脑内寄生虫等亦可出现类 TIA 发作症状，原发或继发性自主神经功能不全亦可因血压或心律的急剧变化出现短暂性全脑供血不足，出现发作性意识障碍，应注意排除。

五、治疗

1. TIA 的早期治疗

在 TIA 发作后，应当从最基本的治疗开始，恢复脑的供血不足，包括患者平卧位，不降压治疗，静脉补液等。在一项 69 例患者的试验中，利用 MRI 灌注影像学发现，1/3 存在灌注异常。改变头位的方法简单，但临床上常被忽视，利用 TCD 发现，头位从 30°降到 0°时，大脑中动脉血流速度可以增加 20%。在 TIA 急性期，应慎重降压，因为此时脑的自动调节功能受损，脑的灌注，尤其是靠侧支循环代偿供血区域，直接依赖于全身血压。等渗液体的输入能保持足够的血容量。静脉补液时，需要注意患者的心脏功能，在没有已知的或可疑的心力衰竭时，可以先给予 500ml 的生理盐水，之后再以 100～150ml/L 静脉滴注。

一旦确诊 TIA 后，应及时给予抗栓治疗。到目前为止，虽然缺乏随机对照试验，证明在 TIA 的 24～48 小时给予抗栓治疗能够改善患者的预后；但是由于缺血性卒中的研究较多，而二者的发病机制类似，因此把这些治疗方法外推至 TIA 是合理的。但是二者存在着 2 个大的区别。首先，由于大的梗死发生脑出血的概率高，因此推测 TIA 患者的出血风险较少。其次，在早期，TIA 发生缺血性卒中的风险，较完全性卒中复发的风险要高，因此行介入治疗的效果可能更好。

不同的 TIA 患者，发生卒中的风险不同，虽然缺乏足够的证据，但是考虑到资料有限，目前常依据不同评分系统，来对 TIA 患者进行分层治疗。

"中国短暂性脑缺血发作专家共识"建议：

（1）积极评价危险分层、高危患者尽早收入院：有关预后的研究结果提示，TIA 患者的处理应越早越好。对于初发或频发的患者，症状持续时间 >1 小时，症状性颈

内动脉狭窄 >50%，明确有心脏来源的栓子（如心房颤动），已知的高凝状态，加利福尼亚评分或 ABCD 评分的高危患者，应尽早（48 小时内）收入院进一步评价、治疗。

（2）新发 TIA 应按"急症"处理：新近发生（48 小时内）的 TIA 预示短期内具有发生卒中的高度危险，应作为重要的急症处理。

（3）尽早完善各项相关检查：对于怀疑 TIA 患者首先应尽可能行磁共振弥散成像检查，明确是否为 TIA。TIA 患者应该通过快速急救通道（12 小时内）进行紧急评估和检查。如果头部 CT、心电图或颈动脉多普勒超声未在急诊完成，那么初始的评估应在 48 小时内完成。如果在急诊完成，且结果阴性，可将全面评估的时间适当延长，以明确缺血发生的机制及随后的预防治疗。

《英国急性卒中和短暂性脑缺血发作的诊断与初始治疗指南》建议：

（1）对疑似 TIA 的患者（如 24 小时内就诊时无神经系统症状），应尽快采用已证实的评分系统，如 ABCD2 评分系统，确定再发卒中的风险。

（2）具有卒中高危风险的疑似 TIA（ABCD2 评分为 4 分或更高）患者应：立即每天服用阿司匹林 300mg；症状出现后 24 小时内行专科诊断和检查；一旦诊断明确，即行二级预防，包括寻找个体危险因素。

（3）尽管 ABCD2 评分为 3 分或更低，频发 TIA（1 周内发作 2 次或更多）患者应按卒中高危险处理。

（4）具有卒中低危风险的疑似 TIA（ABCD2 为 3 分或更低）患者应：立即每天服用阿司匹林 300mg；尽快行专科诊断和检查，但应在症状发生后 1 周内；一旦诊断明确，即行二级预防，包括探讨个体风险因素。

（5）TIA 患者就诊来迟仍应该治疗（症状消失后 1 周以上），即使卒中风险很低。

AHA/ASA 指南建议，如果患者在卒中发作 72 小时内并且有任何如下症状的患者下列情况建议入院：

1）ABCD2 得分≥3；

2）ABCD2 得分 0~2，但不能确定诊断检查工作是否能在 2 天之内完成的门诊患者；

3）ABCD2 得分 0~2，并且有其他证据提示患者卒中发作是由于局部病灶缺血造成的。

2. 二级预防（参见缺血性卒中）

有关 TIA 后的治疗，见表 9-8。

六、预后

TIA 是缺血性脑卒中的重要危险因素。如何预测 TIA 后发生脑卒中的危险一直以来是学界关注的焦点。风险评估预测模型对于临床工作至关重要，常用的有下列几种。

表9-8　TIA的治疗流程

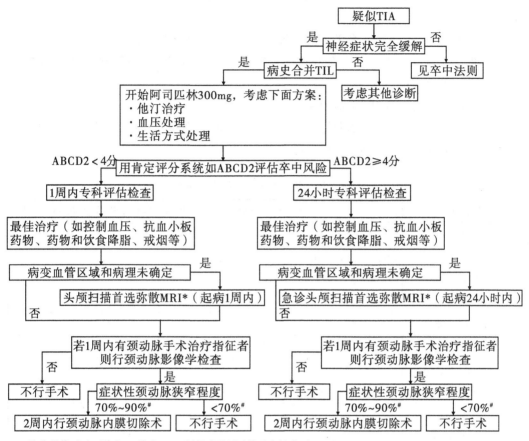

＊：除非是禁忌证，则选CT检查；#：根据欧洲颈动脉手术标准（ECST）

1. 加利福尼亚评分（California scores）

加利福尼亚评分（表9-9）观察了性别、种族、高血压、心脏病、卒中病史、用药史等7大项共40小项，追踪随访TIA后90天内再发脑卒中的风险，最终提出5个因素：年龄>60岁、糖尿病、症状持续10分钟以上、虚弱和言语功能障碍。

表9-9　加利福尼亚评分

项目	95% CI	P值
年龄>60岁	1.1~2.7	0.010
糖尿病	1.4~2.9	0.001
持续时间>10分钟	1.3~4.2	0.050
虚弱	1.4~2.6	0.001
言语困难	1.1~2.1	0.010

2. ABCD评分（ABCD scores）

Georgios Tsivgoulis等提出的一项评估系统，包括年龄、血压、临床体征和发作持续时间（表9-8），用来检验该评分系统能否作为临床判断 TIA 后早期高危发生卒中的实用工具。

在调整了 TIA 既往史、患 TIA 前用药史和二级预防等卒中危险因素后，ABCD 评分在 5~6 时，30 天内发生卒中的危险比为 8.01（95% CI 为 3.21~19.98），是独立的危险因素（$P < 0.001$）。

3. ABCD2 评分（ABCD2 scores）

2007 年 Johnston 等结合加利福尼亚评分及 ABCD 评分提出了 ABCD2 评分（表9-10），目前 ABCD2 评分得到了临床广泛应用。

表 9-10　常用的 TIA 风险评分系统

危险因素		ABCD 得分	ABCD2 得分	ABCD3 得分	ABCD3-I 得分
A 年龄	≥60 岁	1	1	1	1
B 血压	收缩压≥140mmHg和（或）舒张压≥90mmHg	1	1	1	1
C 临床特征					
一侧肢体无力	2	2	2	2	
言语不清但不伴四肢无力	1	1	1	1	
D 症状持续时间					
10~59 分钟	1	1	1	1	
≥60 分钟	2	2	2	2	
D 糖尿病	有	—	1	1	1
D 双重 TIA 发作	本次 TIA 发作 7 天内有另外至少一次 TIA 发作	—	—	2	2
I 影像学发现					
同侧颈动脉狭窄≥50%	—	—		2	
DWI 检查发现高信号	—	—		2	
总分		0~6	0~7	0~9	0~13

ABCD2 评分可显著提高对卒中危险的预测价值。依照这种模型，高危、中危和低危的患者在 TIA 后 2 天内发生卒中的比率分别为 8.1%（95% CI 为 6~7），4.1%（95% CI 为 4~5）和 1.0%（95% CI 为 0~3）。

4. ABCD3 评分（ABCD3 scores）和 ABCD3-I 评分（ABCD3-I scores）

2010 年 Aine Merwick 等在 ABCD2 评分基础上增加发作频率（ABCD3）或影像学检查（ABCD3-I）（表9-8），TIA 发作频率是指在 7 天之内，在本次 TIA 之外还有至少一次 TIA 发作，增加 2 分。而影像学检查是指，如果同侧颈动脉狭窄 ≥50%，增加 2 分；如果 DWI 检查发现高信号，再增加 2 分。与 ABCD2 评分相比，ABCD3 和 ABCD3－I评分可更准备预测 TIA 患者 7 天、28 天及 90 天时早期卒中风险。

第三节　脑梗死

因脑动脉急性闭塞所致的脑组织坏死称为脑梗死。脑梗死不是一类同质性的疾病，因为导致脑梗死的疾病可以完全不相同，譬如心脏疾病、脑动脉自身疾病以及血液系统疾病都可以导致脑梗死。因此，在脑梗死发生之前心脏、脑动脉或血液系统已经有异常改变，尽早发现这些异常改变可更有效地采取预防卒中的措施。在急性脑梗死发生后，也要尽快采取相应检查进行病因学诊断，才能更好地进行急性期治疗和采取更适宜的二级预防措施。

一、病理生理机制

1. 造成脑组织缺血损伤的血管壁及血管内病理

造成脑组织缺血损伤的血管壁及血管内病理改变包括动脉粥样硬化、小动脉玻璃样变（也称小动脉硬化）、其他原因的血管壁改变以及血栓形成。颅外颈部动脉的粥样硬化好发于主动脉弓、颈内动脉起始处、椎动脉起始和锁骨下动脉起始处。颅内动脉粥样硬化好发于大脑中动脉、颈内动脉虹吸、椎动脉颅内段、基底动脉和大脑后动脉起始处。发出穿支的载体动脉的粥样斑块可堵塞穿支动脉。穿支动脉口也可发生微小粥样斑块并会堵塞穿支动脉。高血压引起的脂质玻璃样变或纤维玻璃样变主要累及穿支动脉，造成中膜增生和纤维样物质沉积，致使原本很小的管腔更加狭窄。还可以有其他原因导致的血管壁改变，如外伤性或自发性血管壁撕裂引起的动脉夹层、动脉炎、肌纤维营养不良（内膜与中膜过度增生）、烟雾病（内膜层状增厚中层变薄）、感染等。

血栓形成发生在血管壁和血管内，损伤血管的表面可继发血栓形成，如上述提到的动脉粥样硬化性、动脉夹层、动脉炎、肌纤维营养不良、烟雾病、感染等所致的动脉病变处都可继发血栓形成；血管明显狭窄或收缩会继发血栓形成（极度狭窄处血流紊乱，可引起血流缓慢，尤其在系统性低灌注时，局部血流更加缓慢，更易导致血栓形成）；血管局部扩张也会导致血栓形成（局部扩张处血流缓慢）；凝血系统改变可继发血管内血栓形成（红细胞增多症、血小板增多症或全身高凝状态）。

动脉粥样硬化性血管损害是最常见的血管壁损害类型，其基本损害是大中型动脉内膜局部呈斑块状增厚，由于动脉内膜积聚的脂质外观呈黄色粥样，因此称为动脉粥样硬化。脑动脉粥样硬化的进展是一个动态的病理过程，从内中膜增厚、粥样斑块形成、血管重塑、斑块破裂、斑块表面或腔内血栓形成、斑块体积间断增加至最终形成重度狭窄。动脉粥样硬化斑块有稳定和易损斑块两种类型，易损斑块指的是将会变成

"罪犯斑块"的斑块。颈动脉易损斑块的病理特点主要包括薄纤维冒大脂核、斑块表面溃疡、破裂、血栓形成、斑块内出血、炎症浸润等。管腔狭窄、大脂核以及斑块内新生血管床形成可能是颅内动脉粥样易损斑块的病理特点。

2. 导致脑组织损伤的心脏病理

心脏的很多疾病都有导致脑栓塞的风险，临床上称作心源性栓塞或心源性卒中。心源性栓塞是来源于心脏的栓子或经过心脏异常分流的栓子随血流进入脑循环阻塞脑动脉而导致梗死。这些可能已经存在的心脏疾病包括：①心律失常，特别是心房颤动和病态窦房结综合征；②心脏瓣膜疾病，特别是二尖瓣狭窄、人工心脏瓣膜、感染性心内膜炎和非细菌性心内膜炎；③心肌疾病或心内膜病，特别是心肌梗死、心内膜炎和扩张性心肌病；④心内病变如黏液瘤、左心室室壁瘤、左心室附壁血栓；⑤右向左分流，特别是房间隔缺损和卵圆孔未闭，来源于深静脉的栓子可经此通道进入体循环引起反常栓塞。

3. 导致脑组织缺血损伤的机制

导致脑组织缺血损伤的机制有栓塞及低灌注。栓塞可来源于心脏（心源性）和动脉（动脉源性）。心脏的栓子脱落后随血循环进入到脑动脉，栓塞了脑部的某一条或多条动脉导致脑组织损伤。起源于大动脉的栓子，譬如主动脉弓、颅外颈部动脉、颅内大动脉的栓子，顺血流脱落到远端堵塞脑部的一条或多条动脉导致脑组织损伤。栓塞还可来源于静脉系统，但静脉系统的血凝块常在心脏有右向左分流，譬如房间隔缺损或卵圆孔未闭时才有可能入脑。由于栓塞而堵塞的脑动脉本身可以没有病变，如心源性栓塞堵塞了右侧大脑中动脉导致大面积梗死，被栓塞的大脑中动脉本身没有病变。如由于颈内动脉或大脑中动脉粥样硬化斑块表面形成的血栓、斑块碎片、胆固醇结晶等脱落堵塞了同侧大脑中动脉分支导致该分支供血区梗死，被堵塞的这条大脑中动脉分支本身没有病变。还有一些比较少见的栓子，譬如空气、脂肪、肿瘤细胞等进入心脏然后栓塞到脑动脉。不同大小、性质和来源的栓子可堵塞不同动脉。来源于心脏的大栓子可栓塞颅外大动脉，来源于心脏或外周血管中形成的较小栓子，以及来自于主动脉弓和颈动脉的较小栓子常栓塞颅内主干动脉和（或）其分支，如大脑中动脉、大脑前动脉、大脑后动脉、椎动脉和基底动脉。最常栓塞的动脉是大脑中动脉及其分支。来源于颅内主干动脉如大脑中动脉、椎动脉和基底动脉的较小栓子可栓塞其远端的分支动脉。更微小的栓子可栓塞小穿支动脉、眼动脉及视网膜动脉。

低灌注性脑缺血包括两种，一种是系统性低灌注，即全身灌注压下降导致脑组织的血流减少，常见的原因为心脏泵衰竭（心肌梗死或严重心律失常）和低血压。另一种是颈部或颅内大动脉严重狭窄或闭塞后低灌注导致的脑缺血。动脉支配的交界区低灌注更明显，因此，低灌注梗死常发生在上述区域，称为分水岭梗死。

在动脉粥样硬化性狭窄导致脑梗死的发病机制中，斑块不稳定导致的动脉到动脉栓塞较单纯低灌注导致的梗死更常见。在一些发生在分水岭区的梗死灶还有可能是微小栓子栓塞与低灌注协同作用所致。

对于颈内动脉起始和椎动脉颅外段病变而言，斑块表面的血栓形成会加重狭窄程度，继而可能导致完全闭塞。颈动脉粥样硬化血栓形成性狭窄或闭塞有以下几个特点：①如果斑块碎片或血栓形成不脱落，而且 Willis 环侧支代偿良好的话，则不出现梗死灶；②如果斑块碎片或血栓形成不脱落，但 Willis 环侧支代偿不好，在血压下降等诱发血流灌注不足因素存在的情况下，可能会导致分水岭梗死；③如果斑块碎片或血栓形成脱落至远端，则可能导致该动脉供血区域内各种梗死类型的发生，包括皮质、区域性梗死、分水岭区梗死或多发梗死。椎动脉病变梗死的发病机制类似颈内动脉颅外段。

对于颅内大动脉而言，譬如大脑中动脉，斑块表面形成的血栓会加重狭窄程度，继而可能导致完全闭塞。大脑中动脉粥样硬化血栓形成性狭窄或闭塞有以下几个特点：①如果斑块碎片或血栓不脱落，也没有堵塞穿支动脉，而且皮质软脑膜侧支代偿良好，供应穿支动脉区的新生侧支血管丰富，整个大脑中动脉供血区经历了长时间缺血耐受，因此，即使完全闭塞，在其供血区可以不出现梗死灶；②如果斑块碎片或血栓不脱落，也没有堵塞穿支动脉，但侧支代偿不够丰富，在血压下降等诱发血流灌注降低因素存在的情况下，可能会导致分水岭区梗死；③如果血栓形成堵塞穿支动脉口，则造成穿支动脉区梗死灶；④如果斑块碎片或血栓脱落到远端，则可能导致该动脉供血区域内各种梗死类型的发生，包括皮质、区域性梗死、分水岭区梗死或多发梗死。基底动脉病变梗死的发病机制类似大脑中动脉。

4. 脑组织缺血损伤的组织病理

（1）梗死灶病理改变：当局部脑组织血流下降时，受累脑组织能否存活取决于缺血的程度、持续时间和侧支循环的代偿能力。动物实验提供了以下脑缺血阈值：CBF 降至 $20ml/(100g \cdot min)$ 脑组织时脑电活动开始受到影响，降至 $10ml/(100g \cdot min)$ 脑组织以下时，细胞膜与细胞正常功能受到严重影响，降至 $5ml/(100g \cdot min)$ 脑组织以下时，神经元会在短时间内死亡。脑组织缺血后会发生一系列代谢改变，钾离子到细胞外，钙离子进入细胞内并导致线粒体功能衰竭，缺氧导致的氧自由基生成可使细胞内或细胞膜中的脂肪酸发生过氧化。缺氧还会使葡萄糖发生无氧代谢，从而导致乳酸堆积而引起酸中毒，进一步损伤细胞的代谢功能。此外，缺血脑组织中兴奋性神经递质活性增高加大细胞死亡风险。上述代谢改变引发恶性循环，最终使神经元损伤程度不断加重甚至死亡。当达到某一个阈值时，即使缺血脑组织得到富含氧气和葡萄糖的血液再灌注，缺血脑组织损伤也是不可逆的了。在某些情况下，缺血程度不足以引起神经元坏死，但有可能引起细胞凋亡。

某一动脉供血区血流量下降发生脑缺血后，在供血区域内的不同部位缺血程度不同。血流量最低部位缺血损伤最严重，成为梗死核心。而在梗死核心的周围，由于侧支循环的存在和建立，血流量尽管已经降低到可能导致脑细胞膜电衰竭，但未达到神经元死亡的阈值，此区域称为"缺血半暗带"。

（2）影响缺血事件严重程度有以下因素：血管堵塞的速度、侧支代偿能力、责任动脉或被栓塞动脉内局部变化、血糖、血氧含量、全身灌注情况等。①如果血管闭塞（无论颅外还是颅内动脉）是逐渐缓慢形成的，则往往已建立丰富的侧支循环，接受其供血的脑组织可能不发生严重缺血。如果血管堵塞是突然的，尤其是颅内动脉突然堵塞，往往导致其供血区严重缺血。②Willis环侧支代偿不足（先天发育不良或参与代偿的动脉有病变）、皮质软脑膜侧支建立不好以及穿支小动脉代偿不足（侧支不足或小动脉玻璃样变）会影响缺血程度。③无论责任动脉壁（如动脉粥样硬化或动脉夹层）的血栓形成还是来自于近心端（心源性或动脉源性）的血栓栓塞都可能沿管腔向近端或远端进一步生长，尤其是血栓栓塞不会一直黏附于血管壁，血栓会溶解，如果顺血流继续脱落到远端则造成更多血管床的缺血，进一步生长的血栓还有可能堵塞了潜在的侧支都加重缺血程度。管腔突然被堵塞还可能引起反应性血管痉挛，进一步加重狭窄程度。④高血糖会对缺血脑组织造成损伤，但低血糖也会增加脑细胞死亡的风险。⑤低氧血症可使脑损害加重。⑥全身灌注不足，如心力衰竭、低血容量以及血黏度增高均可能降低脑血流量。

二、临床表现

从症候学角度出发，急性脑梗死可以导致运动障碍（如偏瘫）、语言功能障碍（包括各种类型的失语以及构音障碍）、感觉异常、共济失调、头痛、眼动障碍、视物异常、眩晕、不自主运动、癫痫和意识障碍等。急性起病的上述症状需要警惕脑梗死的可能性。反复脑梗死或者慢性期患者可以出现痴呆，精神行为异常及步态异常等症状。

与其他非血管性疾病不同的是，脑梗死的临床表现多数符合血管分布区特点。以下分别从不同供血动脉梗死角度出发，以血管解剖综合征形式描述脑梗死的症状。

1. 大脑中动脉供血区梗死

（1）皮质支梗死（superficial MCA territory infarct）：完全的皮质支闭塞典型表现为突发起病的偏侧面瘫及肢体瘫痪（上肢重、远端重）、偏身感觉障碍，优势半球可出现失语（混合型失语或者运动型失语）、Gerstmann's syndrome（左右失认、手指失认、失算和书写困难），非优势半球可出现视空间障碍。此外可以出现对侧偏盲、象限盲或者凝视障碍等。根据受累分支不同，上述症状可以单独或者合并出现。

（2）豆纹动脉梗死（lenticulostriate arteriesinfarct）：也称深穿支动脉梗死，豆纹动脉主要的供血区域包括内囊前肢的上半部、整个内囊和放射冠的上半部、外囊、豆状核以及尾状核头和体的上半部分。因此相应的穿支闭塞可以导致以下腔隙综合征的表现，如纯运动偏瘫、偏身感觉运动障碍、构音障碍——手笨拙综合征、构音障碍——面瘫综合征，少见的还有失语、偏侧忽视以及结构性失用等，后者有时与皮质支梗死不好鉴别，一般来说出现这些症状往往提示病灶范围较大。如果病变位于尾状核，还可以出现舞蹈症等不自主运动。

2. 大脑前动脉供血区梗死

肢体瘫痪是ACA梗死最常见的症状，下肢突出，上肢症状相对轻，一般不出现面瘫。如果ACA的分支Heubner动脉梗死累及尾状核头，壳核以及内囊前部时，临床症状也可以面瘫和上肢瘫痪突出，不同于常见的ACA梗死。亦可出现偏身感觉异常，此外皮质分支受累尚可以表现额叶的部分症状，如无动性缄默症、精神行为异常、遗忘、病理性抓握现象以及言语障碍等，后者临床上因为无肢体瘫痪等症状，急性起病时常需要与脑炎等其他疾病鉴别。此外 ACA 梗死可以累及旁中央小叶从而导致尿失禁或尿潴留。

3. 脉络膜前动脉梗死

起源及解剖走行和供血区域变异较大，常见供血区域包括视束、视放射、外侧膝状体、内囊后肢的后 2/3、苍白球以及大脑脚的中 1/3 部分。另外也供应侧脑室后角旁的放射冠区域。经典的临床症状三联征包括偏瘫、偏身感觉障碍和同向偏盲，但是多数患者仅表现为上述症状的一部分，临床并无特异性，以不伴失语、意识改变等与 MCA 梗死鉴别。尽管不多见，有时还可以表现皮质受累的症状。多数脉络膜前动脉梗死临床仅表现单一的腔隙综合征。少见的症状包括偏瘫对侧的上睑下垂，眼球上下视障碍等（累及中脑）。

4. 大脑后动脉及分支梗死

临床症状依赖于 PCA（大脑后动脉）闭塞部位。PCA 起始部闭塞可以累及中脑、颞顶枕叶及丘脑，临床表现为不同程度的意识改变、不自主运动、动眼神经麻痹，对侧偏瘫、偏身感觉障碍和偏盲，后者如果单独出现似 MCA 梗死，临床需要鉴别。PCA 后交通动脉发出以远闭塞时，临床常无偏瘫出现（因中脑未受累），以此与近端病变鉴别。大脑后动脉远端闭塞累及皮质时最常见的症状是对侧视野缺损，多为同向偏盲，亦可为象限盲，症状轻重取决于梗死范围，黄斑区保留，因此视力常不受累。双侧 PCA 梗死临床少见，表现为双侧颞枕叶症状如皮质盲，言语障碍或者认知行为异常等。

丘脑梗死临床常见，血供主要来源于 PCA。外侧丘脑梗死最常见（丘脑膝状体动脉梗死），临床常表现：单纯对侧偏身感觉障碍，症状较轻；偏身感觉（包括深感觉）及运动障碍；症状广泛时可以同时出现异常运动如舞蹈——手足徐动症及共济失调（累及锥体外系及小脑束），但是认知和行为能力相对保留。丘脑旁中央梗死（丘脑穿动脉供血）临床表现急性起病的意识障碍、精神异常及眼球垂直凝视障碍。脉络膜后动脉梗死常见的症状是累及外侧膝状体所致的视野缺损。

5. 椎基底动脉及其分支梗死

后循环梗死特征性的临床症状包括眼球垂直运动障碍、复视、脑神经症状及交叉瘫等。急性椎基底动脉闭塞可表现意识障碍、四肢瘫痪、共济失调、高热及眩晕呕吐等，临床出现上述症状时要高度警惕危及生命的后循环梗死可能。

（1）基底动脉穿支闭塞可以出现中脑或脑桥梗死，中脑旁中央动脉梗死临床常出现动眼神经麻痹或者眼球垂直运动障碍，可表现以下综合征：①Weber 综合征表现为同侧动眼神经麻痹和对侧肢体的偏瘫；②Claude 综合征表现为同侧动眼神经麻痹和对侧小脑症状；③Benedikt 综合征表现为同侧动眼神经麻痹和对侧不自主运动（震颤或者舞蹈症）。脑桥旁中央梗死，常累及皮质脊髓束，皮质 - 脑桥 - 小脑束以及皮质 - 核束，临床表现包括构音障碍——手笨拙综合征、纯运动偏瘫、共济失调性偏瘫、凝视障碍（双眼凝视向偏瘫侧）等。脑桥梗死可出现以下综合征：①Millard - Gubler 综合征表现为同侧外展和面神经瘫痪，对侧偏瘫；②Foville 综合征表现为同侧凝视麻痹、周围性面瘫和对侧偏瘫。针尖样瞳孔是脑桥病变特征性的体征。

（2）基底动脉尖端综合征，1980 年 Caplan 首次报道，基底动脉末端分出双侧小脑上动脉和大脑后动脉。基底动脉尖端综合征临床症状与累及部位（包括中脑、小脑上部、丘脑、颞叶内侧及枕叶）有关，可表现为眼球垂直运动障碍及瞳孔异常，动眼神经麻痹，核间性眼肌麻痹，意识水平下降，病变对侧偏盲或者皮质盲以及严重的记忆障碍。临床上急性出现上述部分症状时需要高度警惕基底动脉尖端综合征的可能性，及时的诊断有利于及时的治疗。

（3）小脑及其供血动脉梗死。小脑上动脉梗死，常同时合并脑干受累，常见症状包括同侧辨距不良、同侧 Homner 征、对侧偏身痛温觉减退及对侧滑车神经麻痹；小脑前下动脉供应脑桥背侧、小脑和小脑中脚等，可表现眩晕、呕吐、耳鸣和构音障碍，查体可发现同侧面瘫、听力减退、三叉神经感觉障碍、Homner 征、辨距不良和对侧躯干肢体痛温觉减退。小脑后下动脉闭塞综合征，也称延髓背外侧综合征（Wallenberg syndrome），临床最常见表现眩晕、呕吐和眼球震颤（前庭神经核）、交叉性感觉障碍（三叉神经脊束核及交叉过来的脊髓丘脑束）、同侧 Homner 征（下行的交感神经纤维受累）、饮水呛咳、吞咽困难和声音嘶哑（疑核）、同侧小脑性共济失调。但是临床常见的多为不全延髓背外侧综合征，因为小脑后下动脉解剖变异很多。

三、卒中的评估

卒中患者的评估是个体化治疗干预的基础，应该在卒中患者来就诊后立即进行。

1. 临床评估

详细的病史询问和神经病学查体是建立卒中诊断的基础。对于已经疑诊卒中的患者要注意心血管系统的查体，包括双侧血压测量、颈部血管听诊和心脏听诊。此外，要进行神经功能缺损评分，常用的为 NIHSS 评分。由于后循环的临床评估在现有评分系统中欠敏感，对疑诊后循环的卒中要进行包括脑干和小脑的体征的尽可能详尽的检查。

2. 卒中专科评估

（1）危险因素：在人群范围内，常见的卒中高危因素包括年龄、高血压、糖尿病、高脂血症、心脏疾病（如心房颤动）、不良的生活方式（如吸烟）等。除了年龄以外，这些高危因素均可以进行有效干预。因此，仔细的逐项排查这些卒中高危因素非常重要。在常规检查的同时，部分基础疾病只有通过一定的监测才能诊断，如阵发性心房颤动。在中国人群，夜间孤立性高血压并不少见（10%），通过 24 小时血压监测可以明确诊断。

（2）血液检查：卒中患者常规的血液检查包括血常规、肝肾功能、电解质、血糖、血脂和凝血等。对于有心源性卒中可能、冠心病病史的患者可考虑补充心肌酶谱的检查。作为少见卒中原因的筛查，可以进行血沉、同型半胱氨酸、免疫、感染等相关指标的检测。

（3）脑结构影像：所有疑诊 TIA 或卒中患者应尽快完成诊断性脑结构影像学检查。头部 CT 是国内最普及的影像学手段，可以迅速排除脑出血，但是它对于后循环的脑梗死缺乏敏感度。有条件的医院可以做头部 MRI（T_1、T_2、Flair、DWI 和 SWI/T_2），其中弥散成像（diffusion-weighted imaging，DWI）最重要。与 CT 和常规 MRI 相比，DWI 的主要优点是：①最快可以在梗死后数分钟内显示超急性期缺血病灶；②能发现 T_2 加权像无法识别的小的皮质梗死或脑干梗死，结合常规 MRI 区别新旧梗死灶。SWI 或 T_2 能够敏感探测微量出血的存在，它与高龄、高血压、脑小血管病等因素相关。

脑梗死病灶图案的分类有助于分析判断导致脑梗死的源头从而有助于最终的病因诊断。譬如，若梗死灶同时累及双侧颈内动脉系统或者前后循环系统，通常考虑来源于心脏或主动脉弓的栓塞；若仅限于一侧颈内动脉系统，表现为多发梗死，则来源于大脑中动脉、颈内动脉可能性大，但是主动脉弓以及心脏也有可能；若为单发基底节病灶，则穿支动脉病变或其载体动脉病变堵塞穿支的可能性最大。

（4）血管评估：卒中患者的直接血管评估包括颈部和颅内动脉，少数患者需要评估主动脉弓；作为患者全身粥样硬化评估的一部分，在必要时，下肢血管和冠状动脉也可以进行评估。常见评估方法有数字减影血管造影（DSA）、常规 MRA、CTA、增强 MRA（CEMRA）、颈动脉超声和 TCD。

DSA 仍然是诊断颅内外动脉狭窄的金标准，传统的 DSA 只包括正、侧位，新一代的 DSA 则可以进行三维旋转成像和重建图像，从而提供更多的测量信息，并且提高了探测狭窄血管的敏感性。但是，DSA 是有创的，通常不作为一线检查方法。只有在考虑可能进行介入治疗，或者无创血管检查不能充分建立诊断时才进行。

MRA 是一种无创的检查颅内外血管的高敏感度的手段，先进的 MRA 可以通过增强剂提高敏感性，并辨别血管内血流的方向。MRA 的缺点是有可能会高估狭窄程度，一些血流速度缓慢或弯曲的血管部位有可能被误认为是病理狭窄。对于颈部狭窄动脉，常规 MRA 的敏感度和特异度可以达到 92.2% 和 75.7%；对于颅内狭窄动脉，MRA 的敏感度和特异度可以达到 92% 和 91%。

CTA 是近年来发展很快的一项血管评估手段。通过静脉注入造影剂，CTA 可以同时显示心脏、主动脉弓、颈动脉系统、颅内动脉系统的病变，并且可以三维重建。对于诊断颈动脉狭窄（70%~99%），CTA 的敏感度和特异度可达 85% 和 93%；对于颅内血管狭窄敏感度可达 97.1% 以上，特异度 99.5% 以上。

颈动脉超声是一种快速、无创、可床旁操作并便于动态随访的检查手段。它可以准确地判断颈部血管狭窄或闭塞，敏感度和特异度可达 94% 和 77%，已成为颈动脉内膜切除术前决策的重要部分。彩色超声通过形态学、斑块回声形状可以对斑块成分做出判断，因此它也是评价颈部血管粥样斑块稳定性的常用手段。彩超的局限性在于它在很大程度上依赖操作者的技术水平，因此，不同的医学中心其准确性有可能不同。

经颅多普勒超声（TCD）是一项无创性脑动脉狭窄的检测方法，同颈动脉超声一样具有快速、可床旁操作并便于动态随访的优点，但对操作者依赖性强。TCD 可以判断颅底 Willis 环大部分管径减少超过 50% 的颅内血管狭窄。TCD 也是唯一能检测脑血流中微栓子的方法，该微栓子信号在大动脉病变中尤为常见，在颈内动脉狭窄患者，微栓子信号是再发卒中和 TIA 的独立危险因素。颞窗狭小或缺失是限制 TCD 的主要瓶颈，在后循环的评价上，TCD 的特异性也相对较低。

对于具有熟练超声技术的医院，联合颈动脉彩超和 TCD 可作为卒中患者血管病变的一线评估方法。对于有条件的医院，在超声血管评价基础上的脑灌注成像和血管管壁成像可以为临床决策提供更多的信息。

（5）心脏评估：无论是否有心脏病史，所有缺血性卒中患者都应进行至少一次心电图检查，有条件的医院也可将 24 小时 Holter 检查作为常规检查，以期望发现更多的心房颤动患者。超声心动图有助于发现器质性心脏疾病。经胸超声心动图（TTE）能很好地检测到附壁血栓，尤其位于左心室心尖部；对心肌梗死后室性附壁血栓的患者，该检查敏感性和特异性均 >90%。经食管超声（TOE）比 TTE 具有更高的检测敏感度。对于不明原因的卒中患者，TOE 是卵圆孔未闭（PFO）诊断的金标准，此外，PFO 还可以由 TCD 盐水激发试验来诊断。

（6）危险分层的评估：危险因素的不同决定了患者卒中再发的风险也有所差别。目前临床上应用危险因素进行分层的有以下工具：Essen 卒中危险评分（ESRS）主要用来评价非心源性卒中的危险评分，ABCD2 则主要用来对 TIA 卒中复发进行风险评估，见表 9 - 11、9 - 12。

表 9 - 11　Essen 危险评分（ESRS）

危险因素或疾病	分数
年龄 65 ~ 75 岁	1
年龄 >75 岁	2
高血压	1
糖尿病	1
既往心肌梗死	1
其他心血管病（除心肌梗死和心房颤动）	1
周围血管病	1
吸烟	1
除本次事件之外的既往 TIA 或缺血性卒中	1

低危：0 ~ 2 分；高危：3 ~ 6 分；极高危：7 ~ 9 分

四、诊断和鉴别诊断

脑梗死的诊断主要依据临床表现和影像检查两方面。急性起病，迅速达高峰的局灶性神经功能缺损，后者符合血管分布特征，头部 CT 或 MRI（特别是 DWI）未见出血改变，或者出现典型的低密度责任病灶，除外其他疾病，基本可以诊断。头部磁共振 + 弥散加权成像（DWI）对于早期脑梗死的诊断具有特异性，即 DWI 显示病灶处高信号，相应的表观弥散系数（ADC）值减低的影像特征。因此临床表现不典型，或疑诊后循环脑梗死时，及时的 DWI 成像检查非常必要。

表 9 – 12　小卒中/TIA 危险评分

特点	ABCD2 评分
年龄 ≥60 岁	1
血压 ≥140/90mmHg	1
临床特点	
无力	2
言语障碍	1
持续时间	
≥60 分钟	2
10～59 分钟	1
糖尿病	1
总分	0～7

高风险：6～7 分，2 天内卒中发生风险 8.1%；中度风险：4～5 分，2 天内卒中发生风险 4.1%；低风险：0～3 分，2 天内卒中发生风险 1.0%

　　需要分析梗死灶类型及关注受累血管分布，并最终做出脑梗死的病因诊断。梗死灶类型：皮质梗死或区域性梗死、分水岭梗死和穿支动脉区梗死。梗死灶还应区分为单一或多发梗死。头部 CT 对皮质微小梗死灶以及某些内分水岭区梗死灶不敏感，因此，头部 CT 仅发现穿支动脉区梗死灶，未必表示其他部位没有梗死灶，因为梗死灶类型和分布对于造成梗死灶的源头及最终的病因诊断很重要。受累血管分布是否仅限于前循环、仅限于后循环或前后循环均累及。受累血管分布不同也往往有提示病变源头的价值。

　　脑梗死不是一种病，而是由多种疾病导致的综合征，因此，对于每一个脑梗死患者，都应尽可能找到导致卒中的病因。病因学分型中应用最广的依然是 TOAST（类肝素药物治疗急性缺血性脑卒中试验）分型以及在此基础上的改良分型。脑梗死病因区分为：大动脉粥样硬化性、心源性栓塞、小动脉闭塞、其他病因和病因不明。以下从不同病因学角度出发，分析不同病因导致脑梗死的临床特点、梗死灶分布特点、诊断依据、注意要点等。

1. 大动脉粥样硬化性脑梗死

　　因主动脉弓和颅内外大动脉粥样硬化性狭窄或粥样硬化斑块不稳定而导致的脑梗死，是缺血性卒中最常见的亚型。以下分别阐述主动脉弓、颈内动脉、大脑中动脉和椎基底动脉粥样硬化性脑梗死的诊断。

　　（1）主动脉弓粥样硬化性：主动脉弓相关脑梗死有时容易忽视，临床表现无特异性，有时表现同颈部或颅内动脉粥样硬化性梗死，症状出现在一侧颈内动脉供血区或仅限于后循环，有时表现同心源性栓塞，可同时出现前后循环受累的临床表现。如果影像学检查病灶仅累及单一系统动脉的分布区，譬如仅累及一侧颈内动脉分布区或仅累及后循环分布区，梗死灶为皮质、流域性或多发梗死，但其近端相应颅内外大动脉未发现能解释病灶的严重狭窄性病变，且已排除心房颤动等心源性栓塞的潜在原因，此时应高度怀疑主动脉弓病变。或者病灶同时累及双侧前循环或前后循环均累及，而且已排除心房颤动等心源性栓塞的潜在原因，此时也应高度怀疑主动脉弓病变。经食管超声、高分辨磁共振及多排 CT 发现主动脉弓粥样硬化易损斑块（斑块≥4mm，或有血栓形成）可以帮助诊断。研究发现隐源性卒中患者主动脉弓发现溃疡斑块的概率明显高于已知病因的卒中及对照组，提示临床上隐源性卒中患者需要注意主动脉弓的筛查。

（2）颈内动脉粥样硬化性狭窄导致脑梗死：临床可表现为累及该动脉供血区的 TIA 或脑梗死，临床表现多样，症状与被堵塞的颅内动脉有关，最常见的是累及大脑中动脉供血区的某个或数个分支供血区所导致的症状。影像学上梗死病灶的分布可以是大脑中或大脑前动脉的皮质或流域性梗死、分水岭区梗死（内分水岭、前分水岭或后分水岭），或包括穿支动脉区梗死在内的多发梗死灶。在基底节区（深穿支动脉区）出现孤立梗死灶也有，但相对较少。当同侧 PCA 属于胚胎型时，即 PCA 起源于颈内动脉，病灶尚可位于同侧 PCA 分布区，此时就可能表现为前后循环都有梗死病灶，临床需要注意与心源性栓塞鉴别。此外如果病史中存在偏瘫肢体对侧单眼发作性黑矇时，需要高度警惕 ICA 狭窄可能，及时的血管评估非常必要。颈动脉超声、CTA、MRA 或 DSA 等检查发现病灶同侧的 ICA 狭窄或有明确的易损斑块，结合上述症状及梗死灶分布基本可以诊断。当病灶仅分布于 MCA 供血区且合并存在同侧 MCA 狭窄时则需要鉴别责任动脉是 ICA 还是 MCA。如果梗死灶仅位于深穿支动脉区，则 MCA 为责任动脉的可能性比较大，如果梗死灶为其他类型，ICA 与 MCA 斑块部位的高分辨磁共振及 TCD 多深度微栓子监测（如果 MCA 狭窄前和狭窄后都有微栓子信号则提示 ICA 是责任动脉，如果仅在狭窄后监测到微栓子信号而狭窄前没有微栓子信号，则 MCA 是责任动脉的可能性更大）可能有助于鉴别，但有时鉴别还是非常困难的。

（3）大脑中动脉粥样硬化狭窄导致脑梗死：临床主要表现为该供血区某一分支或某几个分支受累的症状。病灶分布有以下多种可能：基底节区或侧脑室旁的单发梗死灶（穿支动脉区梗死）、半卵圆中心或放射冠的内分水岭梗死，还可以出现前分水岭和后分水岭梗死，也可以出现上述类型混合的多发梗死灶，但一般不会出现包括整个大脑中动脉供血区的大面积脑梗死，以区别于近端栓塞源如颈内动脉、主动脉弓或心源性所致的大脑中动脉主干栓塞。血管影像检查证实梗死病灶同侧 MCA 粥样硬化性狭窄，结合以上特征可以考虑 MCA 狭窄所致脑梗死。在大脑中动脉粥样硬化性病变所致脑梗死中，穿支动脉孤立梗死灶是一常见类型，未做血管影像检查之前根据梗死病灶的大小是无法与穿支动脉自身病变所导致的梗死（也称作小动脉闭塞或腔梗）鉴别的，因此，即使梗死灶仅发生在穿支动脉区，即使头部 CT 或 MRI 或 DWI 报告"腔梗"，也不能因此而不做血管检查，因为这样的梗死灶完全有可能是这条深穿支动脉的载体动脉（大脑中动脉）粥样病变所致。另外需要注意的是当病灶位于内囊后肢外侧时，需要与脉络膜前动脉梗死鉴别。

（4）椎和基底动脉：临床表现为椎或基底动脉的某一分支或数个分支或主干闭塞的症状和体征。影像学病灶符合以下情况：双侧中脑、丘脑，枕叶及颞叶内侧多发梗死；单侧枕叶皮质大面积梗死；单侧或双侧丘脑梗死；单侧或双侧小脑半球梗死、脑桥梗死等。血管检查发现相应的 BA（基底动脉）或 VA（椎动脉）动脉粥样硬化性狭窄可以诊断。但如果仅为一侧椎动脉闭塞，对侧椎动脉和基底动脉都正常，而梗死灶发生在基底动脉供血区，则需要考虑是否为其他源头所致，譬如主动脉弓或心源性栓塞。与大脑中动脉粥样硬化性狭窄相似，基底动脉粥样硬化性狭窄也可导致穿支动脉孤立梗死灶（脑桥梗死），未做血管影像检查之前根据梗死病灶的大小是无法与穿支动脉自身病变所导致的梗死鉴别的，因此，即使梗死灶仅发生在脑桥，即使头部 CT 或MRI 或 DWI 报告"腔梗"，也不能因此而不做血管检查，因为这样的梗死灶完全有可能是这条深穿支动脉的载体动脉（基底动脉）粥样病变所致。锁骨下动脉狭窄及锁骨下动脉盗血综合征的存在有可能会导致后循环 TIA，但不容易导致后循环梗死，当患者发生后循环梗死，但后循环动脉检查如果仅仅发现一侧锁骨下动脉狭窄而椎及基底动脉均正常时，该狭窄动脉未必是导致梗死灶的原因，尚需要进一步查其他源头，譬如主动脉弓或心源性栓塞。

2. 心源性栓塞

心源性栓塞是因心脏的各种疾病而导致的脑梗死，起病急骤，病情相对重。临床表现为累及一侧前循环、累及一侧后循环或前后循环均累及的相应症状和体征。影像学病灶分布：多为 MCA 供血区流域性梗死，易出现梗死后出血；皮质多发小梗死灶亦可见到；如果出现整个大脑中动脉区域的大面积梗死或双侧半球/前后循环同时出现多发病灶时要高度怀疑心源性栓塞。如果同时伴随其他部位的栓塞，则心源性栓塞的可能性更大。患者既往有心房颤动病史或病后心电图发现心房颤动，根据临床表现及上述梗死灶影像学检查基本可以诊断为心房颤动所致心源性栓塞。心源性栓塞的梗死灶也可仅累及一侧颈内动脉或仅限于后循环分布区，此时需要与颈内动脉系统或后循环系统大动脉病变所致脑梗死鉴别。如果梗死灶的供血动脉无明确狭窄性病变，则倾向于心源性栓塞。由于心源性栓塞除最常见的心房颤动之外还有其他原因，以及心源性栓塞还要与主动脉弓栓塞鉴别，因为两者在梗死灶分布上并无区别，因此当疑诊心源性栓塞，常规心电图又未发现有心房颤动，此时进行以下检查有助于检出更多潜在的心源性栓塞疾病或主动脉弓病变：心电监测、延长心电监测时间、经胸超声心动图、经食管超声心动图等。

3. 小动脉闭塞

因为小动脉或深穿支动脉自身病变导致的梗死。临床多表现各种类型的腔隙综合征，如偏瘫、偏身感觉障碍、构音障碍——手笨拙综合征及共济失调性轻偏瘫等，影像学病灶单发，常位于 MCA、ACA、PCA 及 BA 穿支动脉供血区，如基底节、脑桥和丘脑等，血管检查显示发出该穿支动脉的载体动脉无狭窄或无动脉粥样硬化斑块，可以考虑小动脉闭塞的诊断。颈内动脉狭窄有可能导致同侧基底节孤立梗死灶，椎动脉狭窄也有可能导致脑桥孤立梗死灶，或心源性栓塞也有可能导致上述孤立梗死灶，但这样的机会不大。当临床上反复刻板发作的一侧肢体无力且大血管检查完全正常时，需要警惕内囊或脑桥预警综合征的可能，因为进一步内囊单发梗死的概率高。

4. 其他病因

这类疾病的特点是种类繁多，发病率低，治疗上缺少循证医学证据，但却是儿童和青年人卒中的重要原因。由于种类繁多，各种疾病又都有其特殊性，难以一一描述。以下仅对动脉夹层和烟雾病的特点进行简单描述。动脉夹层：急性起病，近期有外伤史，伴头痛或颈痛的局灶性神经功能缺损，尤其无高危因素的青年患者，需要高度警惕夹层所致梗死的可能。颈内动脉夹层常见大脑中动脉分布区梗死，椎动脉夹层常见延髓梗死，多表现延髓背外侧综合征，急性期 CTA 和 DSA 可以辅助诊断。烟雾病：儿童、青年和成年人都可发病，血管造影显示双侧颈内动脉末端/大脑中/前动脉狭窄或闭塞，伴颅底烟雾血管形成，临床可表现为缺血也可表现为出血，诊断主要依据特征性的血管影像改变，DSA、MRA 和 CTA 均有助于诊断。

尽管经过了详细的心脏、血管、血液化验等一系列检查，仍然有一部分脑梗死的病因得不到诊断，属于病因不明的脑梗死。

脑梗死急性期需要与其他急性起病，表现类似的疾病进行鉴别，如脑出血、脑肿瘤、脑炎、代谢性脑病等，尤其当临床症状以皮质受累为主时需要注意，如脑梗死以癫痫发作、精神症状或者头痛起病时，有时临床很难与脑炎等疾病鉴别，需要详细询问病史，包括既往史及进一步的影像检查来鉴别。另外心脏疾病如阿-斯综合征，严重心律失常如室上性心动过速、室性心动过速、多源性室性期前收缩、病态窦房结综合征等，可以因为阵发性全脑供血不足，出现意识丧失有时需要与急性后循环梗死鉴别，后者常常伴有神经系统局灶性症状和体征，进一步行心电图和超声心动图检查有助于鉴别。

5. 治疗

（1）急性期的治疗

1）一般治疗：卒中一般支持治疗的主要目的是尽量维持患者的内环境稳定，为卒中的特异性治疗和卒中康复创造条件。卒中的所有早期治疗可以在卒中单元（stroke unit）中进行。目前认为，它是组织化卒中管理较好的形式。常规的一般治疗包括：纠正低氧血症、及时处理心脏病变、积极控制感染和体温升高（>38℃给予降温）、重视营养支持等。

卒中早期的高血压处理仍没有定论，普遍认为急骤降压有可能加重卒中。作为溶栓前准备，应使收缩压<180mmHg、舒张压<100mmHg。血压持续升高，收缩压≥200mmHg 或舒张压≥110mmHg，或伴有严重心功能不全、主动脉夹层、高血压脑病，可予以谨慎降压治疗，并严密观察血压变化，必要时可静脉使用短效药物（如拉贝洛尔、尼卡地平等）。

约40%的患者存在脑卒中后高血糖，预后不良。在血糖超过 11.1mmol/L 时给予胰岛素治疗。低血糖可直接导致脑缺血损伤和水肿加重，同样对预后不利。因此，血糖低于 2.8mmol/L 时给予 10%~20% 葡萄糖口服或注射治疗。

2）溶栓治疗：从 1995 年 NINDS 实验开始，到 2008 年 ECASS Ⅲ 研究，国际上多项随机、双盲、对照研究证实了超早期 t-PA 静脉溶栓治疗（0.9mg/kg，最大剂量 90mg，其中 10% 在最初 1 分钟内静脉推注，其余持续滴注 1 小时）的有效性，时间窗由 3 小时延长到了 4.5 小时。我国"九五"攻关课题"急性缺血性脑卒中 6 小时内的尿激酶静脉溶栓治疗"证实了尿激酶（100~150WU，溶于生理盐水100~200ml，持续静脉滴注30分钟）的治疗作用，并已在国内广泛应用。在有条件的医院，介入动脉溶栓可以将t-PA的溶栓时间延长到6小时，尽管这还需要更大规模的临床研究来验证。溶栓治疗的主要风险是颅内出血，约占6%。溶栓适应证的严格把握有助于减少这一并发症。

3）抗血小板治疗：多项大样本研究证实了脑卒中后48小时内口服阿司匹林（150~300mg/d）的疗效。阿司匹林能显著降低随访期末的病死率或残疾率，减少复发，但会轻度增加症状性颅内出血的风险。对不能耐受阿司匹林者，可考虑选用氯吡格雷等抗血小板治疗。

4）恶性大面积脑梗死的减压治疗：严重脑水肿和颅内压增高是急性重症脑梗死的常见并发症。对于发病48小时内，60岁以下的恶性大脑中动脉梗死伴严重颅内压增高、外科减压术可以降低死亡率和致残程度。对压迫脑干的大面积小脑梗死患者也可考虑积极外科干预。

5）其他治疗：多项抗凝治疗的研究发现，它不能降低卒中病死率和致残率，但对于严重偏瘫的患者，抗凝治疗可以用于防治下肢静脉血栓形成和肺栓塞。有关降纤、扩容、神经保护、中医药的卒中治疗研究正在进行，但目前还没有足够的证据广泛应用于临床。

（2）卒中的二级预防：即卒中复发的预防，应该从急性期就开始实施。卒中二级预防的关键在于对卒中病因的诊断及危险因素的认识，针对不同病因，对不同复发风险的患者进行分层，制订出具有针对性的个体化的治疗方案。

1）危险因素控制：主要包括以下几项。①对于高血压患者，在参考高龄、基础血压、平时用药、可耐受性的情况下，降压目标一般应该达到≤140/90mmHg，理想应达到≤130/80mmHg。②糖尿病血糖控制的靶目标为HbA1c＜6.5%，但对于高危2型糖尿病患者要注意血糖不能降得过低，以免增加死亡率。③胆固醇水平升高或动脉粥样硬化性患者，应使用他汀类药物，目标LDL-C（低密度脂蛋白胆固醇）水平降至2.07mmol/L（80mg/dl）以下或使LDL-C下降幅度达到30%~40%。④戒烟限酒、增加体育活动、改良生活方式。

2）大动脉粥样硬化患者的非药物治疗：这种卒中是复发率最高的分型。尽管高危因素的药物控制可以降低该类卒中的复发，但是部分内科治疗无效的患者需要考虑介入或者外科干预治疗。主要包括：①症状性颈动脉狭窄70%~99%的患者，可考虑CEA，术后继续抗血小板治疗。②对于无条件做CEA时、有CEA禁忌或手术不能到达、CEA后早期再狭窄、放疗后狭窄可考虑行颈动脉支架置入术（CAS）。支架置入术前给予氯吡格雷和阿司匹林联用，持续至术后至少1个月。

3）心源性栓塞的抗栓治疗：心源性栓塞所致卒中的二级预防基础是抗凝，从传统的口服华法林到凝血酶抑制药（如dabigatran），依从性好的患者可以将卒中复发的概率降低2/3。华法林的目标剂量是维持INR在2.0~3.0，而凝血酶抑制药则可以不必检查INR。对于不能接受抗凝治疗的患者，可以使用抗血小板治疗。

4）非心源性卒中的抗栓治疗：大多数情况均给予抗血小板药物进行二级预防。药物的选择以单药治疗为主，氯吡格雷（75mg/d）、阿司匹林（50~325mg/d）都可以作为首选药物；有证据表明氯吡格雷优于阿司匹林，尤其对于高危患者获益更显著，但是会大幅度增加治疗花费。长期应用双重抗血小板药物（>3个月），可能会增加出血风险，但对于有急性冠状动脉疾病（例如不稳定型心绞痛，无Q波心肌梗死）或近期有支架成形术的患者，可以联合应用氯吡格雷和阿司匹林。

5）其他特殊情况：一些卒中具有非常见的病因，此类患者需要根据具体病因学进行处理。动脉夹层患者发生缺血性卒中后，可以选择抗凝治疗血小板或抗血小板治疗。常用抗凝治疗的方法为：静脉肝素，维持APTT（活化部分凝血酶时间）50~70秒或低分子肝素治疗；随后改为口服华法林抗凝治疗（INR 2.0~3.0），通常使用3~6个月。药物规范治疗后仍有复发的患者可以考虑血管内治疗或者外科手术治疗。

不明原因的缺血性卒中/TIA合并卵圆孔未闭的患者，多使用抗血小板治疗。如果合并存在下肢静脉血栓形成、房间隔瘤或者存在抗凝治疗的其他指征，如心房颤动、高凝状态，可以华法林治疗（目标INR 2.0~3.0）。

伴有高同型半胱氨酸血症（空腹血浆水平≥16μmol/L）的卒中患者，每日给予维生素B_6、维生素B_{12}和叶酸口服可以降低同型半胱氨酸水平。尽管降低同型半胱氨酸水平在卒中一级预防中的证据较充分，其是否可以降低卒中复发证据仍需进一步研究。

（3）康复：原则上在卒中稳定后48小时就可以由专业康复医师进行。有条件的医院可以在脑卒中早期阶段应用运动再学习方案来促进脑卒中运动功能恢复。亚急性期或者慢性期的卒中患者可以使用强制性运动疗法（CIMT）。减重步行训练可以用于脑卒中后3月后轻到中度步行障碍的患者。卒中后进行有效的康复能够减轻功能上的残疾，是脑卒中组织化管理中不可或缺的关键环节。

第四节 脑出血

近年来我国脑卒中的发病者数不断增加，根据1991—2000年世界卫生组织中国MONICA（中国多省市心血管病趋势及决定因素的人群监测）方案对我国15组人群（每组包括10万人口）脑卒中事件的监测，脑出血年发病率由20世纪90年代初期的98.5/10万逐渐上升至2000年的138.2/10万，排除年龄增长因素，结果亦十分惊人。

中国人出血性卒中的比例远高于欧美人群，据"九五"研究结果，国人出血性卒中约占全部卒中的32.9%，而在欧美人群仅占10%~15%，其中自发性脑出血（SICH）是最为常见的出血性卒中类型，占出血性卒中总数的70%~80%，而且随着年龄的增长，发病率不断增高，与长期高血压及高龄患者脑血管淀粉样变有关。其中大约50%为深部出血，35%为脑叶出血，10%为小脑内出血，6%为脑干出血。

脑出血对社会生产力破坏极大，严重威胁人群的健康。其中自发性脑出血预后甚差，发病30天内的死亡率为35%~52%，且50%的死亡发生在发病48小时内。据美国对67 000例脑内出血患者的调查结果表明：发病6个月后仅20%的患者具有独立的生活能力。

一、病因及发病机制

脑内出血的原因较多，最常见的是高血压，其他病因包括脑动脉粥样硬化、血液病（白血病、再生障碍性贫血、血小板减少性紫癜、血友病、红细胞增多症和镰状细胞病等），以及动脉瘤、动静脉畸形、Moyamoya 病、脑动脉炎、硬膜静脉窦血栓形成、夹层动脉瘤、脑梗死继发脑出血、抗凝或溶栓治疗等。脑淀粉样血管病是脑出血的罕见原因，本病在老年患者（平均年龄 70 岁）最常见，典型病例为多灶性脑叶出血。偶见原发性或转移性脑肿瘤性出血。伴发出血的肿瘤包括多形性胶质母细胞瘤、黑色素瘤、绒毛膜癌、肾细胞癌及支气管源性癌等。

长期慢性高血压，会使脑血管发生一系列的病理变化：

1. 脑内小动脉玻璃样变、纤维素样坏死和动脉瘤形成

脑动脉的外膜和中膜在结构上较其他脏器血管的结构要薄弱，在长期血压逐渐升高的患者中，脑内小动脉可发生玻璃样变和纤维素样坏死，这些病变使脑动脉管壁内发育完好的内膜受到损伤，高血压可促使这种被损伤的小动脉内膜破裂，形成夹层动脉瘤，动脉瘤破裂即可引起出血。在慢性高血压时，小动脉上还可间断地发生直径约 1mm 的微动脉瘤，这种动脉瘤是经薄弱的中层膨出的内膜。当血压骤然升高，微动脉瘤或纤维素样坏死的细小动脉直接破裂，引起出血性卒中。

2. 脑内小动脉痉挛

在高血压过程中，若平均动脉压迅速增高，可引起血管自动调节过强或不足，当血压超过自动调节上限而且持续时间较长，可导致弥散性血管痉挛，使进入微循环的血流量减少，引起毛细血管和神经元缺血，可使液体漏至细胞外间隙，发生脑水肿，同时毛细血管由于缺血、缺氧可导致破裂，发生点状出血，若病变广泛或呈多灶性，则可引起大片脑内出血。

二、病理

1. 血肿扩大

血肿体积增大超过首次 CT 血肿体积的 33% 或 20ml 为血肿扩大。血肿扩大是脑内出血病情进行性恶化的首要原因。血肿扩大的机制尚不清楚，目前的观点是血肿扩大是由于血管已破裂部位的持续出血或再次出血，但有证据表明血肿扩大可以是出血灶周围坏死和水肿组织内的继发性出血。这一观点与 Fujii 等观察到外形不规则的血肿更容易扩大的现象吻合，因为血肿形状不规则提示多根血管的活动性出血。

2. 血肿周围脑组织损伤

脑出血后血肿周围脑组织内存在复杂的病理生理变化过程，可引起血肿周围脑组织损伤和水肿形成。

（1）血肿周围脑组织缺血：脑出血后血肿周围脑组织局部血流量下降的原因有以下几种：①血肿直接压迫周围脑组织使血管床缩小；②血肿占位效应激活脑血流——

容积自我调节系统，局部血流量下降；③血肿或血肿周围组织释放的血管活性物质引起血管痉挛等。该区域内的病理改变在一定时间内是可逆性的，如果能在此时间窗内给予适当的治疗措施，可使受损组织恢复功能，因此该区域称血肿周边半影区或半暗带。

（2）血肿周围脑组织水肿：主要有间质性和细胞性两种。其产生原因分别为缺血性、渗透性、代谢性和神经内分泌性。

缺血性水肿与机械压迫和血管活性物质异常升高有关。

血肿形成后很快开始溶解，血浆中的各种蛋白质、细胞膜性成分降解物即由细胞内逸出的各种大分子物质，可经组织间隙向脑组织渗透，引起细胞外间隙的胶体渗透压升高，造成渗透性水肿。

血肿溶解可以释放细胞毒性物质引起细胞代谢紊乱，最终导致细胞死亡或细胞水肿，主要有血红蛋白、自由基、蛋白酶等。蛋白酶中以凝血酶和基质金属蛋白酶（MMPs）最重要。凝血酶可诱发脑水肿形成，凝血酶抑制剂则可阻止凝血酶诱发脑水肿形成。脑内出血后 MMPs 活性增高，血管基质破坏增加，血 - 脑屏障完整性破坏，通透性增加，引起血管源性水肿，使用 MMPs 抑制剂可减轻水肿。

高血压性脑内出血后血管加压素与心房利钠肽的水平失衡及由此产生的脑细胞体积调节障碍，也可能引起细胞或组织水肿。

（3）颅内压增高：脑内出血后因血肿的占位效应使颅内压增高，而且由于血肿压迫周围组织及血液中血管活性物质的释放引起的继发性脑缺血、脑水肿，可进一步使颅内压升高。

三、病理改变

新鲜的脑出血标本可见出血侧半球肿胀，体积增大，脑回变宽，脑沟变浅。中线结构向病灶对侧移位，颅内压增高，病灶侧脑组织可疝出至大脑镰下或疝入小脑幕切迹。切面可见出血灶和病灶周围脑组织水肿、软化。镜下可分 3 期：①出血期，可见大片新鲜的红细胞。出血灶边缘脑组织坏死、软化，神经细胞消失或呈局部缺血改变，常有多核细胞浸润。②吸收期，出血后 24～36 小时即可出现胶质细胞增生，小胶质细胞及来自血管外膜的细胞形成格子细胞，少数格子细胞含有含铁血黄素。星形胶质细胞增生及肥胖变性。③修复期，血液及坏死组织逐渐被清除，组织缺损部分由胶质细胞、胶质纤维及胶原纤维代替。出血量小的可完全修复，出血量大的形成囊腔。血红蛋白代谢产物高铁血红蛋白长久残存于瘢痕组织中，呈现棕黄色。

四、临床表现

脑出血好发于 50～70 岁，男性略多见，多在冬春季发病。患者多有高血压病史，在情绪激动或活动时易发生，发病前多无预兆，少数可有头痛、头晕、肢体麻木等前驱症状。临床症状常在数分钟到数小时内达到高峰，临床特点可因出血部位及出血量不同各异。

1. 基底节内囊区出血

基底节内囊区是高血压颅内出血最常见的部位，约占全部脑内出血的60%，该区域由众多动脉供血。

（1）前部型：占12%左右，由Heubner返动脉供血（包括尾状核），主要累及尾状核头和（或）体（均称为尾状核出血），易破入侧脑室前角，严重者可同时累及第三、四脑室，血肿可向后外侧延伸，损伤内囊前肢与壳核前部。

临床特征：严重头痛和明显的脑膜刺激症状，类似蛛网膜下腔出血，多无意识障碍，个别患者可出现病初一过性嗜睡。若血肿向后外侧延伸累及内囊前肢和（或）壳核前部可出现程度较轻的语言障碍、对侧偏身运动、感觉功能缺损，通常预后较好。无精神异常、眼球分离、凝视、眼震、癫痫发作等症状。50%患者完全恢复正常，70%患者预后良好。

（2）中间型：占7%左右，最为罕见，由内侧豆-纹动脉供血，血肿累及苍白球及壳核中部，可向后累及内囊膝部或向前外侧破入侧脑室。

临床特征：患者意识多不受影响，可有一过性嗜睡，但几天后恢复正常。该型出血虽死亡率极低，但常导致较严重的失语和（或）偏身症状，无精神异常、眼球分离、患侧忽视、癫痫发作等症状。预后差，患者多留有较明显后遗症，50%以上存在严重残障。

（3）后中间型：占10%左右，由脉络膜前动脉供血，通常位于内囊后肢前半部分，常向内囊膝部扩展，可导致壳核中部或丘脑外侧受压。若血肿较大可破入第三、四脑室并导致昏迷。

临床特征：多数患者神志清楚，50%患者存在语言障碍，几乎所有患者均不同程度出现对侧面部、肢体运动障碍，60%以上患者存在偏身感觉缺失。无精神异常、眼球分离、癫痫发作等症状。预后较中间型好，多数恢复良好，近1/3患者可遗留中、重度残障，几乎没有死亡病例。

（4）后外侧型：是仅次于外侧型的常见基底节内囊区出血，所占比例近20%，由外侧豆-纹动脉后内侧支供血，血肿位于豆状核后部的内囊区域，平均出血量30ml，最大可达90ml，血肿相对较大，主要向前侧延伸，累及颞叶峡部白质、壳核前部和（或）内囊区豆状核后部，少数可经前角破入侧脑室，严重者可同时累及蛛网膜下腔。

临床特征：多数患者神志清楚或仅有一过性意识障碍，出血量大者可有昏迷及瞳孔改变。30%病例出现共轭凝视，80%以上患者有语言障碍，几乎所有患者存在不同程度对侧面部、肢体感觉及运动障碍。脑疝时有瞳孔改变，无眼球分离。预后较差，20%患者死亡，存活病例多遗留重度残障。

（5）外侧型：最为常见，占40%左右，虽该型出血多被当作壳核出血，但头MRI证实其为介于壳核和岛叶皮质之间的裂隙样出血，不直接累及壳核。由外侧豆-纹动脉的大部分外侧支供血，原发灶位于壳核外部和岛叶皮质，多为凸透镜形和卵圆形，平均出血量20ml，最大80ml。常向前外侧扩展，可向内经前角破入侧脑室。

临床特征：多数患者神志清楚或仅有轻度意识水平下降，血肿较大者可出现昏迷。

优势半球出血患者多有失语，非优势半球出血患者近50%出现构音障碍。出血量大患者可出现共轭凝视麻痹、瞳孔改变及癫痫发作。所有患者均存在不同程度偏身麻痹，60%以上患者出现对侧偏身感觉障碍。50%以上患者遗留中至重度残障，近10%患者死亡。

（6）大量出血型：发病率亦较高，血肿占据全部或大部分的基底节内囊区域，血肿极大（最大144ml，平均70ml），仅偶尔尾状核及内囊前肢得以保留，以致不能找到原发出血部位。常向前外侧延伸，50%以上破入侧脑室及第三、四脑室，严重者可同时破入蛛网膜下腔。

临床特征：意识、言语障碍，中至重度偏身感觉、运动缺失几乎出现于所有患者，共轭凝视或眼位改变（眼球分离或固定）。血肿常导致中线移位并继发Monro孔梗阻导致对侧脑室扩张，严重者常在几分钟或几小时内出现枕大孔疝或颞叶沟回疝，从而引起意识水平进一步下降及四肢瘫和脑干损伤所致的眼动障碍等脑疝症状，甚至错过住院治疗时机。几乎所有患者预后差，近50%患者死亡。

2. 丘脑出血

丘脑出血由丘脑膝状动脉和丘脑穿通动脉破裂所致，在脑出血中较常见，占全部脑出血的15%～24%，致残率、病死率均高。高龄、高血压是丘脑出血的主要因素，高脂血症、糖尿病、吸烟、饮酒是相关因素。

临床表现为突发对侧偏瘫、偏身感觉障碍，甚至偏盲等内囊性三偏症状，CT扫描呈圆形、椭圆形或不规则形，境界比较清楚的高密度血肿影，意识障碍多见且较重，出血波及丘脑下部或破入第三脑室则出现昏迷加深、瞳孔缩小、去皮质强直等中线症状。

由于丘脑复杂的结构功能与毗邻关系，其临床表现复杂多样。如为小量出血或出血局限于丘脑内侧则症状较轻；丘脑中间腹侧核受累可出现运动性震颤、帕金森综合征表现；累及丘脑底核或纹状体可呈偏身舞蹈－投掷样运动。

3. 脑桥出血

脑桥出血约占全部脑内出血的10%，主要由基底动脉的脑桥支破裂出血引起，出血灶多位于脑桥基底与被盖部之间。

原发性脑桥出血患者中以大量出血型和基底被盖型死亡率最高，但两者之间无明显差异，单侧被盖型死亡率最低。在实际工作中要注意：①技术上采用薄层、小间隔扫描手段；②充分重视患者症状，特别是那些无法用CT特征来解释的脑桥损害症状，必要时可做MRI扫描，以提高小病灶的检出率。

4. 中脑出血

中脑出血罕见，但应用CT及MRI检查并结合临床已可确诊，轻症表现为一侧或双侧动眼神经不全瘫痪或Weber综合征；重症表现为深昏迷，四肢弛缓性瘫痪，可迅速死亡。

5. 小脑内血

小脑内血多由小脑齿状核动脉破裂所致，约占脑出血的10%。自发性小脑出血的常见病因是高血压动脉硬化、脑血管畸形、脑动脉瘤、血液病及应用抗凝药，在成年人高血压动脉硬化是小脑出血的最常见原因，占50%～70%。

发病初期大多意识清楚或有轻度意识障碍，表现眩晕、频繁呕吐、枕部剧烈头痛和平衡障碍等，但无肢体瘫痪是其常见的临床特点；轻症者表现出一侧肢体笨拙、行动不稳、共济失调和眼球震颤，无瘫痪；两眼向病灶对侧凝视，吞咽及发音困难，四肢锥体束征，病侧或对侧瞳孔缩小、对光反应减弱，晚期瞳孔散大，中枢性呼吸障碍，最后枕大孔疝死亡；暴发型则常突然昏迷，在数小时内迅速死亡。如出血量较大，病情迅速进展，发病时或发病后 12～24 小时出现昏迷及脑干受压征象，可有面神经麻痹、两眼凝视病灶对侧、肢体瘫痪及病理反射出现等。

由于小脑的代偿能力较强，小脑出血的临床征象变化多样，缺乏特异性，早期临床诊断较为困难，故临床上遇下列情况应注意小脑出血的可能：①40 岁以上并有高血压症病史；②以眩晕、呕吐、头痛起病；③有眼震、共济失调、脑膜刺激征阳性；④发病后迅速或渐进入昏迷，伴瞳孔缩小、凝视、麻痹、双侧病理征、偏瘫或四肢瘫。

6. 脑叶出血

脑叶出血约占脑出血的 10%，常由脑动静脉畸形、Moyamoya 病、血管淀粉样病变、肿瘤等所致。出血以顶叶最常见，其次为颞叶、枕叶、额叶，也可有多发脑叶出血。常表现头痛、呕吐、脑膜刺激征及出血脑叶的局灶定位症状，如额叶出血可有偏瘫、Broca 失语、摸索等；颞叶可有 Wernicke 失语、精神症状；枕叶可有视野缺损；顶叶可有偏身感觉障碍、空间构象障碍。抽搐较其他部位出血常见，昏迷较少见；部分病例缺乏脑叶的定位症状。

7. 脑室出血

脑室出血占脑出血的 3%～5%，由脑室内脉络丛动脉或室管膜下动脉破裂出血，血液直流入脑室内所致，又称原发性脑室出血。原发性脑室内出血最常见的部位是侧脑室，其次是第三脑室和第四脑室，在中间罕见。目前未见有文献报道透明隔腔（第五脑室）内原发出血。

多数病例为小量脑室出血，常有头痛、呕吐、脑膜刺激征，一般无意识障碍及局灶性神经缺损症状，血性 CSF，酷似蛛网膜下腔出血，可完全恢复，预后良好。大量脑室出血造成脑室铸型或引起急性梗阻性脑积水未及时解除者，其临床过程符合传统描述的脑室出血表现：起病急骤，迅速出现昏迷、频繁呕吐、针尖样瞳孔、眼球分离斜视或浮动、四肢弛缓性瘫痪及去脑强直发作等，病情危笃，预后不良，多在 24 小时内死亡。而大多数原发性脑室出血不具备这些"典型"的表现。

由于原发性脑室出血没有脑实质损害或损害较轻，若无脑积水或及时解除，其预后要比继发性脑室出血好。与继发性脑室出血相比，原发性脑室出血有以下临床特点：高发年龄分布两极化；意识障碍较轻或无；可亚急性或慢性起病；定位体征不明显，即运动障碍轻或缺如，脑神经受累及瞳孔异常少见；多以认识功能障碍或精神症状为常见表现。

五、诊断

1. 病史询问

为了及时地发现和诊断脑出血，详细的病史询问是必不可少的。

（1）对症状的询问：了解发病时间，是白天起病还是晨起发病。如果患者是睡醒后发病，那么发病时间要从最后看似正常的时间算起。如果患者出现瘫痪，要了解瘫痪的发病形式，如是否急性起病，起病的诱因：如病史中有无导致全身血压下降的情况、由坐位或卧位变为直立位后发病等，肢体无力的进展和波动情况，有无麻木、疼痛、肌肉萎缩等伴随症状。如果合并头痛，要询问头痛的性质、部位、发作频率。如果出现眩晕，则要询问有无恶心、呕吐、出汗、耳鸣、听力减退、血压和脉搏的改变，以及发作的诱因和持续时间，以帮助鉴别周围性眩晕和中枢性眩晕。

（2）对既往病史的询问：对于来诊的患者要询问患者的既往病史，如有无高血压、心脏病、糖尿病等相关病史；同时了解患者既往有无类似短暂性脑缺血发作的症状，尤其要注意易被患者忽略的单眼黑矇；如果是中青年女性，还要询问有无避孕药服用史、多次自然流产史。除了个人既往病史以外，还要简要询问患者的家族中有无类似的病史。

2. 体格检查

病史采集完成后，要对患者进行神经系统体格检查和全身检查。对于脑出血患者，除了重要的神经系统检查外，还需着重检查以下几个方面。

（1）双侧颈动脉和桡动脉扪诊：检查双侧动脉搏动是否对称，同时可以初步了解心律是否齐整。

（2）测量双上肢血压。

（3）体表血管听诊：选择钟形听诊器，放在各个动脉在体表的标志。

1）颈动脉听诊区：胸锁乳突肌外缘与甲状软骨连线的交点。

2）椎动脉听诊区：胸锁乳突肌后缘上方，$C_2 \sim C_3$ 横突水平。

3）锁骨下动脉听诊区：锁骨上窝内侧。

4）眼动脉听诊区：嘱患者轻闭双眼，将听诊器放在眼部上方。

3. 结构影像学检查

影像学检查方法包括 CT 和 MRI 成像。随着 CT、MRI 成像技术的不断提高，以及密度分辨力和空间分辨力的进一步完善，CT 和 MRI 已成为脑血管病的主要检查方法之一。

（1）头部 CT 检查：头部 CT 是诊断脑出血的首选检查。急性脑内出血的 CT 检查以平扫为主，一般不需强化检查。急性脑实质内出血在 CT 平扫图像上表现为高密度影，病灶边缘清楚。当血肿破入脑室后常常可以观察到脑室内的血液平面。

（2）头部磁共振成像：超急性期血肿发病 2~3 小时，很难产生异常信号，此时 CT 可显示血肿存在。急性期血肿发病数小时至数天，稍长 T_1、短 T_2。亚急性期血肿发病数天至数月，短 T_1、长 T_2。慢性期血肿发病数月至不定期，长 T_1、短 T_2。

梯度回波序列也称为场回波序列，是非常基本的磁共振成像序列。由于具有许多优点，在各个系统都得到了广泛的应用。发病 6 小时内急性卒中的多中心研究表明，梯度回波 MRI 在发现急性出血方面与 CT 检查一样精确，但在发现慢性出血方面优于 CT。MRI 在发现相关的血管畸形尤其是海绵状血管瘤方面也优于 CT，但是 MRI 并不像

CT 一样适于全部患者。

4. 血管影像学检查

（1）头部 CTA：是一种静脉注射含碘造影剂后，利用计算机三维重建方法合成的无创性血管造影术，可以三维显示颅内血管系统。CTA 对 Willis 环周围 >4mm 的颅内动脉瘤可达到与 DSA 相同的检出率，而且可以明确 DSA 显示不理想的动脉瘤的瘤颈和载瘤动脉的情况。对血栓性动脉瘤的检测 CTA 明显优于 DSA。CTA 对动静脉畸形（AVM）血管团的显示率达 100%，其中供血动脉的显示率为 93.9%，引流静脉的显示率为 87.8%。CTA 对脑动脉狭窄的显示基本达到与 DSA 相同的效果。CTA 是有效的无创伤性血管成像技术，在很大程度上可替代有创性 DSA。

（2）头部 MRA（V）：可以很好地显示颅内大动脉的形态，以及动脉发生病变时的一些侧支循环。

MRA 对正常脑动静脉的显示和对异常血管的显示有很好的效果，除对显示前交通动脉和后交通动脉的敏感性和特异性稍低外，对显示大脑前、中、后动脉、基底动脉和颈内动脉的敏感性和特异性均接近 100%。MRA 可以显示脑 AVM 的供血动脉、血管团和引流静脉，可以显示动静脉瘘的动脉、瘘口的位置和大小、静脉的扩张程度和引流方向。对于 >5mm 的动脉瘤，MRA 的显示率可达 100%，并且结合源图像可以显示那些 DSA 不能显示的有血栓形成的动脉瘤。MRA 对 <5mm 直径的脑动脉瘤漏诊率较高，对发生颅内出血的脑动脉瘤患者 MRA 不能替代常规脑血管造影做介入治疗。MRA 对脑动脉狭窄显示直观，与 DSA 的相关性较好，但当动脉狭窄严重程度达 75% 以上时，有过高评价的倾向。

MRV 对上下静脉窦、直窦、横窦、乙状窦、大脑内和大脑大静脉的显示率达 100%，对岩上窦和岩下窦的显示率也达 85%。MRV 可显示脑静脉血栓的范围、是否完全闭塞和侧支引流的情况等。

（3）颈部 MRA：磁共振对比增强血管三维成像（3DCE－MRA）可从任一角度观察血管的 3D 血管图像。与传统非增强 MRA 相比，该技术与血液的流动增强无关，不需空间予饱和，对平行于扫描平面的血管也能很好显示，因此可通过冠状位激发扫描，显示包括颈部大血管根部至颅内 Willis 环的颈部血管全程。3DCE－MRA 可同时显示两侧头、颈部所有血管的受累情况，即受累血管段及其范围以及狭窄程度或闭塞后侧支循环血管情况。3DCE－MRA 上动脉闭塞表现为动脉血流中断和远端动脉不显影；动脉狭窄表现为动脉腔节段性狭窄，其远端动脉分支减少，或显影差，有的动脉表现为该段动脉血流中断，但其远端动脉仍显影；明显的动脉硬化表现为动脉管腔粗细不均，呈“串珠状”。因此，3DCE－MRA 可为临床血管性病变的筛选检查、制订治疗方案提供依据。

（4）血管造影：数字减影血管造影（DSA）具有很好的空间分辨率，可以显示 0.5mm 的脑血管，清晰显示脑血管各级分支的大小、位置、形态和变异。主要用于需要造影确诊或是否适合介入治疗的脑血管病。DSA 可以用于了解脑动脉狭窄的部位程度，明确脑血栓形成时血管闭塞的部位和动脉溶栓，可以显示颅内动脉瘤的情况，显示 AVM 供血动脉的来源和引流静脉的方向，等，为手术和介入治疗提供详细的资料。

目前认为 DSA 是诊断脑供血动脉狭窄的金标准，同时也是判断狭窄程度的有效方法，为临床治疗提供可靠依据。

血管造影的指征包括出血伴有 SAH（蛛网膜下腔出血）、局部异常钙化影、明显的血管畸形、异常的出血部位等，不明原因的出血，如孤立的脑室出血也需行血管造影。患高血压和深部出血的老年患者尽量避免血管造影检查。行血管造影检查的时间需依据患者病情平衡诊断的需要及外科手术干预的潜在时间。脑疝患者在血管造影检查前需紧急手术，病情稳定的动脉瘤或血管畸形的患者在任何干预之前应行血管造影检查。

5. 头部 CT 灌注影像

头部 CT 灌注影像（CT perfusion imaging）是脑功能成像方法之一，通过研究脑组织的血流灌注状态以及组织血管化程度来揭示脑组织的病理解剖和病理生理改变的一种检查手段。

CT 灌注成像是临床脑出血周围组织损伤研究较为理想的方法，一次检查可同时产生有关血肿体积的解剖学信息，以及有关血肿周围组织脑血流动力学变化的功能信息。CT 灌注成像空间分辨率高，成像速度快，可对血肿周围组织脑血流动力学参数进行定量测量，有助于脑出血患者个体化救治和预后评估。

在 CT 灌注成像所用的参数中，TTP（对比剂峰值时间）较为敏感，所有被观察对象均清晰地显示出血肿周围 TTP 延长区，TTP 持续延长提示由血肿占位效应引起的脑微循环障碍在脑内出血慢性期可依然存在。MTT（对比剂平均通过时间）可以敏感地显示出血管远端局部灌注压的降低，对脑组织灌注异常具有良好的预测性。rCBF（局部脑血流流量）和 rCBV（局部脑血流容量）可以准确地反映出脑出血后血肿周围组织的灌注状态，对于判断血肿周围组织缺血性损伤有重要的价值。

6. 实验室检查

脑出血患者常规实验室检查包括血常规、电解质、BUN（血尿素氮）、肌酐、血糖、心电图、X 线胸片、凝血功能，青中年患者应行药物筛查排除可卡因的应用，育龄女性应行妊娠试验。

血糖升高可能是机体的应激反应或脑出血严重性的反应。华法林的应用，反映在凝血酶原时间或国际标准化比值（INR）的升高，是血肿扩大的一个危险因素（OR = 6.2），且较未应用华法林患者血肿扩大的持续时间长。

近来研究表明，检测血清生物学标志物有助于判断 ICH 患者的预后，且能提供病理生理学线索。金属蛋白酶是降解细胞外基质的酶，脑出血发生后此酶被炎症因子激活。脑出血发生 24 小时后基质金属蛋白酶 - 9（MIP - 9）水平与血肿相关，而 IMP - 3 在卒中发生后的 24 ~ 48 小时与死亡相关，两者的水平与残腔体积相关。细胞纤维连接蛋白（c - Fn）是一种糖蛋白，具有黏附血小板至纤维蛋白的作用，是血管损伤的标志。一项研究表明：c - Fn 高于 $6\mu g/ml$ 或 IL - 6 高于 $24\mu g/ml$ 与血肿扩大独立相关。另一项研究表明，肿瘤坏死因子 - α（TNF - α）与血肿周围水肿相关，而谷氨酸盐水平则与血肿的残腔体积相关。这些血清标志物的临床应用需要进一步研究。

六、鉴别诊断

（1）壳核、丘脑及脑叶的高血压性脑出血与脑梗死难以鉴别。在某种程度上，严重的头痛、恶心、呕吐，以及意识障碍可能是发生脑出血的有用线索，CT 检查可以识别病变。脑干卒中或小脑梗死可似小脑出血，CT 扫描或 MRI 是最有用的诊断方法。

（2）外伤性脑出血是闭合性头部外伤的常见后果。这类出血可发生于受冲击处颅骨下或冲击直接相对的部位（对冲伤），最常见的部位是额极和颞极。外伤史可提供诊断线索。外伤性脑出血的 CT 扫描表现可延迟至伤后 24 小时显影，MRI 可早期发现异常。

（3）突然发病、迅速陷入昏迷的脑出血患者须与全身性中毒（酒精、药物、CO）及代谢性疾病（糖尿病、低血糖、肝性昏迷、尿毒症）鉴别，病史、相关实验室检查和头部 CT 检查可提供诊断线索。

（4）急性周围性前庭病可引起恶心、呕吐及步态共济失调等症与小脑出血极为相似。然而，发病时严重头痛、意识障碍、血压升高或高龄等均强烈支持为小脑出血。

七、治疗

脑出血病情凶险，经常有血压和颅内压升高，经常需要气管插管和辅助通气，所以脑出血患者的监测与管理应在重症监护室进行。

需要监测神经功能状态、脉搏、血压、体温和氧饱和度。氧饱和度 <95%，需要吸氧；意识水平下降或气道阻塞时，应进行气道支持和辅助通气。

1. 血压的管理

脑出血的急性期血压会明显升高，血压的升高会加剧脑出血量，增加死亡风险、神经功能恶化及残疾率，因此血压的控制尤为重要。脑出血急性期后，如无明显禁忌，建议良好控制血压，尤其对于出血位于高血压性血管病变部位者。脑出血急性期后，推荐的血压控制目标是 <140/90mmHg，合并糖尿病和慢性肾损害者 <130/80mmHg。脑出血急性期高血压的药物治疗，推荐的一线降压药物为口服卡托普利（captopril，6.25~12.5mg），但是其作用短暂，且降压迅速。静脉用药的一线选择为半衰期短的降压药物。在美国和加拿大推荐使用静脉注射拉贝洛尔（labetalol），或者盐酸艾司洛尔（esmolol）、尼卡地平（nicardipin）、依那普利（enalapril）。静脉注射乌拉地尔（urapidil）的应用也日益广泛。最后，必要时应用硝普钠（nitroprusside），但是其主要不良反应有反射性心动过速、冠状动脉缺血、抗血小板活性、增高颅内压和降低脑灌注压。静脉注射治疗高血压需要对血压进行连续监测。

2. 血糖的管理

在脑出血后最初 24 小时内持续高血糖（ >140mg/dl）提示预后不良。血清葡萄糖 >185mg/dl 时，建议静脉滴注胰岛素治疗，并密切监测血糖浓度并调整胰岛素剂量，以避免发生低血糖。

3. 颅内压增高的治疗

颅内压增高、脑水肿和血肿占位效应都会使脑出血后的致残率和死亡率升高。对于怀疑颅内压增高和意识水平持续下降的患者，需要进行连续有创颅内压监测，但是其应用价值是否优于临床和放射学监测仍未被证实。

对于脑出血后颅内压增高的治疗应当是一个平衡和逐步的过程。抬高床头、镇痛和镇静、渗透性利尿药（甘露醇和高张盐水）、经脑室导管引流脑脊液、过度通气，目前仍不推荐使用类固醇激素。同步监测颅内压和血压，以使脑灌注压 > 70mmHg。

4. 脑出血并发症预防和治疗

病情不严重的患者采取措施预防亚急性并发症，如吸入性肺炎、深静脉血栓形成和压力性溃疡等。脑出血患者临床稳定后，应进行早期活动和康复治疗。

发热：查找感染证据。治疗发热源，给发热的患者使用退热药以降低体温。

控制感染：应用适当的抗生素治疗脑出血后感染。不建议预防性应用抗生素。

预防深静脉血栓形成：有轻偏瘫或偏瘫患者使用间歇充气加压装置预防静脉血栓栓塞。如果脑出血停止，发病 3 ~ 4 天后，可以考虑给偏瘫患者皮下注射低剂量低分子肝素或普通肝素治疗。

痫性发作：脑出血患者有临床痫性发作时，给予适当抗癫痫药物治疗；脑叶出血的患者在发病后立即短期预防性应用抗癫痫药，可能降低其早期痫性发作的风险。

5. 治疗凝血异常和纤维蛋白溶解引起的脑出血

使用鱼精蛋白逆转肝素引起的脑出血；华法林引起的脑出血，静脉给予维生素 K 以逆转华法林的效应，并给予凝血因子替代治疗；溶栓引起的脑出血使用凝血因子和血小板替代。合并严重凝血因子缺陷或严重血小板减少的患者，应该适当补充凝血因子或输注血小板。

6. 脑出血的外科治疗

外科治疗的意义：对于大多数脑出血患者而言，手术的作用尚不确定；对于有手术指征的脑出血患者，血肿的清除减少了血肿量，降低颅内压，提高了受损半球的灌注压及减少神经细胞毒性水肿。

外科治疗指征：小脑出血伴神经功能继续恶化或脑干受压或脑室梗阻引起脑积水，应尽快手术清除血肿；脑叶出血超过 30ml 且血肿距皮质表面 1cm 以内者，可以考虑血肿清除术。

手术时机：超早期开颅术能改善功能结局或降低死亡率。极早期开颅术可能使再出血的风险加大。严密监测病情，及时进行手术评估。

八、预后

脑出血急性期的死亡率为 35% ~ 52%，脑出血的预后与血肿的大小，GCS 评分、脑水肿、破入脑室、出血部位、中线移位、意识水平、年龄、发热、高血糖及血压等相关。脑出血的 10 年存活率约为 24.1%。

九、康复

多数脑出血患者会发生功能残疾，因此所有的 ICH 患者都应当接受多方面的康复训练。如果可能的话，康复应该尽早开始并于出院后在社区继续进行，并形成良好协作的项目以实现早期出院和以家庭为基础的康复促进恢复。

第五节　蛛网膜下腔出血

一、概述

蛛网膜下腔出血（subarachnoid hemorrhage，SAH）是指脑底部或脑表面血管破裂后，血液流入蛛网膜下腔引起相应临床症状的一种卒中，又称原发性蛛网膜下腔出血。继发性蛛网膜下腔出血指脑实质内出血、脑室出血、硬膜外或硬膜下血管破裂流入蛛网膜下腔者。本文仅论述原发性蛛网膜下腔出血。

该病症状严重程度与出血的速度、持续时间以及出血量有关。动脉瘤的破裂引起动脉内的血液在压力作用下进入蛛网膜下腔。颅内压的突然增高可暂时抑制活动性出血，并引起严重头痛及呕吐。血液的缓慢渗出引起颅内压缓慢增高。蛛网膜下腔中的血液会刺激脑膜，导致头痛、畏光以及颈强。由于颅内压增高和脑膜受刺激，SAH 患者会出现意识混乱、躁动以及一过性或持续的意识水平下降。

蛛网膜下腔出血虽然只占脑卒中的 5%，但该病的发病年龄较轻，在所有卒中造成的减寿中，它占了 1/4 以上。动脉瘤性蛛网膜下腔出血的死亡率约为 50%。有 10% ~ 15% 的蛛网膜下腔出血患者死在家中或转运途中。大部分患者死于再出血，所以治疗首要的目的是闭塞动脉瘤。患者入院时一般情况较差，可能由多种原因造成，包括最初的出血、再出血形成血肿、急性脑积水或大面积的脑缺血。

二、病因与发病机制

1. 颅内动脉瘤

大约 85% 的蛛网膜下腔出血是由脑基底部囊状动脉瘤引起的。这类动脉瘤不是先天就有的，而是后天形成的。在某些病例身上，动脉瘤有其特殊的病因，例如创伤、感染或结缔组织病。囊状动脉瘤多发生在动脉分叉处，通常在位于脑底面，所以动脉瘤不是在 Wills 环本身，就是位于 Wills 环附近的分叉部位。大多数颅内动脉瘤不会破裂。随着动脉瘤的增大，破裂的风险也增加，但临床上常见的绝大多数破裂的动脉瘤较小，尤其是 <1cm；对此的解释是 90% 的动脉瘤较小，在这么多动脉瘤中，只要有一小部分发生破裂，其数量就会远远超过体积大的动脉瘤。对于蛛网膜下腔出血来说，可改变的危险因素包括高血压、吸烟、酗酒。目前不能完全解释囊状动脉瘤的起源、增大以及破裂的过程。正常的颅内动脉是由胶原组成的外膜、中间的肌层以及含有内皮细胞的内膜组成的。颅内动脉没有外弹力层，并且位于蛛网膜下腔中，周围缺乏支撑组织。关于动脉壁破坏的理论主要有以下几种：先天及基因的异常会导致动脉中层的缺陷，高血压及动脉粥样硬化引起的退行性变会改变血管壁的结构，动脉炎性增生，

局部内弹力层的退化。一些学者强调动脉中层的先天缺陷导致动脉瘤产生。中层缺失肌性物质是导致缺陷的最常见原因。这种情况在动脉分叉处更容易发生。一些有颅内动脉瘤的患者Ⅲ型胶原产生量降低。同时人们还发现远离动脉瘤的动脉壁出现细胞外基质的结构蛋白异常。上述危险因素可使发病风险增加1倍。2/3患者有这些可改变的危险因素，而基因因素只占1/10。在有阳性蛛网膜下腔出血家族史的患者，患病的平均年龄要比散发病例早。然而，由于家族性蛛网膜下腔出血只占10%，所以体积大的、多发的动脉瘤更多地出现在散发病例中。在家族性蛛网膜下腔出血的患者之中，基因是很重要的因素。虽然对候选基因的认识还很不够，但可以确定的是，这其中包括了编码细胞外基质的基因。在常染色体显性多囊肾病的患者中，颅内动脉瘤出现的机会大约为10%，但是这一部分患者只占所有蛛网膜下腔出血患者总数的1%。虽然突然增加的动脉跨壁压突然增大是动脉瘤破裂的重要原因，但引起动脉瘤破裂的因素是很复杂的。据报道在膜下出血之前有20%的患者存在过度用力（如剧烈体力活动、性交等），但没有证据表明它们是必要条件。

动脉瘤多位于动脉分叉处。动脉分支处形成的发育不全的小分支及动脉主干锐角发出的分支处特别容易形成动脉瘤。大约90%的动脉瘤位于前循环。常见的前循环好发部位包括：①两侧前交通动脉（AComA）连接处及与大脑前动脉（ACA）连接处；②大脑中动脉（MCA）分叉处；③颈内动脉（ICA）与眼动脉、后交通动脉（PComA）、脉络膜前动脉（AChA）及MCA连接处。基底动脉尖及椎动脉颅内段（特别是小脑后下动脉起始处）为后循环中最常见的部位。

2. 非动脉瘤性中脑周围出血

临床常见的蛛网膜下腔出血病因，约占10%。这种蛛网膜下腔出血的危害性相对于动脉瘤性来说要小，目前出血原因尚不十分清楚，据推测是中脑周围的小静脉破裂所致出血。出血一般集中于中脑周围的脑池中。通常情况下，出血的中心位于中脑或脑桥的前面，但是有些患者的血局限于四叠体池。该类出血不会扩展到外侧裂，也不会扩展到纵裂的前部。某些情况下，血液会沉积在脑室系统，但是仅有脑室内出血或出血扩展到脑实质提示存在其他原因。确定该病因一是根据CT显示血液在蛛网膜下腔中的分布情况，二是血管造影（DSA）没有发现动脉瘤。值得我们注意的是：中脑周围出血并非全都是非动脉瘤性中脑周围出血。每20~40个此类患者中就有一个是基底动脉或椎动脉的动脉瘤破裂。高质量的CT血管造影就可有助于排除这种情况。CT对诊断有较重要的意义，当血管造影没有发现动脉瘤，而CT显示的出血范围超过了上述范围，就要高度警惕动脉瘤的存在，可以加做CTA，或在患者病情稳定后再次复查DSA。天坛医院一般会建议患者3个月后再次复查造影，若还没有发现动脉瘤，就可以基本排除存在动脉瘤的可能。有研究表明，第2次造影的阳性率比第3次的要高，也就是说，第2次没有发现动脉瘤，再进行血管造影的意义也不大了。

与动脉瘤性蛛网膜下腔出血相比，这类出血"突然"发生的头痛往往是逐渐加重的（在数分钟之内而非数秒内），并且患者在入院时一般是清醒的；少数患者有轻微的失定向。目前，尚无肯定证据表明该类出血会引起迟发性脑缺血。只有脑积水是早期并发症。引起出血的原因尚不明确。由于患者预后良好，所以很少能获得尸检结果进行病因学研究。临床症状轻微、头 CT 上发现血液沉积较局限，脑血管造影正常都不支持存在动脉瘤，事实上，这种出血不支持所有的动脉源性的出血。相反，脑桥前或脚间池的静脉破裂可能是出血来源。另一个支持该理论的间接证据是这部分患者的中脑周围静脉经常直接注入硬脑膜窦，而不是 Galen 静脉，这也可以起到病因提示作用。

3. 动脉夹层

动脉夹层虽然不是蛛网膜下腔出血的主要病因，但在临床工作中还是要考虑到的，后循环动脉瘤夹层动脉瘤再出血的死亡率也非常高。一般来说在颈动脉系统发生夹层的机会大于椎基底动脉系统，但是由动脉夹层所引起的蛛网膜下腔出血绝大多数发生于椎动脉。目前尚无关于动脉夹层在所有蛛网膜下腔出血病因中所占比例的数据。椎动脉夹层造成的蛛网膜下腔出血伴随的神经功能缺损主要是舌咽神经及迷走神经的麻痹（外膜下夹层）或 Wallenberg 综合征。有 30% ~ 70% 的患者会出现再出血。再出血的时间短则数小时，长则数周。大约 50% 的此类再出血会导致死亡。与椎动脉夹层相比，颈内动脉颅内段或其分支的夹层引起的蛛网膜下腔出血要少见得多。主要累及颈内动脉末端、大脑中动脉及大脑前动脉。

4. 脑内动静脉畸形（AVM）

脑凸面的蛛网膜下腔出血可能是由脑表面的 AVM 引起的，但是只有不到 5% AVM 破裂的积血仅局限在蛛网膜下腔之中。由于 AVM 内的血流量大，对动脉壁产生较大的张力，所以 10% ~ 20% 的 AVM 供血动脉会出现囊状动脉瘤。这部分患者一旦发生出血，往往是由于动脉瘤破裂，只有少数情况是由血管畸形本身所引起的。所以破裂动脉瘤所在的位置不是典型的囊状动脉的位置（位于 Willis 环），并且出血更多破入脑实质，而不是蛛网膜下腔。

5. 脓毒性动脉瘤

感染组织碎片通过血流可以进入脑内动脉壁，引起动脉瘤性扩张。过去所说的"真菌性动脉瘤"仅指真菌感染后引起的动脉瘤，但这一概念应该停止使用；细菌性心内膜炎造成的脓毒性动脉瘤较曲霉菌性动脉瘤更加常见。大多数感染性心内膜炎造成的卒中是出血性脑梗死或脑实质出血，而不是蛛网膜下腔出血。感染性心内膜炎引起的动脉瘤大多位于大脑中动脉分支的远端，但是仍有 10% 位于动脉近端。大多数情况下脓毒性动脉瘤引起脑内血肿，但是还可在 CT 上表现为脑基底部出血，非常类似于囊状动脉瘤破裂。此类动脉瘤也会发生再出血。一般情况下，患者先出现感染性心瓣膜炎的临床症状及体征，再出现蛛网膜下腔出血，但也有以脓毒性动脉瘤破裂为最初表现的感染性心内膜炎。可以使用外科手术夹闭或介入方法处理脓毒性动脉瘤，也有通过足量的抗生素进行治疗的报道。

6. 垂体卒中

垂体肿瘤引起组织坏死时累及垂体动脉，会引起动脉性出血。有一些因素参与垂体肿瘤的出血性梗死，如妊娠、颅内压增高、抗凝治疗、血管造影以及应用促性腺激素释放激素。垂体卒中的最初表现是突发的严重头痛，伴或不伴恶心、呕吐、颈强直或意识水平下降。垂体卒中的特征性表现是突发的视力下降。由于出血会压迫海绵窦内的动眼、滑车及展神经，所以大多数患者还会出现眼球运动障碍。头 CT 或 MRI 可以发现出血来自垂体窝，并且还可发现大部分垂体腺瘤。

7. 其他

其他少见病因还有可卡因滥用、使用抗凝药物、链状细胞病、CNS 表面铁沉着症，以及无法确定病因的蛛网膜下腔出血。

三、临床表现

1. 头痛

颅内囊状动脉瘤常常有危险性渗漏或称"前哨出血"——动脉瘤出现微小裂痕，血压增高时出血进入蛛网膜下腔，但出血只持续数秒。患者突然出现严重头痛，往往是枕部或颈部持续性疼痛。头痛往往持续 48 小时甚至更长时间。与偏头痛最大不同是患者出现突发头痛，且持续时间更长。在头痛强度达到最大之前只有短短几秒钟时间。头痛发生的同时往往伴有呕吐和活动的停止以及意识水平的降低。另一方面，偏头痛常常是搏动性的，疼痛在数分钟到数小时达到高峰。偏头痛伴随的恶心、呕吐通常只持续一段时间。前哨头痛往往持续数天至 1 周，在这期间，患者很少能从事正常活动。前哨出血经常被误诊为偏头痛、流感、高血压脑病、无菌性脑膜炎、颈部劳损，甚至胃肠炎。头痛、疲劳及呕吐很容易被误诊为食物中毒或急性胃肠功能紊乱。

2. 神经系统症状及体征

动脉瘤可以表现为邻近脑组织或脑神经受压。巨大动脉瘤尤其容易出现局部占位效应导致的症状及体征。巨大大脑中动脉瘤可引起癫痫、偏瘫或失语。颈内动脉颅内段（ICA）与后交通动脉（PCA）连接处的动脉瘤或小脑上动脉（SCA）的动脉瘤可压迫第Ⅲ对脑神经。巨大的 SCA 动脉瘤可压迫中脑的锥体束产生引起对侧偏瘫（Weber综合征）。动脉瘤的占位效应可引起展神经麻痹。在海绵窦内，动脉瘤可压迫第Ⅵ、Ⅳ或第Ⅲ对脑神经，产生眼肌麻痹。基底动脉分叉处向前生长的动脉瘤可类似垂体肿瘤，引起视野缺损及垂体功能减退。基底动脉分叉处垂直生长的动脉瘤可产生遗忘综合征，合并第Ⅲ对脑神经麻痹、球部症状及四肢轻瘫。前交通动脉瘤患者出现下肢无力、谵妄以及双侧 Babinski 征阳性。大脑中动脉瘤出现失语、轻偏瘫以及病感缺失。大脑后动脉瘤出现同向性偏盲。眼动脉动脉瘤出现单眼视力障碍。

动脉瘤内可以形成栓子、脱离并栓塞远端动脉，引起卒中。Fisher 及同事报道了 7 例由局部脑缺血造成的一过性神经功能缺损。这些患者都有囊状动脉瘤，可以解释症状，并且没有发现其他栓子来源。这些动脉瘤内的栓子脱落后堵塞了远端动脉。Sutherland 等发现巨大动脉瘤内存积有血小板，进一步肯定了这种栓塞的假说。

短暂性意识丧失是由动脉血突然进入蛛网膜下腔导致颅内压（ICP）迅速增高所致。ICP 增高，出血进入视神经鞘中以及视网膜中心静脉压力增高会引起视网膜出血，通常出血位于玻璃体下。这种出血表现为从视盘向视网膜扩散的大面积出血。视盘水肿出现的比较晚。同侧或双侧的展神经麻痹同样很常见，反映了 ICP 增高。

四、诊断

1. 临床症状

突发头痛是蛛网膜下腔出血最有特征的临床症状，常被患者描述为一生中最为严重的头痛。此外，还可有颈强直、颈部疼痛、畏光、恶心、呕吐、意识丧失及痫性发作。虽然动脉瘤破裂多发生在运动或用力时，但实际上蛛网膜下腔出血可在任何情况下发生，包括睡眠。蛛网膜下腔出血的最初误诊率高达15%，所以那些症状轻微的患者风险最大。迅速识别和诊断蛛网膜下腔出血是非常重要的。蛛网膜下腔出血患者需要着重询问年龄、起病形式、发作的时间、发病时的症状及其他危险因素。

2. 体格检查

（1）脑膜刺激征：可以为诊断提供依据，但不能提示疾病的严重程度，也不提示预后。

（2）神经系统检查：患者的意识水平、神经功能缺损的评价是临床评定的重点，直接影响治疗方式的选择。

3. 辅助检查

（1）CT：怀疑蛛网膜下腔出血时首先做头CT检查，基底池中会出现广泛的高密度影。是否能发现出血依赖于蛛网膜下腔中的血量、检查距离发病的时间、仪器的分辨率及影像科医师的技术。发病第1天，CT可以发现95%以上蛛网膜下腔出血患者蛛网膜下腔中有血液沉积，但是在接下来的几天中，随着脑脊液循环，血液被清除，阳性率逐渐降低。颅内动脉瘤破裂造成的出血可能不仅仅局限在蛛网膜池中，它们还可能在脑实质中、脑室中破裂，有时还会出现在硬膜下隙。出血的模式通常提示动脉瘤的位置，但有时并不准确。前交通动脉（AComA）瘤破裂往往出现脑底部额叶下区域的出血，出血可扩散至前纵裂及胼胝体周池，通常会伴有额叶血肿或从终板到透明隔的中线部位血肿。出血还容易进入侧脑室。一侧颞叶血肿或聚集在外侧裂中的血压通常提示MCA动脉瘤。同是颅内血肿，其位置也可提示裂破动脉瘤的位置，这比单纯依赖出血位于蛛网膜池中的位置来判断更加准确。有时CT也会得出假阳性结果，尤其是弥漫性脑水肿的患者。这是因为脑水肿时蛛网膜下腔中的血管充血可造成蛛网膜下腔高密度影。由于少量的蛛网膜下腔中的血液很易被忽视，所以应该仔细阅读CT片。即使仔细阅片后仍然没有发现血液，也不能排除动脉瘤性蛛网膜下腔出血。就算在出血后12小时之内进行检查，使用先进的CT设备，仍有2%的假阴性。CT显示正常不能排除SAH；如果出血量少，CT往往发现不了出血，尤其是CT在24~72小时以后才进行。

（2）MRI：由于CT对于疑似蛛网膜下腔出血诊断的实用性及可操作性较高，所以很少有关于急性期使用MRI的研究。MRI的操作不如CT方便，并且躁动的患者，如果不接受麻醉，不能接受MRI检查，这都限制了MRI应用于蛛网膜下腔出血。MRI在显示急性期蛛网膜下腔出血时没有CT敏感，但是血管畸形，尤其是海绵状血管瘤通常在MRI上显示清晰，为边界清晰的混杂信号。然而，这些有限的数据表明在发病最初的数小时及数天内，质子像及FLAIR像与CT一样敏感。并且，在蛛网膜下腔出血发病数天到 40 天时，MRI 发现血液的阳性率要优于 CT，此时，FLAIR 像及 T_2 像成为最敏感的检查技术。

（3）腰穿：仍然是对那些有明确病史，但脑影像学检查阴性时必不可少的排除性检查。不能匆忙决定进行腰穿，也不能在不了解病情的情况下进行。一小部分患者（约 3%）出现突然头痛，但是 12 小时之内的头 CT 扫描正常，这部分患者脑脊液中可检出血红蛋白，随后的脑血管造影可明确诊断。因此，对任何突然出现头痛，而 CT 扫描正常的患者，应进行腰穿查脑脊液及测压。一旦决定进行腰穿，第 1 条规则就是至少要等到发病后 6 小时（最好 12 小时）进行。这是因为，如果过早采集脑脊液，就会得到血性脑脊液，很难区分这些血是真正由蛛网膜下腔出血引起的，还是由穿刺损伤造成的。如果是蛛网膜下腔出血，在这段时间内脑脊液中的红细胞会降解生成胆红素。脑脊液阳性结果可持续至少两周。三管试验（连续留取的脑脊液中红细胞的数量逐渐下降）是不可靠的。血性脑脊液留取后要立即离心，否则在试管中氧合血红蛋白会继续形成。蛛网膜下腔出血后脑脊液主要变化特点：①大量红细胞，第 1 管和最后 1 管中细胞数基本没有变化；②出血 4～5 小时上清液呈浅粉红色；③由于含铁血红素降解，离心后上清液深黄色（黄变）；④蛋白含量增加；⑤测压力增高；⑥脑脊液糖正常。

如果脑脊液清澈透明，就应该测定压力，这是因为突发头痛可能是颅内静脉血栓形成造成的。相反，脑脊液压力低说明存在自发性低颅压。因为脑膜炎（尤其是肺炎球菌脑膜炎）也可以表为急性发病即使脑脊液清澈，所以应该进行细菌培养。如果上清液是黄色的，蛛网膜下腔出血的诊断基本可以成立了。分光光度计法对 CT 阴性的可疑蛛网膜下腔出血的敏感性及特异性并不是很高，不足以作为确诊性诊断方法，但它仍旧是目前可用的方法。

（4）数字剪影血管造影（DSA）：DSA 不仅可以发现蛛网膜下腔出血患者颅内一个或多个动脉瘤，还可以帮助确定动脉瘤与邻近动脉之间的解剖位置关系，有助于选择最佳治疗方案（填塞或夹闭）。对蛛网膜下腔出血的患者中，应当进行选择性脑血管造影，以明确动脉瘤的存在和解剖特点。

发现动脉瘤的金标准是传统的血管造影（DSA），但是这项检查耗时长且有创。研究发现蛛网膜下腔出血患者接受导管造影后的近期或远期并发症发生率为 1.8%，术中动脉瘤再破裂的风险为 1%～2%。动脉造影后 6 小时内的破裂发生率为 5%。

由于血管痉挛是蛛网膜下腔出血的严重并发症之一，且出血后 3～5 天开始出现，6～8 天达到高峰，持续 2～3 周，所以我们提倡 3 天之内进行血管造影检查，尽早发现并及时处理动脉瘤。这样做的好处不仅是为了早期处理动脉瘤，防止再出血的发生，同时在成功闭塞动脉瘤后，可以给予患者适度的扩容治疗；更为重要的是，严重血管痉挛可能使载瘤动脉显影不清，造影假阴性结果。

（5）MRA 及 CTA：MR 血管造影（MRA）及 CT 血管造影（CTA）也用于蛛网膜下腔出血的临床评价。MRA 比较安全，但由于急性期的患者通常比较躁动或需要重症监护，所以急性期并不合适。研究表明，MRA 发现患者至少 1 个动脉瘤的敏感性为

69% ~ 100%。

CTA 是以螺旋 CT 技术为基础的。普通平扫 CT 确立蛛网膜下腔出血诊断后，就可立即获得 CTA。由于不需要使用动脉内导管技术，检查的创伤是很小的。与 MRA 相比，CTA 检查具有放射性，需要注射碘造影剂进行增强，但对那些病情危重的患者来说，该检查更易进行。数据在 1 分钟之内即可获得，经过后处理技术，可以产生类似血管造影的图像。最实用的技术是电影轴位显像加兴趣区的 MIP（最大强度投射）。另外，由 CTA 获得的 MIP 可以在计算机屏幕上，在不同角度进行转动，这一点较传统血管造影有很大优势。CTA 的敏感性（与导管造影相比）为 85% ~ 98%。另一方面，由于成像原理不同，CTA 还可发现传统血管造影所不能发现的动脉瘤。CTA 越来越多地用于发现破裂的动脉瘤，它已成为一项成熟的检查技术。毫无疑问，导管造影术仍然是术前评价脑动脉瘤的方法，CTA 及 MRA 仍然在不断改进。此外，对于 CT 上提示为后循环动脉瘤出血的患者，必须对两侧椎动脉造影后才能排除非动脉瘤，这是因为仅仅进行单侧椎动脉造影可能会漏掉小脑前下动脉或其他椎动脉分支上的动脉瘤。对可疑动脉瘤处进行三维成像（3D）可以发现常规方法不能发现的动脉瘤。当传统的血管造影不能及时进行时，可以考虑 MRA 和 CTA。

（6）TCD（经颅多普勒超声）：是监测脑血流动力学的一项良好的检查手段。TCD 可发现颅内血管起始段血流速度增快。这些血管包括颈内动脉、大脑中动脉、大脑前动脉、大脑后动脉、椎动脉以及基底动脉。动脉管腔的减小可引起血流速度的增快。事实上，几乎所有 SAH 患者在发病后，脑底部的血管都会出现血流速度的增快，并且增快的程度和水平与血管痉挛所致临床表现的恶化及迟发型缺血有关。血流速度 > 120cm/s 与造影显示的轻中度血管痉挛有关，> 200cm/s 时，提示严重血管痉挛。但是，有些患者的血流速度超过 200cm/s，都没有出现血管痉挛症状。所以，假阳性率还是较高的。Vora 等认为，只有在 MCA 血流速度较低（< 120cm/s）或极高（> 200cm/s）时，阴性预测值为 94%，阳性预测值为 87%（相对于血管造影或症状性血管痉挛来说）。他们认为中等程度的血流速度增高预测价值较小，不易区分。另外，该研究表明三高治疗在不引起血管痉挛的情况下也会使血流速度增快。一项回顾性研究比较了 TCD 的血流速度与氙 CT 测得的 CBF 之间的关系，以 31ml/（mg · min）作为 CBF 下降的界点。研究发现局部 CBF 增大时，TCD 记录到的血流速度较大。这些数据表明，近端血管的血流速度增加与血管反应性减小的血管血流速度增加有关。因此，血流速度的增加可能表示血流量代偿性增大，不一定意味着严重失代偿。不论是近端血管，还是远端血管的痉挛，没有发现血流速度代偿性增快。由此，产生了假阴性结果。Okada 等比较了 TCD 与血管造影及脑循环时间。结果发现，TCD 在 MCA 与血管造影相比，诊断血管痉挛的敏感性为 84%，特异性为 89%。虽然 TCD 可能提示血管痉挛的发生，但 TCD 本身并不准确，这项技术的准确与否非常依赖于操作者的技术水平。

（7）其他影像学技术：单光子发射计算机扫描（SPECT）可以显示局部脑血流量的降低，也是一种有效的监测血管痉挛的方法。局部低灌注与 SAH 患者血管痉挛及迟发型脑梗死相关性良好。氙 – CT 也可以定量显示局部脑血流。MR 弥散及灌注显像可以显示梗死区域和低灌注区域。以上这些技术及 CT 灌注扫描可能是监测 SAH 患者的有效方法。

五、鉴别诊断

主要是病因鉴别，非动脉瘤性蛛网膜下腔出血，参考"病因与发病机制"。当血管造影没有发现动脉瘤，需要考虑以下疾病及情况。

（1）继发于隐匿颅脑创伤的蛛网膜下腔出血。

（2）血液系统疾病及镰状细胞病。

（3）未显影的动静脉畸形或太小的动脉瘤。

（4）破裂动脉瘤内血栓形成。

（5）脑表面非动脉瘤性动脉出血。

（6）硬脑膜动静脉畸形。

（7）脊髓动静脉畸形。

（8）脑静脉及硬脑膜窦血栓形成。

（9）颅内动脉夹层。

（10）脑淀粉样血管病。

（11）可卡因滥用。

（12）垂体卒中。

（13）血管炎（尤其是结节性多动脉炎及 Wegener 肉芽肿）。

六、动脉瘤性蛛网膜下腔出血治疗

1. 蛛网膜下腔出血的治疗总原则

包括一般内科治疗及特殊治疗（表 9 – 13）。

（1）护理：连续观察（格拉斯哥昏迷评分 GCS、体温、ECG 监测、瞳孔、局灶性神经功能缺损）。

（2）血压：除非血压极高，否则不要处理高血压。极高血压的界定要根据患者的个体情况来界定，考虑患者年龄、蛛网膜下腔出血发生之前的血压水平及心脏情况。

（3）液体及电解质：建立静脉通道，输液量从 3L/d 开始（等张生理盐水）；放置导尿管；发热时适当补充液体，维持正常血容量；每天至少查 1 次电解质、血糖及白细胞计数。

（4）充分镇痛：对乙酰氨基酚（扑热息痛）500mg 每 3 ~ 4 小时 1 次；在动脉瘤处理之前避免使用阿司匹林，对于严重疼痛，可使用可待因等药物。

（5）预防深静脉血栓形成及肺栓塞：弹性袜或气囊间歇压迫装置，或两者联合使用。

表 9 - 13　蛛网膜下腔出血患者的特殊治疗

治疗项目	证据水平
预防再出血	
抗纤溶药物预防继发性脑缺血	系统综述及另外一个临床试验发现该药可降低再出血风险，但不能改善临床结局
硫酸镁	系统综述表明可以改善临床结局
抗栓治疗	系统综述表现有改善临床结局的倾向
他汀类药物	系统综述表明有改善临床结局的倾向，但可导致更多的出血性并发症
腰穿脑脊液引流	两个小校板 RCT 表明该治疗对治疗中期结局有较好影响，但没有大样本 RCT
脑池内注射纤溶药物	没有 RCT 进行
治疗继发性缺血	两个小样本 RCT 发现其对治疗中期结局有较好影响，但不能改善临床结局
诱导性高血压	
扩容	没有 RCT 进行；只有病例报告及观察性研究，得出了相反的结论
经皮腔内血管成形术	没有 RCT；只有病例报告及观察性研究，得出了相反的结论
其他并发症治疗	
抗癫痫药物	没有证据表明预防性抗癫痫治疗可以降低癫痫的发生率或改善患者结局；观察性试验表明抗癫痫治疗的结局更差
皮质类固醇激素	几个小样本 RCT 没能发现其可改善临床结局，但其可增加高血糖的风险
低分子肝素/肝素类似物	RCT 没能显示该治疗可改善总体结局，但其可增加颅内出血并发症的风险

2. 蛛网膜下腔出血的急诊治疗流程（表 9 - 14）

如果患者适合进行动脉瘤填塞术，接受该手术，且一般情况较好，可在全脑血管造影术后立即进行动脉瘤填塞术。如果患者不适合接受动脉瘤填塞术，且一般情况较好，可尽快行神经外科开颅手术。动脉瘤填塞术或开颅术应在明确诊断后尽快进行，选择在 72 小时内实施手术的主要原因是防止血管痉挛和降低再出血风险。研究表明，发病后 3~5 天开始出现血管痉挛。脑血管痉挛不但会导致患者神经功能恶化，还会影响血管造影的诊断，载瘤动脉痉挛会导致瘤体充盈不良，造成假阴性结果。另外，早期闭塞动脉瘤，可有效防止再出血发生，医师可停用止血药物，进行更为积极的液体治疗，也有利于血管痉挛的防治。

对于两种术式都适合的患者，首先根据我国国情，应首先评价医院本身的技术水平，外科手术及介入技术哪项技术更有优势，则选择有优势的手段，若两种技术水平相当，目前的观点认为，血管内介入治疗更好。

尽管过去的研究显示，蛛网膜下腔出血后早期手术与晚期手术相比，总的结局并无差异，但早期治疗减少蛛网膜下腔出血后再出血的风险，新方法有可能增加早期动脉瘤治疗的有效性。动脉瘤的早期治疗是正确的。

表 9 – 14　蛛网膜下腔出血的急诊治疗流程

```
        ┌─────────────────────┐
        │  CT或腰穿明确SAH     │
        └─────────────────────┘
                 │
                 ▼
          ╱发病72小时内╲──否──→┌──────────────┐
          ╲           ╱        │病情稳定后尽快完│
                │               │善血管造影检查  │
                是              └──────────────┘
                ▼
        ┌─────────────────────┐
        │急诊蛛网膜下腔出血绿色通道│
        │明确蛛网膜下腔出血的病因  │
        └─────────────────────┘
                 │
                 ▼
          ╱发现动脉瘤╲──否──→┌──────────┐
          ╲         ╱        │内科治疗    │
                │             │寻找其他病因 │
                是            └──────────┘
                ▼
        ┌─────────────────────┐
        │神经外科及神经介入科    │
        │共同会诊选择手术方式    │
        └─────────────────────┘
```

不完全闭塞的动脉瘤仍有再出血的可能，所以不论是选用何种手术，都应复查造影，明确动脉瘤闭塞情况，一旦发现不全闭塞，应及时手术处理。

3. 一般内科治疗

（1）血压的管理：在出血发生的最初几天，血压通常是升高的，这种情况在临床状况较差的患者尤为常见。目前对此的解释为暂时克服增高的颅内压、保持脑血流量的调节机制。人们依然缺乏针对蛛网膜下腔出血后血压增高最佳治疗方案的证据。过于积极的降低血压可能会造成失去自动调节血流能力脑组织的缺血损伤。但是，如果动脉瘤未得到处理，血压持续增高，又使再出血的风险增高。目前人们采取的治疗策略是避免使用降压药物，增加液体入量以降低缺血性卒中的风险。

因此，除非血压极高，应避免治疗高血压。由于每个患者的个体因素不同（年龄、先前血压及心脏情况），对"极"高血压没有既定的定义。平均动脉压得到适度降低（如降低25%）的做法是比较合理的。在降低血压之前，要看看患者的疼痛是否已得到处理：许多患者的血压可在适度镇痛后出现下降。

（2）液体管理：为了避免发生脑缺血，蛛网膜下腔出血后的液体管理应避免血浆容量的减少。虽然目前证据并不充分，但除非有心力衰竭等禁忌证，每天给予等渗生理盐水 2.5 ~ 3.5L 比较合适。若患者通过胃肠获得营养液，通过静脉入液量就该相应减少。发热的患者液体量应适度增加。可留置导尿管通常准确计算液体平衡情况。

（3）低钠血症：蛛网膜下腔出血后可出现高钠血症或低钠血症，低钠血症更为常见。大多数情况下低钠血症是由尿钠排出过多或脑耗盐综合征导致的，低钠血症往往会导致血容量减低，从而增加继发性脑缺血的风险。纠正蛛网膜下腔出血后的低钠血症实际上是纠正血容量不足。急性症状性低钠血症很少见，通常是要紧急使用高张盐水（1.8%或甚至3%）。虽然对于慢性低钠及酒精、营养不良、肾衰竭或肝衰竭、器官移植引起的低钠，快速纠正低钠血症可能导致脑桥中央髓鞘溶解症，但是高张盐水治疗蛛网膜下腔出血后低钠血症还是比较安全的。生理盐水会引起负液平衡或尿钠过多的患者出现低血钠。由于肾上腺皮质激素的作用（作用于远端小管，导致钠重吸收），所以理论上，氟氢化可的松可以防止负钠平衡、低血容量，进而预防缺血并发症，但目前研究不足支持对蛛网膜下腔出血患者常规使用氟氢化可的松或氢化可的松。

（4）血糖的管理：高血糖的定义是血糖浓度 >11.1mmol/L，有 1/3 的患者会出现高血糖。血糖增高与患者入院时临床情况较差有关。高血糖是预后较差独立的危险因素，但纠正高血糖能否改善患者结局仍不明确。

（5）镇痛药：通常可使用对乙酰氨基酚（扑热息痛）之类效果缓和的镇痛药物处理头痛；对于出血性疾病引起的头痛尽量避免使用水杨酸类药物，这类患者可能要接受神经外科开颅夹闭术或脑室内引流术。如果疼痛严重，需要加用可待因，甚至还需要使用合成阿片制剂（如曲马朵）缓解疼痛。

（6）发热：患者在发病最初的几个小时通常会有轻度发热（不超过 38.5℃），这可能是由于蛛网膜下腔内炎症反应所致，患者的心率基本是正常的。入院时临床状况较差的患者及脑室内积血的患者更容易出现发热。发热是结局较差独立的危险因素。若体温超过 38.5℃ 或脉搏相应增高，应考虑感染。白细胞数增高不能区分感染或非感染性发热。

（7）深静脉血栓的预防：大约 4% 的动脉瘤性蛛网膜下腔出血的患者会发生深静脉血栓形成（DVT）。皮下注射低分子肝素或肝素类似物可预防 DVT。由于低分子肝素类似物可增加颅内出血风险，使用弹力袜是预防蛛网膜下腔出血患者 DVT 不错的方法，但该方法缺乏随机临床试验支持。然而，加压弹力袜必须根据患者实际情况应用才有效。可以使用气囊对腿部静脉进行间歇加压预防 DVT，患者能够较好地耐受该类装置，同时也便于护理人员操作。联合使用气囊间歇加压装置和弹力袜可能对于治疗蛛网膜下腔出血患者也更加有优势。

（8）抗癫痫药物：是否预防性应用抗癫痫药物尚存争议。大约有 7% 的患者在发病初发生痫性发作，但是痫性发作对患者预后的影响还不明确。另有 10% 的患者在疾病最初的几周发生癫痫，以抽动为主的癫痫发作的发生率为 0.2%。有 8% 的昏迷患者会发生无肢体抽动的癫痫发作，但是选择 EEG 作为指标本身过高估计了癫痫发生率。是否对所有患者或昏迷患者进行连续 EEG 监测尚未得出确切结论。连续记录的 EEG 花费很高，工作量大，也很容易出现误判。开颅术增加了痫性发作的风险，但目前的研究没能证实抗癫痫药能降低癫痫发生率或死亡率。由于缺乏预防性抗癫痫药物的证据，以及该类药物可能造成的不良反应，目前不支持将抗癫痫药物作为预防治疗。

（9）心肺功能不全：即使入院时情况较好，患者还是有可能在出血发生的几个小时内发生肺水肿和心功能不全。心功能不全也可加重肺水肿。患者在急诊室或入院后很短时间内可出现低氧血症及低血压，导致意识水平的迅速下降。若患者在普通病房出现肺水肿及心室功能不全，应立即将其转入重症监护病房，进行机械通气，使用心脏正性肌力药物。是否进行呼气末正压通气尚存争议。

4. 预防再出血

未处理的破裂动脉瘤中，最初 24 小时内至少有 3% ~4% 的再出血风险——这一风险有可能更高——有很高的比例在初次发病后立即发生（2～12小时）。此后再出血风险第一个月是每日1%～2%，3个月后的长期风险是每年3%。因此，在怀疑蛛网膜下腔出血时，建议给予紧急评定和治疗预防再出血的根本方法是尽早闭塞责任动脉瘤（神外开颅夹闭术或介入动脉瘤填塞术）。针对中国国情，其他还有一些方法指南也是有推荐的。

（1）抗纤溶药物：氨甲环酸及6-氨基已酸是最常使用的两种抗纤溶药物。研究表明抗纤溶药物的确降低了再出血的风险（OR=0.59，95% CI：0.42～0.81），但不能影响总体死亡率（OR=0.99，95% CI：0.79～1.24），也不能降低不良结局发生率（死亡、植物状态或严重残疾，OR=1.12，95% CI：0.88～1.43）。对此的解释是虽然抗纤溶药物可降低再出血率，但缺血事件的风险增加了。尽管较早的研究认为，抗纤溶药的总效应是阴性的，但新近的证据提示，发病后短时间内进行抗纤溶治疗，在早期处理动脉瘤后，停用抗纤溶药，预防低血容量和血管痉挛。但这种方法的正确性需要进一步探讨。此外，在某些特殊情况下也可以考虑用抗纤溶药预防再出血，如患者的血管痉挛的风险低和（或）不得不推迟手术。

（2）重组Ⅶa因子：理论上说，激活的凝血因子有防止再出血的作用，但目前的证据不支持使用该药。

5. 预防继发性脑缺血

与颅外或颅内动脉闭塞导致的缺血性卒中不同，蛛网膜下腔出血后的脑缺血或脑梗死往往不局限于单一动脉或其分支的分布区。由于脑血管痉挛的高峰是从发病第5～14天，与继发性脑缺血的时间相一致，脑血管痉挛导致弥漫性脑缺血，会产生局灶或弥散性临床症状，并且CT及实践也会发现多发性缺血灶，所以目前认为脑血管痉挛是继发性脑缺血的主要原因。

（1）钙拮抗药：目前的证据表明钙拮抗药可降低继发性脑缺血的发生率，并且有改善病死率的趋势。临床试验中主要使用的尼莫地平用法成为目前动脉瘤性蛛网膜下腔出血患者的标准治疗。若患者不能吞咽，就应将尼莫地平药片碾碎后使用生理盐水通过鼻饲管冲入胃中。药品制造商更加支持使用静脉尼莫地平，但这种方法较贵，且目前没有证据支持这种用法。除此之外，静脉应用尼卡地平不能改善患者预后。在神外开颅夹闭术的同时，可将钙拮抗药注入蛛网膜下腔，但是这种用法的有效性还有待证实。

（2）硫酸镁：超过50%的蛛网膜下腔出血患者有低镁血症，这与继发性脑缺血及不良结局有关。镁离子同时是电压依赖性钙通道的非竞争性拮抗药，并且对脑动脉有扩张作用。目前仅有一个试验对静脉使用尼莫地平及硫酸镁进行了比较，没有发现两者在预防继发性脑缺血方面有差异，但是该试验的样本量太小（104名患者），没能得出有意义的结论。

（3）阿司匹林及其他抗栓药物：几个研究发现血小板在蛛网膜下腔出血后3天被激活。得出该结论的依据是血栓烷B_2水平增高，它是血栓烷A_2稳定的代谢产物，而血栓烷A_2可促进血小板激活及血管收缩。但目前的数据表明抗栓药物不能显著降低继发出血性卒中的发生率及不良预后，且有增加颅内出血的风险，故不推荐使用抗血小板药物。

（4）他汀类药物：HMG – CoA 还原酶抑制药（他汀类药物）目前主要应用于降低 LDL – C 水平，但是它们同时有抗炎、免疫调节、抗血栓作用，并可作用于血管。目前他汀类药物用于蛛网膜下腔出血的证据还非常有限，但一个大样本的随机临床试验正在英国进行。

（5）腰穿置管外引流术及纤维溶解药物注射：这些治疗措施验证了脑血管痉挛增加继发性脑缺血以及外渗血液造成血管痉挛的假说。由于目前没有随机临床试验，不推荐将该治疗作为临床推荐。在脑池内注射纤维溶解药物来去除蛛网膜下腔内血液是一种积极的方法。使用微导管通过腰穿口置入，将尿激酶注入小脑延髓池。该方法可显著降低临床血管痉挛（首要结局，临床症状的恶化包括血管造影证实的血管痉挛）。患者的临床结局较好，但病死率没有下降。在这种治疗方法作为临床常规之前，需要样本量更大的研究将总体临床结局作为首要结局进行衡量。

6. 治疗继发性脑缺血

（1）诱导高血压及扩容：三高治疗，即高血容量（增加循环血浆量）、诱导产生动脉高血压、血液稀释。基本原理是通过增加血容量来增加心排血量，这样可以提高动脉血压，从而增加缺血区域的脑血流量（cerebral blood flow，CBF）。增加局部血量流量的方法是提高脑组织血液灌注量或降低血液黏滞度。如果进行积极的输液治疗时出现并发症，就应该使用肺动脉导管进行监测。有时仅通过扩容就可以达到提高血压的目的，但为了达到目标血压，还需要使用血管活性药物（如多巴胺或去氧肾上腺素）。血液稀释是指将血细胞比容控制到 30% ~ 35%。从 35 年以前第一个观察性研究发表以来，有关诱导性高血压的随机临床试验仍然很少，但是根据病例报告及非对照研究的数据，许多内科医师对患者进行诱导性高血压及扩容，并且发现患者的病情出现好转。

对蛛网膜下腔出血患者可早期进行静脉内液体治疗，预防血容量不足及脑耗盐综合征。临床实践中，可联合使用晶体液及胶体液。在动脉瘤夹闭之前，血容量的扩充、血液的稀释以及血压的升高要谨慎，要避免血压过度增高，降低再出血的风险。动脉瘤夹闭后就可以积极进行三高治疗了。一般情况下，最先使用生理盐水，根据患者的尿量调节滴数。如果患者入院时血细胞比容在 40% 以下，就应该使用 5% 的白蛋白 500ml，注射时间不少于 4 小时。

对于目标血压值仍存在争议，其确定必须充分考虑患者的基础血压值。既往没有高血压的患者，收缩压要控制在 110mmHg 以下；对于基础血压就高的患者，收缩压最高值应比基础水平低 20%。这种血压要一直维持到动脉瘤被处理之后。对血压的严格控制可预防再出血。

当然，"三高治疗"有其并发症。①颅内并发症：加重脑水肿、增加颅内压、动脉瘤再次出血。②颅外并发症：肺水肿的发生率为 17%，尤其是使用较多晶体液进行扩容；稀释性低钠血症（Na < 135mmol/L）发生率为 3%；心肌梗死的发生率为 2%。

（2）经皮腔内血管成形术及血管扩张药物：即便是已经闭塞动脉瘤，经皮腔内血管成形术中血管破裂的发生率约为 1%，其他并发症（如高灌注损伤）的发生率约为

4%。综合考虑上述风险、高花费以及缺乏对照组这些问题，目前经皮腔内血管成形术应该作为一种严格控制的试验性治疗措施。对于不设对照组的动脉内超选择动脉内注射药物可以改善患者预后的结果也应采取同样的谨慎态度。罂粟碱的使用已成为一种常用的治疗该病的药物，但不是所有研究结果都支持使用该药。动脉内注射米力农、维拉帕米或尼卡地平也可用于扩张血管，但目前尚不肯定这些药物是否能改善患者的临床预后。

7. 防治脑积水

对于 SAH 后慢性脑积水患者推荐进行临时或永久的 CSF 分流；对于出现意识下降的急性 SAH 患者，脑室底造口可能使患者获益。

七、预后

动脉瘤性蛛网膜下腔再出血的病死率非常高，患者第 1 次出血病死率约为 30%，若发生第 2 次出血，则迅速增加到 70%。发病第 1 个月内每天的再出血风险为 1% ~ 2%，之后降至每年 3% ~ 4%。即使成功处理动脉瘤，还是有相当多的患者存在生活质量的下降，这逐渐引起人们的关注。

附：蛛网膜下腔出血的临床分级

（1）Hunt – Hess 分级：对动脉瘤性蛛网膜下腔出血的临床状态进行分级。

Ⅰ级：无症状或轻微头痛及轻微颈强。

Ⅱ级：中度到重度头痛，颈强，除脑神经麻痹外无神经功能缺损。

Ⅲ级：嗜睡、谵妄或轻微局灶神经功能缺损。

Ⅳ级：昏睡、中度到重度偏瘫，早期去大脑强直及自主神经紊乱。

Ⅴ级：深昏迷、去大脑强直，濒死状态。

（2）格拉斯哥昏迷评分（GCS）见表 9 – 15。

表 9 – 15　格拉斯哥昏迷评分（GSC）

睁眼反应		最佳肢体运动	
自发睁眼	4	遵嘱运动	6
声音刺激睁眼	3	定位疼痛	5
疼痛刺激睁眼	2	肢体屈曲（逃避疼痛）	4
不能睁眼	1	肢体屈曲（异常反应）	3
言语反应		去大脑强直	2
自发言语	5	无运动	1
言语混乱	4	总分	3 ~ 15
言语不当	3		
发出不能理解的声音	2		
不能发出声音	1		

第六节　颅内静脉血栓形成

颅内静脉血栓形成（cerebral venous thromboSIS，CVT）是由多种原因所致脑静脉回流受阻的一组脑血管疾病，包括颅内静脉窦血栓和静脉血栓形成，约占所有卒中事件的1%。本组疾病特点为病因复杂、发病形式多样、常亚急性或隐匿起病，临床表现缺乏特异性、诊断困难、易漏诊、误诊。

关于颅内静脉系统血栓形成流行病学资料尚少，近年研究认为从各年龄组、男女均可患病。抗凝治疗可以降低死亡率及严重致残率，早期诊断及时治疗十分关键。尽管使用抗凝治疗，仍有6%～10%的死亡率，使用肝素抗凝疗效不佳的患者需考虑局部抗凝治疗。

一、流行病学

每年每百万人约5人发病，占所有卒中事件的0.5%～1%。好发于年轻人和儿童，成年人患者中75%为妇女，超过80%患者预后良好。70%～85%女性静脉窦血栓发生在育龄期。静脉窦受累分布情况，见表9－16。

表9－16　静脉窦受累分布情况

血栓形成部位	皮质静脉	上矢状窦	直窦	Galen静脉和脑内静脉	横窦	颈静脉
发生率（%）	17	62	18	11	86	16

二、解剖学特点

1. 脑静脉组成

（1）脑静脉窦（硬脑膜窦）：上矢状窦、下矢状窦、岩上窦、岩下窦、海绵窦、直窦、侧窦（横窦、乙状窦）、窦汇。

（2）脑静脉（深静脉、浅静脉）：分为浅静脉组和深静脉组。

1）浅静脉组：大脑上静脉、大脑中浅静脉、大脑下静脉。

2）深静脉组：大脑中深静脉、基底静脉、大脑内静脉、大脑大静脉。

2. 脑静脉窦内血流方向

脑静脉窦内血流方向见表9－17。

表9－17　脑静脉窦内血流方向

三、病因及发病机制

导致 CVT 的潜在原因很多，CVT 最常见的危险因素是血栓前状态（表 9 - 18）。多中心多国家前瞻性研究（the International Study on Cerebral Venous and Dural Sinuses Thrombosis，ISCVT）提示，34% 患者具有遗传性或者获得性的血栓前状态，包括体内抗凝血蛋白缺乏如抗凝血酶Ⅲ、蛋白 C、蛋白 S 缺乏，抗磷脂和抗心磷脂抗体的出现。Ⅴ 因子 Leiden 基因突变导致活化的蛋白 C 抵抗是常见的遗传性血栓性疾病。白种人群中约有 2% 出现凝血酶原 G20210A 突变，可以导致凝血酶原水平轻度提高，与 CVT 发病相关。高同型半胱氨酸是深静脉血栓的重要因素，对 CVT 风险程度尚未明确。孕期及产褥期是一过性血栓前状态最常见的原因，约 2% 怀孕相关卒中事件为 CVT。大多数 CVT 发生于孕晚期 3 个月或者产褥期，有研究报道产妇年龄增长、剖宫产、高血压、感染或者妊娠剧吐都可能增加 CVT 风险。在药物相关的 CVT 中口服避孕药是最常见的原因。ISCVT 中 7.4% 病例与癌症相关，故认为 CVT 更易发生于癌症患者，特别是血液系统肿瘤，可能由于肿瘤的直接压迫，或是侵犯静脉窦及癌症导致的高凝状态，当然化疗及激素类药物的治疗也起到一定作用。最新研究中仅有 8.2% 患者为感染性因素，最常见于儿童患者。其他均为少见情况，包括夜间阵发性血红蛋白尿、缺铁性贫血、血小板增多症、肝素诱导的血小板减少、血栓性血小板减少性紫癜、肾病综合征、炎症性肠病、系统性红斑狼疮、白塞综合征、机械性因素、硬膜外血斑、自发性低颅压，以及腰穿。

表 9 - 18　静脉窦血栓原因及危险因素

危险因素	患病率（%）
血栓前状态	34.1
抗蛋白酶Ⅲ缺乏	
蛋白 C 缺乏	
蛋白 S 缺乏	
抗磷脂抗体和抗心磷脂抗体	5.9
活化蛋白 C 抵抗和Ⅴ因子 Leiden 突变	
Ⅱ因子 G20210A 突变	
高同型半胱氨酸血症	4.5
孕期及产褥期	21
口服避孕药	54.3
药物：雄激素，达那唑、锂剂、维生素 A、IVIg、迷幻药	7.5
肿瘤相关	7.4
局部压迫	
高凝状态	

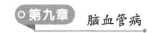

续表

危险因素	患病率（%）
抗肿瘤药物（他莫昔芬、门冬酰胺酶）	
感染	
脑膜旁感染（耳、鼻窦、口腔、面及颈部）	
机械性因素	4.5
硬膜外血斑的并发症	
自发性低颅压	
腰穿	1.9
其他血液疾病	12
夜间阵发性血红蛋白尿	
缺铁性贫血	
肾病综合征	0.6
红细胞增多症，血小板增多症	2.8
系统性疾病	7.2
系统性红斑狼疮	1
白塞综合征	1
炎症性肠病	1.6
甲状腺疾病	1.7
结节病	0.2
其他	1.7
未知因素	12.5

发病机制主要有两种：脑静脉闭塞引起局灶神经系统症状及静脉窦闭塞引起颅内高压。脑静脉闭塞可以导致静脉增粗扩张、局部脑组织水肿、静脉性梗死、缺血性神经元损伤及点状出血。出血可以扩大为大血肿。脑水肿主要为两种，细胞毒性水肿，由于缺血导致，损伤了能量依赖膜上的钠钾泵，导致细胞内水肿；血管源性水肿则因血-脑屏障破坏，血浆渗入组织间隙。正常情况下，脑脊液通过脑室流入蛛网膜下腔，进而被上矢状窦吸收。静脉窦血栓形成导致静脉压增高，回吸收受阻，颅高压形成，脑组织表面和脑室内同等受累，无脑积水发生。

四、病理学特点

静脉窦内可见凝固血块和脓液，受损静脉窦引流区出现血管怒张、淤血和脑组织水肿。脑组织可见点状出血灶、出血性梗死或脑软化。病理生理上，静脉血栓闭塞增加静脉和毛细血管压，导致红细胞渗出，这是CVT经常出现出血性梗死的原因。当再通发生时，静脉压下降，阻止了进一步出血。感染性血栓时，感染可扩散到周围而引起局限性或弥漫性脑膜炎、脑脓肿或脑梗死。

五、临床表现

静脉窦血栓形成的临床症状取决于其受累范围、部位以及血栓活性（表9-19）。一个较大的原发性血栓常导致一系列神经系统症状如头痛、颅高压、癫痫、意识障碍等，而单独皮质静脉血栓的患者症状更加局限，如运动、感觉异常，局灶癫痫等。深静脉血栓罕见，常导致间脑水肿，类似于肿瘤或者丘脑出血。由于血栓和内源性纤溶同时发生，多数患者（65%~70%）症状呈波动性，但90%和妊娠相关尤其是产褥期的患者呈急性病程。

表9-19　动、静脉血栓的区别

	血栓成分	起病形式	临床表现
动脉血栓	多为白色血栓	常突然起病	头痛，癫痫的发生率在脑静脉血栓中高于动脉
静脉血栓	可为红色血栓或混合性血栓	起病形式多样，多呈渐进性	

临床最常见而最无特异性的症状为头痛，占所有患者的75%~95%。头痛程度可不同，通常较重，头痛部位可为弥漫性或者局灶性，常随时间缓慢进展，几天后逐渐出现神经系统症状，可长至数周甚至数月，亦可如蛛网膜下腔出血般突发，其中70%~75%出现在神经系统症状之前。局灶癫痫样症状远较动脉血栓常见，约占40%，其中产褥期CVT更加常见。有前瞻性研究发现入院时CT或者MRI提示脑实质损伤如局灶脑水肿或者脑出血、脑梗死和感觉减退是早期癫痫症状的预警。在局灶癫痫中，Jackson型最常见，40%可出现发作后偏瘫。Todd麻痹一旦出现于成年人，特别是累及双侧肢体，需要考虑到CVT的可能性。50%抽搐呈自限性、局灶性，但是可泛化为危及生命的癫痫持续状态。

不同部位CVT临床表现不同。

上矢状窦血栓形成（superior sagittal sinus thrombosis）多为非感染性，常见于产后1~3周的产妇，妊娠期和口服避孕药的妇女，以及婴幼儿或老年人的严重脱水、全身消耗及恶病质等。或外伤或颅内脑膜瘤阻塞了上矢状窦。感染性血栓形成少见，可源于头皮及鼻窦感染，或继发于上矢状窦外伤以及骨髓炎、硬膜或硬膜下感染扩散所致。患者常呈全身衰竭状态，首发症状多为头痛、恶心、呕吐、视盘水肿、复视和意识障碍等颅内压增高症状，可见水肿，可无局灶神经系统定位体征。婴幼儿可见喷射性呕吐、前后囟静脉怒张、颅缝分离。部分患者早期发生全身性或局灶性癫痫发作。部分患者出现神经系统局灶体征，大静脉受累出现皮质及皮质下白质出血，导致相应的神经功能缺失。此时CT可见的直接征象是颅内静脉血栓密度增高形成的细绳征以及三角征，非特异征象有出血、脑水肿、脑室变小、小脑幕静脉扩大。MRV见到静脉窦内充盈缺损可以确诊。

海绵窦血栓形成（cavernous sinus thrombosis）常因眶部、鼻窦、上面部的化脓性感染或全身感染所致，非感染性血栓形成罕见，常见于肿瘤、外伤、动静脉畸形阻塞等。疾病初期累及一侧海绵窦，可通过环窦迅速波及对侧，一侧或两侧海绵窦血栓形成也可由其他硬膜窦感染扩散而来。海绵窦化脓性血栓形成起病急骤，伴高热、眼部疼痛及眶部压痛、剧烈头痛、恶心、呕吐和意识障碍。眼静脉回流受阻使球结膜水肿、患眼突出、眼睑不能闭合和眼周软组织红肿。第Ⅲ、Ⅳ、Ⅵ对脑神经及 V_1、V_2 可以累及导致眼睑下垂、眼球运动受限和复视等，可发生角膜溃疡、瞳孔扩大、对光反射消失，有时因眼球突出而眼睑下垂不明显。视神经较少受累，视力正常或中度下降，眼底可见视盘水肿、周围有出血，可以并发脑膜炎及脑脓肿。若颈内动脉海绵窦段出现炎性改变和血栓形成，可有颈动脉触痛，对侧中枢性偏瘫及偏身感觉障碍。波及垂体可引起脓肿、坏死，导致水及电解质代谢紊乱。CSF 检查白细胞增高，如血栓形成进展快、脑深静脉或小脑静脉受累、化脓性栓子、患者昏迷及年龄过小或者过大均提示预后不良。

乙状窦血栓形成（sigmoid sinus thrombosis）常由化脓性乳突炎或中耳炎引起，以婴幼儿最易受累。多急性起病，伴有发热、寒战及外周血白细胞增高。血栓形成延及上矢状窦或者对侧横窦时，出现进行性脑水肿和颅内压增高症状，如头痛、呕吐、复视、视盘水肿、头皮及乳突周围颈脉怒张、颈内静脉触痛、精神症状及不同程度的意识障碍等，多无神经系统定位体征，如颈静脉孔附近受累可以导致颈静脉孔综合征，引起第Ⅸ、Ⅹ、Ⅺ对脑神经麻痹表现为吞咽困难、饮水呛咳等。MRV 可见乙状窦部位充盈缺损提示血栓形成。

下矢状窦、直窦、岩窦或大脑大静脉很少单独发生血栓，通常由上矢状窦、侧窦或者海绵窦血栓扩展累及。直窦血栓形成（straight sinus thrombosis）闭塞时导致大脑大静脉阻塞病情严重，可造成大脑半球中央白质、基底节和侧脑室出血，颅内压急剧升高、昏迷、抽搐、去大脑强直发作等很快死亡。而有时深静脉系统血栓、直窦及其分支血栓可导致双侧丘脑梗死出现谵妄、记忆力丧失、缄默，甚至可以是唯一的症状。

年纪较大或年轻患者合并恶病质、恶性肿瘤、心脏疾病、肺栓塞或颅外静脉血栓时，临床上常出现易混淆的症状：亚急性脑病导致智能改变，全面性癫痫发作，意识模糊或其他意识障碍，其中 15% ~19% 的患者出现广泛血栓。

所有症状中，意识障碍是预后差的最主要因素。起始治疗时出现意识模糊或昏迷的患者 53% 死亡。有报道发现所有意识清楚或仅轻度受损患者存活率 100%。前瞻性研究发现 CVT 患者 35% ~50% 出现脑出血，出现脑出血也是预后差的重要因素。

六、辅助检查

1. 实验室检查

指南推荐重视血液常规检查包括总血细胞计数、化学成分、凝血酶原时间、活化部分凝血酶原时间（Ⅰ级推荐，C 级证据）。在初始临床评估中，对可能导致 CVT 的潜在凝血情况进行筛选，例如口服避孕药、炎症性疾病、感染等（Ⅰ级推荐，C 级证据）。D－二聚体结果正常提示 CVT 的可能性较小（Ⅱb 级推荐，B 级证据），但是如果临床高度怀疑 CVT，即使 D - 二聚体正常，也应该进行进一步评估。

2. 腰穿脑脊液检查

无特异性改变，主要是压力增高。40% ~50% 患者脑脊液可以正常。除了颅内压增高，大多异常表现为蛋白增高、轻度淋巴细胞增多或混合细胞增多，少数合并蛛网膜下腔出血时可见红细胞或者黄变。感染性血栓特别是败血症患者脑脊液中性白细胞数增多，做脑脊液涂片或培养可进一步明确病原菌。一般不做压颈试验，以免引起脑疝。仅当考虑侧窦血栓时，做以下两种压迫试验，结果可呈阳性。①压迫颈静脉，如果病变侧脑脊液压力不升高，而对侧迅速升高，则为 Tobey - Ayer 征阳性。②压迫病变对侧颈静脉时，可出现面部和头皮静脉扩张，即为 Crowe 征阳性。不全阻塞时，上述两征均阴性。

3. 影像学检查

影像学检查是 CVT 诊断中的重要手段，分为几个阶段：首先做 CT 或 MRI 平扫，其次 CTV 或 MRV，最后选用 DSA；而对于病情稳定的患者，应在 3 ~6 个月后复查 CTV 或 MRV。

CT 平扫最常见（25% ~30%）直接征象是空三角征或者 delta 征，如果早期 SSS 后部未受累，则看不到此征象，而重叠亦可以出现假三角征。最常见非特异征象包括局部或者全脑水肿（40% ~70%），镰和幕的致密性强化（20%），脑回增强（10% ~20%），局灶低密度（水肿或者静脉性梗死）和高密度区域提示出血性梗死（10% ~40%）。25% ~30% 患者增强 CT 为正常，主要用于除外卒中、肿瘤或者脑脓肿等其他情况。静脉相造影可以提高诊断率至 95%，因其可显示海绵窦、下矢状窦和基底静脉，故优于 DSA。螺旋 CT 静脉造影出现静脉窦内充盈缺损，静脉窦壁增强，异常引流。MRV 是目前诊断和随访的最好工具。目前 DSA 已经被无创的 CTV 和 MRV 技术取代，仅用于无法确诊病例以及罕见的单独皮质静脉血栓病例中。指南提示临床怀疑 CVT，可选 CT 或 MRI 平扫；但 CT 或 MRI 阴性不能排除 CVT。当 CT 或 MRI 阴性时，或虽然 CT 或 MRI 提示 CVT 但想进一步明确 CVT 的程度时，应行静脉血管检查（CTV 或 MRV）（Ⅰ级推荐，C 级证据）；CVT 症状持续者、已开始治疗仍进行性加重者或临床症状提示血栓播散者，推荐早期行 CTV 或 MRV 检查（Ⅰ级推荐，C 级证据）；有 CVT 既往史，出现新发症状提示 CVT 复发者，推荐复查 CTV 或 MRV（Ⅰ级推荐，C 级证据）；梯度回波 T_2 敏感加权像与磁共振相结合，可提高 CVT 诊断的准确性（Ⅱa 级推荐，B 级证据）；临床高度怀疑 CVT 的患者，若 CTV、MRV 不能确诊，推荐选用脑血管造影（Ⅱa 级推荐，C 级证据）；对于病情稳定的患者，在确诊 3 ~6 个月后可复查 CTV 或 MRV，以评估阻塞的皮质静脉或静脉窦的再通情况（Ⅱa 级推荐，C 级证据）。

4. TCD

可检测静脉血流动力学和侧支旁路，但是检测为正常静脉流速时不能除外 CVT。未来 TCD 可用来检测病程中静脉血流动力学的变化。

七、诊断及鉴别诊断

虽然临床表现复杂多变，临床遇到脑叶出血而且原因不明者，或梗死病灶不符合脑动脉供血区分布者，应该行脑静脉系统的影像学检查（Ⅰ级推荐，C级证据）。临床拟诊原发性颅内压增高的患者，推荐脑静脉系统的影像学检查，以排除CVT（Ⅰ级推荐，C级证据）；而对于非典型头痛（headache associated with atypical features）患者也推荐行脑静脉系统的影像学检查，以排除CVT（Ⅱa级推荐，C级证据）。从出现症状到诊断的时间约为7天。最敏感的是MRI及MRV。T_1、T_2WI可见血栓呈高信号。信号强度取决于血栓的时间，病程前5天及1个月后，T_1WI为等信号。鉴别诊断要与脑炎、感染性心内膜炎、中枢神经系统血管炎、脑脓肿、良性颅内压增高、颅内占位性病变、动脉性脑梗死及引起眼部症状的疾病等鉴别。最新指南的管理流程，见表9-20。

表9-20　CVT管理流程

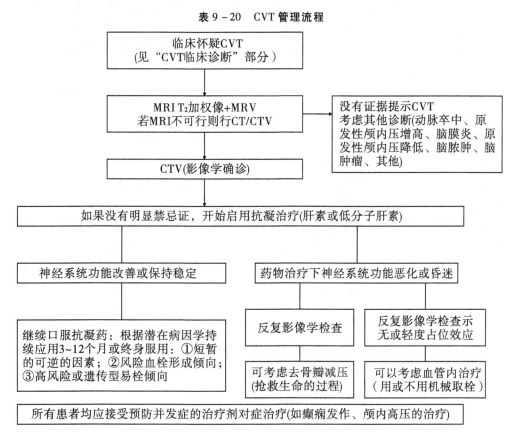

CVST（脑静脉及静脉窦血栓形成）继发的颅内出血不是抗凝禁忌证，对于抗凝完全禁忌证的患者或抗凝初始剂量治疗失败的患者可以考虑血管内治疗

八、治疗

目前临床随机对照试验推荐最佳治疗方法为抗凝（AC），可降低死亡率及严重致残率，而并不增加出血风险。与安慰剂治疗对照发现，使用肝素组患者全部康复，包括出血患者无新发出血，而安慰剂组出血者均死亡，并且两例治疗中新发出血。昏迷患者可能需要局部溶栓治疗，效果可能优于肝素。至今尚无溶栓标准。患者症状轻微，单一症状，可不治疗而痊愈，但缺乏可靠的预后标准，对于危及生命的状态是否使用

有效安全的方案治疗难以抉择。

1. 抗凝

疾病确诊后应立即使用适当剂量的肝素治疗，每次 3 000～5 000U。监测 APTT 需要至少达到两倍。持续静脉推注从 1 000～1 200U/h 开始，每 6～8 小时增加 100～200U，直到 APTT 达到两倍。肝素治疗应持续到急性期症状缓解，如意识水平正常，意识混乱好转或头痛、局灶神经症状缺损改善。之后改口服华法林抗凝治疗，第 1 天 3mg，之后连用 2 天 2mg，复查 INR 调整为 2.0～3.0。其间仍需使用肝素，直到 INR 达有效范围。如果其间出现症状加重，需临时再次进行肝素治疗，不要停止使用口服 AC。如果临床症状持续加重，需停止使用口服 AC。如果孕期出现 CVT，避免使用口服 AC，因其可能存在潜在的致畸作用和引起胎盘功能不足。此时需使用静脉肝素，但胎盘功能不足导致的胎盘出血仍可能发生。虽然抗凝治疗随访中少部分可复发，但是超过 40% 患者可出现再通。

持发性 CVT 患者推荐口服 AC 3 个月，与妊娠及口服避孕药有关的患者 3～6 个月，具有颅外静脉血栓或者遗传性易栓症如蛋白 S 和 C 缺乏的患者，口服 AC 6～12 个月。但是 ATⅢ 缺乏或者纯合性 V 因子 Leiden 突变患者需考虑长期治疗。关于抗凝治疗疗程目前缺乏实验研究，药物应结合症状逐渐减量。

感染性 CVT 的 ALC 治疗无系统性研究，提示治疗可降低患病率，但是对死亡率无影响，目前没有发现抗凝治疗致感染性 CVT 患者出血。

2011 最新指南（以下简称指南）表明 CVT 无论是否伴有颅内出血，均应立即使用抗凝药物，可选用肝素（需调整剂量）或低分子肝素（需根据体重确定剂量），之后用维生素 K 拮抗药抗凝（Ⅱa 级推荐，B 级证据）；在充分的抗凝治疗下，病情仍恶化者，可以考虑血管内介入治疗（Ⅱb 级推荐，C 级证据）。

2. 癫痫治疗

预防性使用抗癫痫药一直都是有争议的。部分学者认为应该使用，因 CVT 患者出现癫痫率很高。急性期所有癫痫均发生在 12 个月内，故 ADE 治疗应延长到一年。遗留癫痫比率低。指南提示 CVT 患者合并癫痫发作并有脑实质损害者，推荐尽早足量抗癫痫药物治疗，以防进一步的癫痫发作（Ⅰ级推荐，B 级证据）；CVT 合并癫痫但无脑实质损害者，也应尽早抗癫痫治疗（Ⅱa 级推荐，C 级证据）；而对不合并癫痫的 CVT 患者，不推荐常规使用抗癫痫药物（Ⅲ级推荐，C 级证据）。

3. 颅内压增高的处理

抗水肿治疗仅在 20% 患者中是必需的。使用减少脑脊液生成的药物。不需限制水钠治疗脑水肿，因其可引起血流动力学异常。不推荐均使用激素，因其对脑缺血疗效无可靠证据，却可能对血栓造成有害影响。严重患者出现脑疝时，由于单侧出血性梗死，需进行手术减压来挽救患者生命。出血性梗死组织不需切除，因其有恢复神经功能可能。指南提示 CVT 患者颅内压增高时，密切观测患者视力，若存在视力下降，应紧急处理颅内高压（Ⅰ级推荐，C 级证据）；颅压增高可用乙酰唑胺，若视力进行性下降，其他治疗如腰穿、视神经减压或分流术也是有效的（Ⅱa 级推荐，C 级证据）；严重占位效应导致的神经系统恶化者，或颅内出血导致的难治性颅内高压者，可以考虑去骨瓣减压术（Ⅱb级推荐，C级证据）。

4. 感染的治疗

感染性CVT患者应积极进行抗感染治疗，而非感染性CVT的抗生素预防治疗是无益的。指南提示CVT患者怀疑细菌感染时应接受合理的抗生素治疗，必要时对化脓性物质进行手术引流（Ⅰ级推荐，C级证据）。

5. 其他治疗

CVT患者应收入卒中单元治疗及预防并发症的发生（Ⅱa级推荐，C级证据）。严重脱水及长期进食不好者，注意补足入量，维持水电解质平衡，给予全面的营养；CVT即使CT/MRI提示脑实质损害，也不推荐使用类固醇药物，除非存在其他潜在疾病需要类固醇药物治疗（Ⅲ级推荐，B级证据）。对血液系统疾病应予相应的治疗等。

目前没有关于抗血小板药物的研究，但是较抗凝效果差。而代血浆以及白蛋白的使用尚无系统的研究。

6. 特殊人群的治疗

（1）血栓前状态检验：包括蛋白C、蛋白S、抗凝血酶缺乏症、抗磷脂综合征、凝血酶原基因G20210A突变、凝血因子Ⅴ Leiden基因，有助于CVT患者的治疗。蛋白C、蛋白S、抗凝血酶缺乏症检测一般在抗凝治疗结束2~4周或以后才有意义，在急性期或使用华法林的患者，这种检验价值有限（Ⅱa级推荐，B级证据）。

继发性CVT患者（与短暂性危险因素有关），维生素K拮抗药可持续应用3~6个月，INR目标值为2.0~3.0（Ⅱb级推荐，C级证据）；而非继发性CVT患者，维生素K拮抗药可持续应用6~12个月，INR目标值为2.0~3.0（Ⅱb级推荐，C级证据）。

复发性CVT患者，CVT后静脉血栓栓塞者，或初发CVT患者但伴有严重血栓形成倾向者（如凝血酶原基因G20210A纯合子、凝血因子Ⅴ Leiden纯合子、联合血栓形成倾向及抗磷脂综合征等），可以考虑永久抗凝，INR目标值2.0~3.0（Ⅱb级推荐，C级证据）。

在高凝状态检验及CVT患者治疗方面，可请血栓方面的专业人士会诊（Ⅱb级推荐，C级证据）。

（2）妊娠期：妊娠期CVT中足量足疗程的低分子肝素治疗至关重要，整个妊娠期间应持续应用足量低分子肝素，产后低分子肝素或维生素K拮抗药应继续应用至少6周，INR目标值为2.0~3.0（总疗程至少6个月）（Ⅰ级推荐，C级证据）；既往有CVT病史的女性患者非妊娠禁忌，可推荐在怀孕前和产后预防性应用低分子肝素（Ⅱa级推荐，C级证据），而且由于存在潜在的病因，怀孕时应行进一步检查，并咨询血液学专家和（或）孕产妇胎儿医学专家（Ⅱa级推荐，B级证据）；孕妇患有急性CVT时，应用全量的低分子肝素，而不应选用普通肝素（Ⅱa级推荐，C级证据）。

（3）儿童CVT：儿童CVT是另外一个特殊人群，在补充液体、控制癫痫及颅内高压的同时，使用足疗程足量低分子肝素，筛查可能的感染灶及其他病因，并对重症患儿实行脑电图监测。

指南具体提出 CVT 儿童患者的治疗应包括补充液体、控制癫痫发作以及对颅内高压的治疗（Ⅰ级推荐，C 级证据）；严重或长期的颅内高压可能会导致视力丧失，应定期评估视力和视野，并有效控制颅内高压（Ⅰ级推荐，C 级证据）；急性 CVT 的婴儿，可以考虑低分子肝素持续应用 6 周到 3 个月（Ⅱb 级推荐，C 级证据）。出生 28 天后诊断为急性 CVT 的儿童，即使有颅内出血，也应用足量低分子肝素治疗（Ⅱa 级推荐，C 级证据）；持续应用低分子肝素或口服维生素 K 拮抗药 3~6 个月（Ⅱa 级推荐，C 级证据）。儿童患者血管内介入的有效性和安全性尚不确定，只有当在充分的抗凝治疗下，神经系统仍进行性恶化的患者，并经过严格筛选，才考虑血管内介入治疗（Ⅱb 级推荐，C 级证据）。

所有的 CVT 儿童患者，推荐在确诊 1 周后重复行神经影像学检查，包括静脉成像，以监测初始血栓的播散情况以及新发脑梗死或出血情况（Ⅰ级推荐，C 级证据）；所有急性 CVT 儿童患者，初始抗凝治疗开始以后，应在治疗后最初 1 周行 CT 或 MRI 扫描，以监测新发颅内出血情况（Ⅱa 级推荐，C 级证据）；同时进行易栓倾向检查，明确可能造成栓塞复发的潜在的凝血异常，此检查可能会影响治疗决策（Ⅱb 级推荐，B 级证据）；CVT 儿童患者应行血培养及鼻窦 X 线片以确定有无潜在的感染（Ⅱb 级推荐，B 级证据）；鉴于 CVT 儿童患者癫痫发作的可能性较大，意识丧失或机械通气患者可以考虑行持续脑电监测（Ⅱb 级推荐，C 级证据）。

九、预后

CVT 曾被认为是罕见而且严重的疾病，预后极差，现在认为该病预后良好，病死率 6%~10%。23% 患者症状可于诊断后几天内出现加重，表现为意识加深、精神状态紊乱、新出现癫痫、局灶症状加重、头痛频度增加或者视力丧失等。约 1/3 加重的患者可以见到新发病灶。3%~15% 患者可于急性期（1 个月内）死亡，多见于年轻人，主要死因为大量脑出血导致小脑幕切迹疝。而晚期死亡多和潜在的状态尤其是恶性肿瘤相关，故常见于老年人。长期预后差的主要因素包括：中枢神经系统感染、任何恶性肿瘤、深静脉血栓、CT/MRI 提示脑出血、Glasgow 评分 <9 分、意识状态混乱、年龄 >37 岁及男性等。血栓形成的部位也影响预后，一般脑内部和小脑静脉血栓预后较差。完全或者部分再通患者持续神经系统功能障碍出现率无明显区别，无再通患者后遗症明显。虽然患者存活率较高，但多遗留有神经系统后遗症，如局灶神经功能缺损、反复癫痫、视力下降，22%~44% 的存活患者伴有不同程度认知功能受损。CVT 复发的风险很低，随访 10 年，仅发现 6% 患者出现复发。既往有 CVT 病史者，若出现新发持续严重性头痛，应考虑评价 CVT 是否复发及是否存在颅内高压（Ⅰ级推荐，C 级证据）。复发风险于病程 1 年内最易出现，但复发患者常不遗留神经系统后遗症。

第七节　血管性认知障碍

一、概述

血管性认知损害（vascular cognitive impairment，VCI）是指脑血管疾病（cerebro-vascular disease，CVD）引起的认知功能障碍。VCI 包括了脑血管病引起的所有水平的认知功能下降，从一个至多个认知领域的轻度损害到广泛性痴呆综合征。

对于脑血管病导致认知功能障碍的认识在逐渐深入。虽然血管性痴呆被用于描述与脑血管病相关的痴呆，而且应用的血管性痴呆诊断标准已经提出超过 10 年，但是血管性痴呆这一概念在不断地演化过程中，至今尚缺乏统一的定义。Kraepelin 等在 1896 年提出了"动脉硬化性痴呆"的概念。Hachinski 等在 1975 年提出了"多发梗死性痴呆"的概念。在 20 世纪 80 年代到 90 年代初，几乎所有脑血管损害导致的痴呆都归因于大面积的皮质及皮质下梗死，即被称为多发性梗死性痴呆（multi infarct deffientia，MID）。血管性痴呆（vascular dementia，VaD）概念的引入是以进一步细化痴呆的描述，包括大小不等的梗死性痴呆小腔隙性梗死和微梗死。VaD 界定了一组由血管性病因导致的但表现为不同临床综合征的痴呆人群，其中皮质和皮质下血管性痴呆是其重要亚型。虽然这是一个重要的进步，但不足以充分描述早期认知功能障碍的血管原因。直到 1993 年 Hachinski 和 Bowler 等提出了血管性认知障碍（vascular cognitive impairment，VCI）的概念，其中包括血管性痴呆、伴血管病变的阿尔茨海默病和不符合痴呆诊断标准的血管性认知障碍等。随后血管性认知障碍逐渐替代成为描述脑血管病导致认知下降的主要概念。Sachdev 等 1999 年提出了血管性认知障碍疾病（VCD）的概念。迄今为止虽然血管性认知障碍的概念得到了广泛的认同，但是血管性痴呆这一概念仍然存在；正如 Aggarwal 等在 2007 年指出血管性痴呆是与脑血管损伤相关的血管性认知障碍综合征中的痴呆亚型。这些概念的提出与人们对于血管性痴呆的认识不断深入有关。目前血管性痴呆被认为是异质性的临床疾病实体，基于不同脑血管病亚型有着不同血管性病理生理过程。

二、流行病学

对血管性认知障碍人口分布及其结局的评估受到多种不同定义的影响。由于 VCI 包括合并 CVD 的阿尔茨海默病（Alzheimer's disease，AD）或伴有 AD 病变的 VaD，VCI 已成为老年人群慢性进行性认知损害的常见原因。在加拿大健康和老龄化研究中，VCI 在 65 岁以上人群中的患病率达 5%，其中包括非痴呆的认知损害。非痴呆的血管性认知损害的患病率为 2.4%，合并 CVD 的 AD 为 0.9%，VaD 为 1.5%。在所有年龄组中（最高为 85 岁）无血管性因素的 AD 占 5.1%。

关于血管性痴呆的发病率尚缺乏大样本的流行病学资料。VaD 是痴呆的常见类型。近期的国际性流行病调查显示血管性痴呆约占痴呆总患病率的 30%。一般认为血管性痴呆在痴呆中属于仅次于阿尔茨海默病的类型。由于诊断需要缺血性事件的临床、神经影像或神经病理性证据。这可能导致低估微血管闭塞和慢性低灌注的作用，而这种作用很难在常规神经病理检查中检测到。因此，血管性痴呆的发生率可能比目前所认为的更高些。急性卒中相关痴呆的发病率可能较高，10%～35%的患者在一次半球性卒中后在5年内发展为痴呆。症状性半球卒中的患者较年龄匹配的对照组，痴呆风险增加大约4倍。血管性痴呆和阿尔茨海默病的发病率都随着年龄增长而增加。Helsinki卒中老年化研究显示卒中后认知损害常见。55～85岁年龄段的患者中缺血性卒中后3个月有1个领域认知损害者占62%，2个领域损害者占35%。受损的认知领域包括短期记忆（31%）、长期记忆（23%）、视空间结构功能（37%）、执行功能（25%）以及失语（14%）。卒中后3个月至1年卒中后痴呆的发病率为12%～32%。在Helsinki研究中，卒中后3个月痴呆的发病率为25%，并随着年龄增长而升高，55～64岁年龄段的发病率为19%，75～85岁则为32%。

三、病因和发病机制

VCI涉及了包括血管性危险因素在内的所有CVD病因，它们可导致脑损伤并进一步引起认知损害。VCI包括高血压、糖尿病或动脉硬化、TIA、皮质－皮质下梗死、静止性梗死、关键部位梗死、伴有脑白质病变和腔隙性梗死的小血管疾病相关的认知功能损害以及AD与CVD共存的认知障碍。它还包括脑出血性疾病患者出现的认知损害。

VCI相关的危险因素包括卒中和缺血性白质病变的危险因素。临床上症状性梗死、静止性梗死及白质病变发生痴呆的风险更高。

VCI的危险因素包括人口学特征（如年龄、教育水平）、血管因素（如动脉性高血压、心房颤动、心肌梗死、冠心病、糖尿病、全身性动脉粥样硬化、血脂异常、吸烟）、遗传因素（如家族史、特殊的遗传特征）和缺血性病变的特点（如CVD的类型、卒中的部位和大小）。缺氧缺血性事件（心律失常、充血性心力衰竭、心肌梗死、癫痫发作、肺炎）引起全脑血管缺血缺氧是引起脑卒中患者痴呆的重要危险因素。

血管性痴呆和脑血管病有共同的危险因素，包括年龄、男性、糖尿病、高血压症、心肌病和可能的同型半胱氨酸水平。血管性痴呆主要是由缺血性脑血管病造成的，也有少部分是出血性脑血管病造成。血管性痴呆中单纯血管病导致的并不多见，常合并有神经系统退行性病变，特别是AD样病变。因此从发病机制上分析，在已经退行性病变的基础上脑血管病导致的缺血性脑损伤可能是血管性痴呆的主要病因。血管性痴呆一个不太常见的病因是全脑缺氧缺血性损伤，不可逆性认知功能损害常见于冠状动脉旁路移植术后。颈动脉狭窄（CAS）相关的慢性脑缺血是否会改变认知功能仍存在争议性。颞动脉炎、结节性多动脉炎、原发性脑血管病、红斑狼疮和烟雾病等，以及常染色体显性遗传脑动脉病伴皮质下梗死和脑白质病（CADASIL）均可能导致血管性痴呆。

四、病理学

血管性痴呆的主要病理类型包括多发梗死性痴呆或者皮质痴呆（常被称为卒中后

VaD)、关键部位梗死性痴呆和小血管病痴呆或者皮质下血管性痴呆，也包括由全脑血管缺血所致的低灌注性痴呆以及出血性痴呆。VaD 的神经病理改变包括多灶性和（或）弥漫性病灶，从腔隙性病灶、微梗死（常累及皮质下、丘脑、前脑基底部和边缘系统）、白质病变和海马硬化到多发梗死性脑病、弥漫性缺血后病变。轻度 AD 在合并小血管病变后迅速恶化。卒中后血管性痴呆通常在病理上表现为多发性卒中后痴呆。1968 年，Blessed 等研究认为当梗死灶脑组织体积在 $100cm^3$ 以下则不会发生血管性痴呆，但是现在发现病灶体积较小但是部位（如丘脑、前脑底部、尾状核等部位）重要的梗死也会导致血管性痴呆的突然发生，称之为关键部位梗死性痴呆。皮质下缺血性血管性痴呆在病理上表现为小血管病变导致腔隙性和不完全白质缺血的结果。尸检病理研究显示痴呆患者中 15% ~ 34% 有显著的血管性病变，有单独存在的也有合并 AD 病理的。这也是混合型痴呆（AD 合并脑血管病）的病理基础。

白质病变（WMLs），常由神经影像学检测发现。广泛融合的 WMLs 与认知功能下降及残疾快速进展相关。WMLs 被认为与皮质下缺血性脑血管病性痴呆（SIVD）相关。

五、临床表现

血管性痴呆的认知障碍等表现常在卒中发生后较短时间内比较迅速地出现，以阶梯样方式进展；另一方面也有一些血管性痴呆患者的卒中病史并不明确，逐渐进展，可能与 AD 混淆。血管性痴呆的认知障碍程度也达到痴呆诊断标准要求，表现为记忆力和至少 1 项其他认知领域（如定向力、语言、实践、执行功能、视空间能力）的受损。这些损害应该足够严重而影响日常生活活动，并且持续存在以鉴别痴呆与短期意识障碍，例如谵妄。血管性痴呆的认知障碍被认为与 AD 等的认知障碍存在差异：一方面是某些血管性痴呆的记忆障碍并不突出而容易被忽略；另一方面是血管性痴呆的执行功能障碍比较突出，而对患者生活质量和工作能力产生较严重的影响。血管性痴呆还具有脑血管病的临床表现，特别是某些脑局灶性功能障碍的症状和体征。这些局灶性症状和体征与阿尔茨海默病存在较明显的差异。血管性痴呆也可能具有抑郁、焦虑和激越等神经精神症状，但一般比较轻微。

血管性痴呆的不同类型有不同的临床特点。卒中后血管性痴呆（多发性卒中后痴呆被称为 MID）的特点是突发局灶性神经缺损症状和体征，伴随皮质认知功能障碍，如失语、失用或者失认。MID 相对不常见或者与静息性梗死相关，在每次发病之间有长的间期，波动严重。梗死和功能障碍的相关性不明确。关键部位梗死性痴呆的临床特点根据病变在皮质或者皮质下区域不同而不同，记忆障碍、执行功能障碍、意识模糊和意识水平的波动都可能发生。行为的改变包括情感淡漠，缺乏自发性和持续性等。皮质下缺血性血管性痴呆临床上突出的认知功能障碍特点是执行功能不全综合征，由于错误的目标形成、起始、计划和组织影响了日常生活的表现；抽象思维也受影响，但是记忆障碍要比 AD 轻微；认知相对完整；抑郁情绪、个性改变和情绪不稳常见。起病通常缓慢隐袭，一般没有急性卒中样的发病。常并发局灶性运动症状、步态障碍、尿失禁和精神运动缓慢。混合性痴呆则可能发病缓慢，但有卒中后加重的阶梯样进展特点，其认知障碍兼具 AD 的特点，如记忆力严者受损。

1. 皮质下缺血性血管病性痴呆（subcortical ischemic vascular disease and dementia，SIVD）

SIVD 包括两大类疾病"腔隙状态"和"Binswanger's 病"，属于小血管病，特征性表现为腔隙性梗死、局灶性和弥散性缺血性 WMLs 和不完全缺血性损伤。皮质下认知综合征是 SIVD 的主要临床表现，前额叶皮质下环路常先受损。SIVD 患者的神经影像学研究显示存在多发腔隙和广泛的 WMLs，这支持了诊断标准中影像学表现的重要性。SIVD 的早期认知综合征特点为执行功能障碍综合征伴信息处理减慢，通常有轻度记忆力受损和行为症状。SIVD 的执行功能障碍综合征包括目标制订、启动、计划、组织、排序、执行、设置——转换和设置——维护以及抽象功能受损。SIVD 的记忆力缺损通常轻于 AD，特征性表现为回忆受损、相对完整的再认功能、更轻的健忘和更好的提示性回忆。SIVD 的行为和精神症状包括抑郁、性格改变、情绪不稳定和不能自制以及迟钝、情感反应迟钝和精神运动发育迟滞。SIVD 的早期阶段可能包括轻度上运动神经元体征（肌力下降、反射不对称、共济失调）、步态异常、平衡障碍和跌倒、尿频和尿失禁、构音障碍、吞咽困难以及锥体外系体征，例如运动减少和肌强直。然而这些局灶性神经系统体征常常是轻微的。

2. 皮质型血管性痴呆（cortical vascular dementia）

典型特征为相对急性起病（数日至数周）、阶梯性恶化（恶化后可部分恢复）。皮质型 VaD 主要与大血管疾病和心脏栓塞事件相关。它的主要特征为皮质型和皮质－皮质下动脉分布区和远端区域（分水岭区）梗死。皮质型 VaD 的早期认知综合征包括轻度的记忆力受损和一些异质性皮质症状，例如失语、失用、失认和视空间或构建功能受损。此外，多数患者有一定程度的执行功能障碍综合征。由于多发皮质—皮质下梗死，皮质型 VaD 患者常有更多的神经系统缺损症状，例如视野缺损、下面部肌无力、单侧感觉运动障碍和步态障碍。

3. 合并脑血管病的 AD（Alzheimer's disease with cerebrovascular disease）

AD 和脑血管病共存可见于大部分患者。此外，脑血管病在决定 AD 临床症状的表现和严重性方面也发挥了重要作用。AD 合并 CVD 在临床上表现为 AD 伴有影像学上发现脑血管性病变的证据，或者同时表现出 AD 和 VaD 的临床表现。血管性危险因素和局灶性神经系统体征在 AD 合并 CVD 中较单纯 AD 更常见。其他诊断 AD 合并 CVD 的临床线索可由分析病程特点和部分认知缺陷、早期痫性发作和步态障碍获得。一个更好地识别 AD 合并 CVD 患者的方法是发现临床 AD 可靠的生物学标记物。其他的潜在标记物包括早期突出的情景记忆力受损、早期 MRI 上显著的颞叶内侧萎缩、SPECT 双侧顶叶低灌注和脑脊液 Aβ 多肽降低伴 tau 蛋白升高。

六、辅助检查

血管性认知障碍的诊断有赖于辅助检查的支持和验证。这些检查主要涉及 3 个方面：①通过认知评测明确痴呆的诊断，将血管性痴呆与非痴呆的血管性认知障碍进行有效区分；②通过影像学检查明确脑血管病变；③通过神经生化标记物、神经影像技术鉴别血管性痴呆以及退行性病变导致的痴呆（主要是 AD）。

在认知评测方面，我国 2011 年血管性认知障碍诊治指南推荐应当采用适合国人的测验对 VCI 患者进行多个认知领域的评估，包括记忆力（如词语学习测验）、注意执行功能（如语意分类流畅性和数字符号测验）、视空间结构功能等。MoCA 量表比 MMSE 量表显示出更好的敏感度，有助于筛选出有认知障碍的受试者。应用临床痴呆量表（CDR≥0.5）对筛查痴呆可靠性性较高。结构影像学检查对于确认脑血管病以及病变的类型、部位和程度等十分必要。近年一些生物学标记物作为病理生理过程的客观指标被应用于血管性痴呆的诊断和鉴别诊断。这些生物学标记物不仅包括 CT、MRI 等结构影像学检查，还包括正电子发射断层扫描（PET）等分子影像检查，以及脑脊液标记物（Aβ 肽和 tau 蛋白）、血浆细胞因子和脑血管血流动力学检查等。

脑脊液和血液中的 Aβ 和 tau 蛋白是近年痴呆领域研究较深入的生物学标记物，主要用于 VaD 与 AD、VaD 与混合型痴呆的鉴别诊断。ROC 分析显示脑脊液 $Aβ_{42}$ 能够鉴别 AD 和 VaD（AUC＝0.85），以 493pg/ml 为临界值能达到 77% 的敏感度和 80% 的特异度。这些结果通过提示应用 $Aβ_{42}$ 可以鉴别 VaD 与 AD。联合三个生物学标记物或者通过比值（总 tau 蛋白×磷酸化 tau 蛋白/$Aβ_{42}$），可以鉴别 VaD 和 AD 或者 VaD 和 MD，达到 85% 以上的正确率。脑脊液磷酸化 tau 蛋白可能有助于预测认知衰退的速度，但不能鉴别 AD 和 VaD。脑脊液标本的获取困难，通过血液测定用于 VaD 和 AD 的鉴别诊断正在广泛进行。血浆 $Aβ_{38}$/$Aβ_{40}$ 比值可以鉴别 VaD 与其他类型痴呆（AD、PDD）以及健康对照，准确度分别超过 80% 和 85%。这些结果提示血浆 $Aβ_{38}$/$Aβ_{40}$ 比值是 VaD 潜在的血液生物学标记物。

血管性痴呆的 PET 脑代谢研究虽然较少，但却提示在鉴别 VaD 与 AD 方面的重要应用价值。VaD 与 AD 在低代谢方面的差异主要在深部灰质核团、小脑、初级皮质、颞中回、扣带回前部；而 AD 与 VaD 相比的低代谢主要在海马区域和眶回、扣带回后部和顶叶皮质后部。通过 MRI 等结构影像学加深了对血管性痴呆病理基础的认识，特别是对于小血管病和慢性缺血性改变的识别。基于 MRI 的研究发现 VaD 的血管病以小血管病为主，大血管病占大约 1/5。MRI 上内侧颞叶萎缩程度严重或者大血管 VaD 患者的整体认知障碍和执行功能障碍更严重，小血管病 VaD 则执行功能障碍更严重。

在已经研究的生物学标记物中，以 Aβ 和 tau 蛋白为代表的神经生化指标、以脑血流和脑代谢测定为主的功能影像标记物、以新型 MRI 技术为代表的结构影像显示出良好的前景。初步的研究支持这些生物学标记物在 VaD 诊断和鉴别诊断中的应用价值。但是疾病特异的生物学标记物应该能反映神经病理改变的基础性特征，并可以经神经病理验证。迄今以生物学标记物与病理对照研究来验证生物学标记物的研究较少。如果将这些生物学标记物作为 VaD 药物临床试验中评价疗效的替代终点，这些生物学标记物应该对治疗有反应，能预测治疗反应并且与痴呆病理生理过程相关。这些都有待深入研究。

七、诊断

目前 VCI 包括不同类型，非痴呆的血管性认知障碍以及 AD 合并脑血管病尚缺乏统一的诊断标准。国际上应用和研究较多的血管性痴呆诊断标准主要有下列 4 个标准：DSM – Ⅳ诊断标准、ICD – 10 标准、ADDTC 标准、NINDS – AIREN 标准。虽然这些诊断标准都包括 3 个要素：痴呆、脑血管病以及脑血管病和痴呆的相关性，但是对于这些要素的具体描述仍有较多差异。

NINDS – AIREN 标准是为了临床研究目的提出的，也是目前临床研究中应用最广泛的标准。NINDS – AIREN 标准对于痴呆的定义中要求有记忆障碍以及至少两个其他认知领域的障碍。NINDS – AIREN 很可能血管性痴呆诊断标准要求有脑血管病的临床和放射学证据，以及在卒中和痴呆发生之间明确的时间关系——间隔不超过最长 3 个月；或者没有时间上的关联性但病程中有突然恶化或者阶梯样进展。NINDS – AIREN 可能血管性痴呆诊断标准包括以下 3 种情况：没有神经影像表现的病例，没有明确的时间相关性，以及不典型病程。

ADDTC 和 NINDS – AIREN 诊断标准都要求有痴呆，脑血管病的证据，根据两者之间的相关程度确定诊断水平（可能或者很可能）。ADDTC 标准中对痴呆的定义要求有两个认知领域异常，但不强调记忆障碍。ADDTC 很可能血管性痴呆标准要求：如果只有 1 次卒中需要在卒中事件和痴呆发生间有明确的时间上的相关性，如果病史中有 2 次或以上卒中事件则不要求这种时间上的相关性。ADDTC 可能血管性痴呆标准包括：1 次卒中但是在卒中和痴呆发生之间没有明确的时间上的相关性，或者有 Binswanger 病的临床和神经影像证据。

ICD – 10 和 DSM – Ⅳ标准中对于脑血管病事件要求是显著的，并且可以合理地推断与痴呆发生有关；对于认知能力下降要求必须包括记忆障碍，判断和思考（例如计划和组织）的衰退等。另外要求有情绪改变。与其他标准相反，ICD – 10 标准要求局灶性神经系统发现限于下列情况：单侧肢体的痉挛性瘫痪，单侧腱反射活跃，巴氏征阳性或者假性延髓性麻痹；要求认知障碍分布的不平行。ICD – 10 标准也是 4 个标准中唯一对于认知障碍持续时间有规定的，要求持续 6 个月以上标准。与其他标准有比较明确的定义不同，该标准是描述性的。

DSM – Ⅳ诊断标准要求有脑血管病的症状、体征，或者实验室证据。该标准对于痴呆的定义中要求多个认知领域障碍，包括记忆障碍和失用、失认、失语或者执行功能障碍中的至少一项；这种障碍必须是从以往水平上的下降，导致在社会或职业能力的显著障碍，并且不是在谵妄过程中出现的。DSM – Ⅳ标准和 ICD – 10 标准都没有要求脑影像检查的证据。

根据 ADDTC 标准和 NINDS – AIREN 标准将患者分类为非血管性痴呆，可能血管性痴呆和很可能血管性痴呆。根据 DSI – Ⅳ和 ICD – 10 标准将患者分类为非血管性痴呆或者血管性痴呆。目前关于血管性痴呆的临床诊断标准主要是建立在关于危险因素、神经系统表现和病因机制等的专家意见基础上的，其诊断的准确度需要通过临床、病理对照研究进行评价。迄今只有 6 项此类研究应用神经病理诊断作为对照，特异性地评价了 Hachinski 缺血量表、DSM – Ⅳ 诊断标准、ICD – 10 标准、AD – DTC 标准和 NINDS – AIREN 标准等 5 个血管性痴呆诊断标准的准确性。NINDS – AIREN 标准在各研究中被发现是最特异的标准。在诊断敏感度方面尚无统一的结果。这些诊断标准在鉴别 VaD 和 AD 方面准确度较高，在鉴别 VaD 与混合性痴呆方面误诊率较高。虽然这些诊断标准主要是用于鉴别 VD 和 AD，但是严格地将两种疾病截然分开面临困难。因为 AD 和脑血管病常同时存在，存在重叠。流行病学研究提示 AD 和 VD 有共同的危险因子。病理研究证实许多被诊断为 VD 的病例可能是血管性和神经退行性病两种病因共同的结果。将诊断建立在严格区分 AD 和 VD 有局限性，AD 合并脑血管病或者混合型痴呆的概念在理解 VD 患者潜在病理生理学方面是重要的。基于现有的诊断标准，借助于 CT、MRI 等脑结构影像和 PET 等脑功能影像学检查，以及持续性地随访，也有助于提高对于血管性痴呆诊断的准确度。

八、鉴别诊断

血管性痴呆需要与下列常见类型的痴呆进行鉴别：

1. 阿尔茨海默病（Alzheimer's disease，AD）

阿尔茨海默病是发生在老年期及老年前期的一种原发性退行性脑病，表现为持续性高级神经功能活动障碍，在没有意识障碍的状态下，记忆、思维、分析判断、视空间辨认、情绪等方面的障碍。其特征性病理变化为大脑皮质萎缩伴 β – 淀粉样蛋白（β – amyloid，β – AP）沉积形成老年斑，神经元纤维缠结（neurofibrillarytangles，NFT），神经元减少。临床表现为缓慢起病，逐渐加重，无脑卒中史，头部 MRI 等结构影像学检查显示颞叶内侧萎缩进行性加重，晚期弥漫性脑萎缩，无局灶性病变。Hackinski 评分少于 4。SPECT 和 PET 等分子影像学检查提示以双顶为主的脑代谢降低。

2. 额颞叶痴呆

额颞叶痴呆是一类神经退行性病变导致的痴呆，包括 Pick 病和原发性进行性非流利性失语等类型，通常在 50~60 岁缓慢起病。早期出现人格改变、情感变化和举止不当，逐渐出现行为异常。言语障碍早期出现，如言语减少、词汇贫乏、刻板语言和模仿语言随后出现明显失语症，早期计算力保存、记忆力障碍较轻，视空间定向力相对保留。晚期出现智能衰退，记忆力显著下降，伴有尿便失禁和缄默症等。头部 CT 和 MRI 显示额和（或）颞叶不对称性萎缩。PET 检查显示不对称的额颞叶为主的脑部低代谢。

3. 路易体痴呆

路易体痴呆具有帕金森综合征样表现和痴呆的表现。主要特征是对于左旋多巴反应不良的帕金森综合征表现，波动性认知障碍和视幻觉等表现。与其他痴呆不同的是在早期出现运动迟缓减少、肢体强直等运动障碍，一般无锥体束征，也较少出现肢体静止性震颤。其认知状态可在数小时到数天之间波动，表现为认知障碍和认知相对正常的波动出现。与血管性痴呆、阿尔茨海默病等存在显著差异的是该病早期可出现生动、形象的视幻觉。用胆碱酯酶抑制药等治疗有较好的疗效。

4. 正常压力脑积水

正常压力脑积水与脑脊液循环障碍有关。典型表现是认知障碍、步态障碍和排尿障碍为主的"三联征"。其认知障碍相对较轻，多表现为执行功能障碍；步态障碍相对较明显，伴有运动迟缓和轻度肌强直，但症状主要局限在躯干而四肢症状较轻微。该病腰穿脑脊液测压在正常范围内。头部 CT、MRI 等检查可见侧脑室为主的脑室扩大。部分患者在进行脑穿放脑脊液后症状可得到部分缓解，特别是步态障碍得到改善、行走速度加快等。

九、治疗

1. VCI 的预防

（1）一级预防：脑血管病的危险因素和脑血管病本身都是 VCI 的主要病因。因此，通过控制脑血管病的危险因素（例如高血压、糖尿病、高脂血症等），减少脑血管病的发生是 VCI 一级预防的根本途径。降压治疗和对中年高胆固醇血症进行降脂治疗能改善认知功能或防止认知功能下降，应尽早干预以预防 VCI 的发生。血糖管理对于 VCI 预防可能有益，但需要进一步的大规模临床试验证实。

（2）二级预防：二级预防是对于已经出现卒中或 VCI 的患者，进行血管危险因素的干预以防止再次出现卒中，从而预防 VCI 的发生或缓解 VCI 的进展。PROGRESS 研究证明降压治疗能减少复发性卒中相关的痴呆和认知功能下降，该研究认为降压治疗对于认知功能下降和痴呆的预防作用主要在于其对卒中的预防。故脑血管病或者 VCI 患者伴有高血压时应该积极进行血压调控，同时存在其他血管危险因素时应进行干预，防止卒中的二次复发有助于减少或缓解 VCI。

2. VCI 治疗

（1）VCI 认知障碍的治疗

1）胆碱酯酶抑制药和非竞争性 N－甲基－D 天冬氨酸受体拮抗药：关于血管性痴呆的胆碱能障碍机制研究较多。血管性痴呆胆碱能障碍与是否合并 AD 无关。在脑缺血中胆碱能结构容易受损，例如前脑基底部胆碱能核团由于高血压导致的穿通动脉损伤而受累。海马 CA_1 区神经元对缺血性损伤易感，在不合并 AD 的血管性痴呆中海马萎缩很常见。有学者在人脑中发现两个高度完整的胆碱能传导束从基底核投射到皮质和杏仁核。两个通路在白质内投射到新皮质，同时有广泛的胆碱能投射纤维加入。局灶性脑卒中可能破坏这些胆碱能传导束。有学者在年轻的 CADASIL 中发现在未合并 AD 的情况下，病灶导致传导通路胆碱能失神经改变。神经病理学研究显示 70% AD 患者和 40% 血管性痴呆患者有胆碱能神经元的缺失，表现为皮质、海马、纹状体和脑脊液的乙酰胆碱活性降低。有 3 个已经批准治疗 AD 的乙酰胆碱酯酶抑制药（多奈哌齐、酒石酸卡巴拉汀和加兰他敏）也被试用于血管性痴呆的治疗。

多奈哌齐作为哌啶衍生物，是一种可逆的中枢性胆碱酯酶抑制药，目前被批准治疗轻到中度 AD。在美国、日本和欧洲国家，只批准多奈哌齐治疗轻、中度 AD；印度、新西兰、菲律宾、罗马尼亚、韩国和泰国已经批准用于治疗 VaD。迄今为止最大的一个多奈哌齐对单纯血管性痴呆安全性和有效性的临床研究中 1 219 例患者参加了这个为期 24 周、随机、安慰剂对照的多中心、多国家的研究，分为两个独立的试验，307 研究和 308 研究。在 307 研究中，多奈哌齐组显示 ADAS - cog 测定的认知功能的显著改善，与基线比较：多奈哌齐 5mg/d 组下降 1.90（$P = 0.001$）和多奈哌齐 10mg/d 组下降 2.33（$P < 0.001$）。MMSE 测定也提示多奈哌齐组与对照组比较有显著差异。在 308 研究中，多奈哌齐显示 ADAS - cog 测定的认知功能的显著改善，与基线比较：多奈哌齐 5mg/d 组下降 1.65（$P = 0.001$）和多奈哌齐 10mg/d 组下降 2.09（$P < 0.001$）。MMSE 测定也提示与对照组比较的显著差异。

加兰他敏是乙酰胆碱酯酶抑制药，也能调节中枢烟碱型受体增加胆碱能神经递质。在一个随机双盲对照、多中心为期 6 个月的临床试验中，对诊断为很可能血管性痴呆或者很可能 AD 合并脑血管病的患者进行了研究。ADAS - cog 和 CIBIC - plus 评价显示加兰他敏比安慰剂有效，改变统计学方法可以发现多奈哌齐和加兰他敏对血管性痴呆的疗效可以与这些药物对 AD 的疗效相比较，尽管疗效较小，但是临床上可以检测出来。酒石酸卡巴拉汀是乙酰胆碱酯酶抑制药和丁酰胆碱酯酶抑制药，其对血管性痴呆的疗效有待研究。在一个皮质下血管性痴呆的小型开放试验中该药可以改善认知、看护者看护强度和行为。

美金刚是一个具有中度受体结合能力、电压依赖的非竞争性 NMDA 受体拮抗药。在对家庭护理的混合性痴呆患者的双盲、安慰剂对照研究中，与安慰剂比较美金刚（10mg/d）的耐受性好，可以改善功能，降低患者对看护人员的依赖度。根据谷氨酸对脑缺血的神经保护假说，进行了 2 个美金刚（20mg/d）对于轻、中度很可能血管性痴呆（依据 NINDS - AIREN 标准诊断）疗效的为期 6 个月的随机、安慰剂对照研究。在 MMM300 研究中 GBS 智能评分和 NOSGER 异常行为程度评测提示美金刚更优。在 MMM500 研究中，病情严重的患者比病情轻微的患者在认知方面获益更大。基线 MMSE 分数低于 15 分的患者 ADAS - cog 评分比对照组高 3.2 分。另外对于那些 CT 或者 MRI 排除皮质梗死并且有显著小血管病变的患者，美金刚在认知方面的效果更显著。

已经进行了一系列的临床试验评价多奈哌齐、加兰他敏和美金刚对血管性痴呆的疗效。尽管结果提示这些药物的有效性，但还没有被正式批准。胆碱酯酶抑制药对于血管性痴呆作用的机制依然值得研究。血管性病变，特别是影响到皮质下区域的病变，可能破坏从皮质下到皮质的胆碱能通路，这可能解释为何胆碱酯酶抑制药对于血管性痴呆还是有效的。目前，考虑到混合性痴呆的发病率，这些药物的使用是有一定道理的。

2）其他药物：尼莫地平是一种二氢吡啶类钙离子拮抗药，对脑血管自主调节有效，可以在无盗血现象的情况下扩张血管，阻断 L 型钙离子受体，同时有某种程度的神经保护作用。该药主要对小血管有作用。一个大型双盲对照的开放试验评价尼莫地平对不同类型血管性痴呆的疗效。结果发现尼莫地平对皮质下缺血性血管性痴呆的注意力和精神运动表现有效，但对混合性痴呆无效。目前没有尼莫地平对血管性痴呆症状治疗有效的足够证据。此外，其他一些药物如尼麦角林、己酮可可碱、奥拉西坦等对 VaD 疗效尚存争议。

3）中成药物：某些中药提取物如银杏制剂对改善 VaD 患者认知功能可能有效，但仍需进一步研究。

（2）VCI 精神行为症状治疗：一般较少出现明显的精神行为症状，即使出现，症状也多轻微，应首选非药物治疗，如音乐治疗、行为治疗和周围环境调整等。

VaD 较 VCIND 容易出现精神行为症状如抑郁、焦虑、幻觉、妄想、激越、睡眠倒错、冲动攻击行为等，且程度通常较重。如果症状使得患者痛苦或伴随的激越、冲动攻击行为使者或他人处于危险之中，则是药物治疗的适应证。

选择性 5 - 羟色胺再摄取抑制剂（SSRIs）为常用的抗抑郁药。抗精神病药物常用于幻觉、妄想、激越、冲动攻击行为等症状的治疗。由于典型抗精神病药物不良反应较多，目前常用非典型抗精神病药物。目前指南建议治疗精神行为症状应首选非药物治疗，使用非典型抗精神病药物时应充分考虑患者的临床获益和潜在风险。

十、预后

血管性痴呆认知功能损害的进展率是多变的，一些患者以比 AD 患者更高的一个速率进展。然而，VaD 患者死亡率高于 AD 患者，50% 的 VaD 患者生存时间不超过 4 年。

参考文献

［1］ 王伟，卜碧涛，朱遂强．神经内科疾病诊疗指南．3 版．北京：科学出版社，2016.

［2］ 王拥军．神经内科学高级教程．北京：人民军医出版社，2014.

［3］ 田新英．脑血管疾病．北京：军事医学科学出版社，2015.

［4］ 刘鸣，谢鹏．神经内科学．北京：人民卫生出版社，2014.

［5］ 贾亭街．缺血性心脑血管病的防治．兰州：兰州大学出版社，2014.

［6］ 张云云．神经定位诊断学．北京：人民卫生出版社，2012.

［7］ 樊新生．实用内科学．北京：科学出版社，2015.

［8］ 坎贝尔．Dejong 神经系统检查．北京：科学出版社，2014.

［9］ 王增武．脑血管病临床检查与治疗．北京：世界图书出版公司，2014.

［10］ 董为伟．神经系统与全身性疾病．北京：科学出版社，2015.

［11］ 德斯兰．神经病学．北京：北京大学医学出版社，2014.

［12］ 陈灏珠，林果为，王吉耀．实用内科学．北京：人民卫生出版社，2014.

［13］ 尹涛．脑血管病．北京：中国医药科技出版社，2016.

［14］ 王吉耀．内科学．2 版．北京：人民卫生出版社，2012.

［15］ Stefan Schwab, Peter Schellinger, Christian Werner, 等．神经重症医学．2 版．雷霆，译．武汉：湖北科学技术出版社，2016.

［16］ 沈梅芬．神经系统疾病护理实践手册．北京：清华大学出版社，2016.

［17］ 吴江，贾建平．神经病学．北京：人民卫生出版社，2016.

［18］ 周继如．实用临床神经病学．北京：科学出版社，2015.

［19］ 张润宁．常见脑血管疾病临床诊治．石家庄：河北科学技术出版社，2013.

［20］ 蒲传强，崔丽英，霍勇．脑卒中内科治疗．北京：人民卫生出版社，2016.

［21］ 王刚．痴呆及认知障碍神经心理测评量表手册．北京：科学出版社，2014.

［22］ 汪耀．实用老年病学．北京：人民卫生出版社，2014.

［23］ 孙斌．脑血管病基础与临床．北京：金盾出版社，2014.